第1章	小児の排泄障害ケア概論
第2章	小児排泄障害の原疾患と治療
第3章	ケアに活かす用品の知識
第4章	スキンケア
第5章	ストーマケア
第6章	失禁のケア
第7章	その他のストーマの治療とケア
第8章	小児の創傷管理
第9章	在宅ケアとサポートシステム

小児

創傷・オストミー・失禁（WOC）

Wound　　　　Ostomy　　　　Continence

管理の実際

改訂版

編集

日本小児ストーマ・排泄・創傷管理研究会学術委員会

鎌田　直子　兵庫県立こども病院看護部 皮膚・排泄ケア認定看護師
浅沼　　宏　慶應義塾大学医学部泌尿器科学教室
金森　　豊　国立成育医療研究センター臓器・運動器病態外科部外科

東京医学社

改訂の序

　小児の排泄障害はおもに先天性疾患に起因します。排泄障害に対するケア内容と子どもとその家族がかかえる葛藤は，成長の各時期に変化します。小児医療にかかわる医療従事者は成長発達を見越して問題を提起し，早期に対応することが重要です。排泄障害は子どもの自尊心や子どもとその家族のQOLを低下させるため，適切な管理が求められています。創傷分野では，脆弱な皮膚をもつ低出生体重児や，成人と比較して発生の多い医療関連機器圧迫創傷（Medical device related pressure ulcer：MDRPU）などに対する，小児特有の対応が求められています。

　小児創傷・オストミー・失禁（WOC）管理の領域では，二分脊椎児への治療やケアに代表されるように，多方面の多岐にわたる強いニーズを有しています。そのニーズに応えていくために，多科および多種多様な職種のチームが療育的視点をもって協働することが必要となります。この目的を果たす学術団体として「日本小児ストーマ・排泄・創傷管理研究会」があります。研究会では，学術委員会が中心となり小児ストーマ・排泄・創傷管理の教育セミナーを開催して啓発活動に努めてきました。本書は，小児WOC管理に必要な知識と最新の技術をわかりやすく解説した実践的な教育テキストです。初版は2010年3月に発刊され9年が経過しました。この間オストミー・創傷・失禁管理のさまざまな進歩や変化があり，この度改訂版を発刊することとなりました。

　日本小児ストーマ・排泄・創傷管理研究会の学術委員会のメンバーが中心となって執筆した書籍として，1997年に世界的にもはじめての小児ストーマのガイド本『小児のストーマ・ケア』（監修：中條俊夫・川村 猛，編集：石川眞里子・溝上祐子）が，2003年に『小児のストーマ・排泄管理の実際』（編集：山崎洋次・溝上祐子），そして前述のように2010年に本書の初版（編集：池田 均・溝上祐子）が発刊されています。本改訂版を発刊できましたことは，小児WOC管理のパイオニアとしてリードしてこられた諸先生方，諸先輩方のご指導のおかげです。心より感謝申し上げます。

　本書がWOCケアを必要とする子どもたちのQOL向上に少しでも寄与できることを願ってやみません。

　最後になりましたが，ご多忙な業務の中でご執筆いただきました各領域のスペシャリストの方々，改訂版の発刊にあたり，多大なる編集の労をとっていただいた東京医学社の野村美香さん，阿部美由紀さんの両氏に心より感謝いたします。

2019年6月

日本小児ストーマ・排泄・創傷管理研究会学術委員会

兵庫県立こども病院看護部　皮膚・排泄ケア認定看護師

鎌田直子

初版の序

　現在，看護界では各専門領域でエキスパートナースの育成が急務とされ，その実現が進んでいます。1995年に日本看護協会は資格認定制度を開始し，誕生した専門看護師(Certified Nurse Specialist：CNS)や認定看護師(Certified Nurse：CN)はそれぞれの分野で専門性を認められ，エキスパートナースとして活躍しています。これらの専門領域で創傷(Wound)ケア，オストミー(Ostomy)ケア，失禁(Continence)ケアを特化技術とするのが皮膚・排泄ケアです。この領域の対象は圧倒的に成人，特に高齢者であり，小児領域で必要とされている事実は意外に知られていません。なぜなら，小児の排泄障害は主に先天性疾患によって器質的あるいは機能的に排泄機能の障害を呈しているものが多く，少子化社会では珍しい病態であり，周知されていないからです。

　しかしながら，小児期からの排泄障害はその子どもと家族のQOLを著しく低下させ，社会的孤立という結果をもたらします。また，創傷治癒過程が遅延する感染リスクの高い手術を受ける子どもや，免疫力低下であらゆる創傷や皮膚障害をもつ子どもには高度な創傷ケアが必要とされています。日本国内のこうした子どもたちとその家族に質の高いケアを平等に提供し，社会的孤立や治癒遅延を避けるために小児の創傷・オストミー・失禁管理の教育と研究は継続されなければなりません。この目的を果たす学術団体として，日本小児ストーマ・排泄管理研究会があります。研究会では学術委員会を中心に，小児の創傷・オストミー・失禁管理の教育セミナーを開催しており，啓発活動に努めてきました。

　本書は，この学術委員会を中心に小児領域のまさに第一線で創傷・オストミー・失禁ケアを実践し，活躍する小児外科，小児泌尿器科の医師，そして小児に携わる皮膚・排泄ケア認定看護師に執筆をお願いしました。彼らに共通することは対象となる子どもに養育的視点をもって，チーム医療を展開している点です。本書が今後の教育セミナー等に活用され，これから皮膚・排泄ケア認定看護師を目指す者，多くの小児領域の医師や看護師，その他の医療者にとって，創傷・オストミー・失禁ケアを向上させる書となれば幸いです。そして，排泄障害に対するケアや創傷管理を必要とする子どもが日本国内のどの医療施設でも質の高いケアが受けられる，そんな時代がくることを心から祈っています。

　最後に本書の発刊にあたり，多大なる編集の労をとっていただいた照林社の鈴木由佳子さんならびに有賀洋文さんの両氏に心より感謝します。

2010年3月

日本小児ストーマ・排泄管理研究会 学術委員会代表
社団法人日本看護協会 看護研修学校
溝上祐子

獨協医科大学越谷病院小児外科
池田　均

Contents —目　次—

第1章　小児の排泄障害ケア概論

小児の排泄障害とケアの基本 ● 溝上祐子 — 2
小児の排泄障害　2／排泄障害児に対するケアの基本　3

ストーマ・排泄管理の歴史 ● 西島栄治 — 8
世界とわが国のストーマ・排泄管理の歴史　8

日本の小児ストーマの現状 ● 尾花和子 — 13
小児ストーマの特徴　13

第2章　小児排泄障害の原疾患と治療

消化管ストーマを要する疾患 ● 鈴木　完 — 18
消化管ストーマの目的別分類　18／消化管ストーマを要する疾患　18

消化管ストーマの手術と合併症 ● 髙見澤 滋 — 26
消化管ストーマの種類　26／適切な造設位置の決定（ストーマサイトマーキング）27／小児消化管ストーマ造設術の実際　27／小児ストーマの合併症　30

下部尿路管理を要する病態・疾患とその評価
● 浅沼　宏 — 36
正常な尿路とその特徴　36／下部尿路機能とは　37／下部尿路機能の障害　38／高圧膀胱と尿失禁　40／下部尿路機能の評価方法　40／下部尿路機能障害の治療・管理　45／下部尿路管理を要する代表的な疾患　46

清潔間欠的（自己）導尿（CI（S）C）を中心とした
保存的尿路管理 ● 松野大輔 — 52
下部尿路機能の正常と異常　52／保存的尿路管理の変遷　52／保存的尿路管理の目的・期待される効果　53／CI（S）Cを必要とする小児疾患　54／CI（S）Cの注意点・課題　55／CI（S）Cと併用する保存的尿路管理　56

尿路管理における手術療法と合併症 ● 杉多良文 — 59
神経因性膀胱のウロダイナミクス検査による病態分類と手術療法　59／その他の手術療法　65

第3章 ケアに活かす用品の知識

ストーマ用品 ● 横山友美 ───────── 72
ストーマ装具　72 ／皮膚保護剤の作用　73 ／ストーマ用付属品（アクセサリー）　78

失禁用品 ● 鎌田直子 ───────── 81
自己導尿用カテーテル　81 ／便失禁用プラグ　83 ／おむつ・パッド　83 ／自然肛門からの浣腸・洗腸用品　84

創傷用品：創傷被覆材 ● 田代美貴 ───────── 87
ドレッシング材の保険償還上の分類　87 ／創傷被覆材の種類と特徴（使用材料による分類）　88 ／その他の創傷用品　94

第4章 スキンケア

正常な皮膚の構造と機能 ● 田代美貴 ───────── 98
皮膚の構造　98 ／皮膚のはたらき　100

ストーマ患者のスキンケア ● 阿部　薫 ───────── 103
ストーマ周囲皮膚の予防的スキンケア　103 ／ストーマ周囲皮膚障害とその対処法　105 ／ストーマ周囲皮膚障害の重症度スケール　107 ／その他の部位の合併症　108 ／皮膚障害を予防するために　110

低出生体重児のスキンケア ● 山﨑紀江 ───────── 111
低出生体重児の皮膚の特徴とスキンケアに影響する因子　111 ／低出生体重児のスキンケアの実際　114 ／備考　118

肛門周囲皮膚炎のケア ● 奥田裕美 ───────── 119
肛門周囲皮膚炎の発生機序　119 ／肛門周囲皮膚炎の予防　119 ／肛門周囲皮膚炎のケア　121

第5章 ストーマケア

消化管ストーマの術前ケア ● 保刈伸代 ───────── 128
術前オリエンテーション　128 ／ストーマサイトマーキング　129

消化管ストーマの術後ケア ● 阿部　薫 ───────── 135
術直後ケア　135 ／ストーマ装具交換　136 ／退院に向けて　136

低出生体重児のストーマケア ● 保刈伸代 ────── 139
ストーマサイトマーキング　139／脆弱なストーマ粘膜の保護　141／ストーマ装具
交換　141／肛門側腸管への便や栄養剤の注入　143

尿路ストーマケア ● 松尾規佐 ────────── 145
術前のケア　145／術直後のケア　146／社会復帰時のケア　148

第6章　失禁のケア

排便コントロールと便失禁の治療 ● 西島栄治・髙見澤 滋 ── 152
直腸肛門の構造と正常排便のしくみ　152／便失禁のしくみと分類　155／便失禁の
治療　158

強制排便法 ● 鎌田直子・溝上祐子 ──────── 162
グリセリン浣腸　162／逆行性洗腸療法　163／順行性洗腸療法　165／強制排便を
効果的に行うための工夫　170／強制排便の補助的方法　170／二分脊椎児の年代別
排便管理の実際　171

清潔間欠的自己導尿のケア ● 松尾規佐 ────── 173
清潔間欠的（自己）導尿の必要物品　173／必要物品の支給と在宅自己導尿指導管理料
について　174／清潔間欠的導尿の導入　175／清潔間欠的導尿の継続　175／清潔
間欠的自己導尿の指導　175／集団生活において起こり得る問題　179／思春期以降
の問題　180

第7章　その他のストーマの治療とケア

胃瘻を要する疾患と胃瘻造設術 ● 金森　豊 ───── 182
胃瘻を要する疾患　182／胃瘻造設術　183／胃瘻造設後の管理　188／胃瘻造設に
伴う合併症　189／胃瘻ボタンの種類と特徴　190

胃瘻のケア ● 奥田裕美 ──────────── 192
胃瘻チューブの種類と特徴　192／胃瘻造設術後から初回のカテーテル交換までの管
理　192／瘻孔安定期の管理　194／皮膚障害時のケア　195

気管切開を要する疾患と手術 ● 金森　豊 ────── 198
気管切開を要する疾患　198／気管切開術　198／喉頭気管分離術　199／気管内留
置チューブの選択　199／気管切開の合併症　205

気管切開口のケア ● 奥田裕美 ─────────── 207
初回の気管切開カニューレ交換までのケア　207／気管切開カニューレ交換後の日常
的ケア　207／皮膚障害発生時のケア　209

第8章 小児の創傷管理

小児の褥瘡予防ケア・MDRPU ● 鎌田直子 ——————— 212
褥瘡とMDRPU 212 ／褥瘡の疫学 212 ／自重関連褥瘡 214 ／ MDRPU 224

創傷管理に必要な基礎知識　創傷治癒の機序
● 廣部誠一・東間未来 ——————— 240
皮膚の構造 240 ／創傷の深さについて 240 ／感染 241 ／慢性創傷 243 ／創傷の経過観察—DESIGN（デザイン）とは 243 ／創傷治癒過程 244 ／治癒過程からみた創傷管理の注意点 249

難治性手術創の管理 ● 廣部誠一・東間未来 ——————— 251
離開創が起きる要因 251 ／離開創の治療 251 ／瘻孔を有する創の管理 255

創傷管理の実際 ● 田代美貴 ——————— 260
創傷アセスメントに基づく創傷用品の選択とポイント 260

第9章 在宅ケアとサポートシステム

在宅ケア ● 小栁礼恵 ——————— 268
在宅における褥瘡ケア 268 ／在宅におけるストーマケア 269 ／在宅における排泄障害（便・尿失禁）ケア 273 ／病院施設と地域との連携 274

社会保障 ● 大野康治 ——————— 275
小児を対象とした医療費公費負担制度 275 ／身体障害者（児）と身体障害者手帳 278 ／ストーマを保有する小児に対する医療費助成の現状 280

おわりに

小児創傷・オストミー・失禁管理の向上のために
● 溝上祐子 ——————— 282
日本小児ストーマ・排泄・創傷管理研究会とその成り立ち 282 ／ WOC（創傷・オストミー・失禁）看護の歴史 283

資　料：WOC関連用品の主な取り扱い先 ——————— 286
索　引 ——————— 292

編著者一覧

■ 編　集

日本小児ストーマ・排泄・創傷管理研究会学術委員会

鎌田直子	兵庫県立こども病院看護部 皮膚・排泄ケア認定看護師
浅沼　宏	慶應義塾大学医学部泌尿器科学教室 准教授，診療科副部長
金森　豊	国立成育医療研究センター臓器・運動器病態外科部外科 診療部長

■ 執筆（執筆順）

溝上祐子	日本看護協会看護研修学校 認定看護師教育課程 課程長
西島栄治	高槻病院小児外科 部長
尾花和子	埼玉医科大学病院小児外科 教授
鈴木　完	東京大学医学部附属病院小児外科 講師
髙見澤滋	長野県立こども病院小児外科 部長
浅沼　宏	慶應義塾大学医学部泌尿器科学教室 准教授，診療科副部長
松野大輔	千葉県こども病院泌尿器科 主任医長
杉多良文	兵庫県立こども病院泌尿器科 部長
横山友美	順天堂大学医学部附属順天堂医院看護部 皮膚・排泄ケア認定看護師
鎌田直子	兵庫県立こども病院看護部 皮膚・排泄ケア認定看護師
田代美貴	さいたま市立病院看護部 皮膚・排泄ケア認定看護師
阿部　薫	大阪大学医学部附属病院看護部 皮膚・排泄ケア認定看護師
山﨑紀江	長野県立こども病院看護部 皮膚・排泄ケア認定看護師
奥田裕美	国立成育医療研究センター看護部 皮膚・排泄ケア認定看護師
保刈伸代	東邦大学医療センター大森病院看護部 皮膚・排泄ケア認定看護師
松尾規佐	大阪母子医療センター看護部 皮膚・排泄ケア認定看護師
金森　豊	国立成育医療研究センター臓器・運動器病態外科部外科 診療部長
廣部誠一	東京都立小児総合医療センター 院長，外科
東間未来	茨城県立こども病院小児外科 部長
小柳礼恵	東京大学医学部附属病院看護部 皮膚・排泄ケア認定看護師
大野康治	大分こども病院 副院長，小児外科

第1章

小児の排泄障害ケア
概論

小児の排泄障害とケアの基本　　2

ストーマ・排泄管理の歴史　　8

日本の小児ストーマの現状　　13

小児の排泄障害とケアの基本

小児の排泄障害

1. 原疾患

排泄障害とは正常な自然の排便，排尿機能に障害があることである。小児の場合はおもに先天性疾患によって，器質的あるいは機能的に排泄機能の障害を呈しているものが多い。

例えば，排便機能では鎖肛(直腸肛門奇形)，ヒルシュスプルング(Hirschsprung)病，炎症性腸疾患など，排尿機能では下部尿路奇形や神経因性膀胱などがあげられる。さらに排便機能，排尿機能がともに障害される二分脊椎，総排泄腔外反症，後天的疾患では悪性腫瘍や外傷など，原疾患はさまざまである(表1)[1]。

2. 治療法の選択

このようなあらゆる病態に対して，排泄物を体外に排出するための治療が施される。その代表的な方法がストーマ造設である(図1)[1]。医学的には身体の老廃物が体外に排泄できていれば，生命維持には重大な身体的問題は引き起こされないとされる。むしろ，排泄障害が深く影響し，重大な問題を引き起こすのは，精神的・社会的問題であることが認識されるようになってきた。

乳幼児期では問題は表面化しにくいが，集団生活を要する時期にはボディイメージの低下などが大きな問題として浮上してくる。従来，排泄に関する話題はタブー視されるという文化の中で，この障害の存在は理解されがたく，排泄に関するアクシデントは周囲からの評価を下げる結果を招きやすいからである。したがって，排泄障害の治療は救命だけではなく，児のQOLを向上させるための配慮が必要で，さまざまな治療の変更が重ねられている。

現在，小児の排泄障害に対しては，ストーマのような排泄経路の変更や，自然の排泄経路を温存するために生じる失禁に対する管理，あるいは導尿や洗腸といった特殊な排泄管理方法を要するものなど，治療の選択の幅は広がりつつある。そのため排泄障害に対応したケアを展開するには多くの知識やスキルを要することは明らかである。

表1 排泄機能障害の原因となる疾患

	障害される排泄機能	疾患例
先天的疾患	排便機能	直腸肛門奇形，ヒルシュスプルング病，炎症性腸疾患など
	排尿機能	下部尿路奇形，神経因性膀胱など
	排便・排尿機能	二分脊椎，総排泄腔外反症など
後天的疾患		悪性腫瘍，外傷など

(溝上，2010より引用，一部改変)[1]

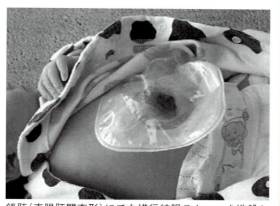

図1 小児のストーマ造設(溝上, 2010)[1]

鎖肛(直腸肛門奇形)にて左横行結腸ストーマを造設した,生後14日目の男児。

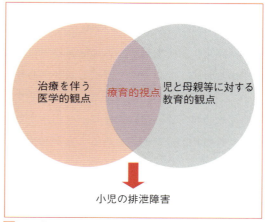

図2 小児の排泄障害への観点(溝上, 2010)[1]

一方,いかなる治療方法がベストなのか,選択の基準を確立することも必要である。生活に密接した情報から,QOLの評価を行い,ケアの続行か治療の変更かを決断させられることも少なくない。対象が小児であるがゆえにその後の人生をも左右する慎重な判断が必要とされる。この判断は担当医1人では困難であり,チームで医師と看護師などが協働し,ディスカッションするプロセスを必要とする。

このように,小児の排泄障害とは治療を伴う医学的観点と,児と母親などに対する教育的観点から遂行される「療育」という視点で扱われるべき対象なのである(**図2**)[1]。そして,長期にかかわる責任の重さを考えると,そこに専門性が求められることは当然である。

排泄障害児に対するケアの基本

1. 排泄障害告知時の対応

先天性疾患の場合,救命や診断のために手術や検査が行われ,その後の排泄障害の程度が予測される。とくに高度の奇形や二分脊椎などの神経障害は,生涯にわたる排泄障害の可能性が示唆される。

排泄障害の告知の方法や時期は施設によっても異なるが,両親にはタイムリーに事実が告げられることがほとんどである。したがって,診断のあと,尿路管理や排便管理方法の方針が確定したら,専門看護師を含めたチームによる対応が望まれる。なぜなら,このはじめのかかわりがもっとも重要であり,治療がすすむ一方で両親の障害受容への援助が行われなければならないからである。

両親はわが子の出生に喜ぶ間もなく,診断名を告げられ,場合によってはシビアな予後を告げられる。死の危険から免れても,今度は排尿や排便の障害を告知されることを考えると,衝撃の中で,わが子の障害を受容できる期間を経ていないことは明らかである。

排泄障害を告知したあとは,一方的な排泄管理方法(ストーマケアなど)の指導だけではなく,わが子の障害に戸惑う両親の気持ちを理解することが重要である。そして,医師と看護師,臨床心理士などのチームでカンファレンスをすすめながら,排泄障害に対する指導内容や開始時期を決定すべきである。

2．療育的視点を備えた対応

　排泄障害に対応するチームのメンバーは，入院中から外来フォローへと継続したかかわりをもつことが望ましい。障害をもつ児と生活する家族にとって，その後のフォローを担当する医療者とは信頼関係が樹立されることが必須だからである。

　また，外来はプライバシーが確保され成育に関する相談も受けられる，時間にゆとりのある専門外来が望ましい。

3．精神的・社会的問題に対するサポート

　排泄障害児の身体的問題は医療の発展により改善できるようになってきており，腎機能などの生体機能低下や日常生活に支障をきたすような排泄状況は回避できるようになってきている。しかし，自己管理ができない学童期は排泄物の漏れなどのアクシデントを引き起こしやすく，その経験は本人のボディイメージを低下させ，コンプレックスを抱かせ，社会的不利を引き起こしやすい。いじめの対象となることも少なくない。

　排泄障害に対するトータルケアの重要性は認識されるようになってきているものの，精神的・社会的問題を予防し，排泄障害児を支援するとり組みは，いまだシステム化していないのが現状である。シカゴのメモリアル小児病院で失禁専門のWOCN（Wound, Ostomy, and Continence Nurse）であるCrawley-Cohaは，失禁などの失敗の経験は児や家族に大きな衝撃となり，児の自尊心や発達にも影響を与え，やがては社会的孤立を招くと述べている[2]。

　精神的・社会的問題を回避するためのサポート機能として重要なものに，「周囲に対する障害理解の求め」「独自のトイレット・トレーニング」「専門外来の設置」がある。

1）周囲に対する障害理解の求め

　排泄障害のみならず，肢体不自由があるものは外観的に「障害をもつ子ども」と認識されている。彼らは排泄物による汚染などのアクシデントは経験しても，いじめに遭遇しないことが多い。周囲は十分な説明がなくても，視覚的に障害を理解し，アクシデントは障害のためであると想像するからである。「なぜ，トイレに時間がかかるの？」と質問されても「病気関係」というだけで納得され，それ以上の質問や興味はもたれない。

　一方，外観上，健康にみえるケースの排泄障害は内部障害であり，その存在は気付かれにくい。また，排泄はきわめてプライベートな，人前にさらされないことであるため，児と家族は周囲の人たちや親類にも秘密にしたいというストレスを抱えている[3]。なぜなら，排泄物を漏らすのは恥ずかしいことであり，隠すべき障害と思われているからである。

　しかし，子どもである児には隠し通す理由が十分には理解できておらず，その手段さえ備わっていない。いじめは，こうした不十分な準備状態から起こるちょっとしたアクシデントから起きてしまう。排泄障害であるために，家族も児本人も秘密にする必要があり，理解を求める行動がとれていなかったために，周囲の興味や関心からいじめへとエスカレートしてしまう。

　排泄障害によるいじめを未然に防ぐためには，他者と異なる行動の理由は障害のためであると周囲に説明し，障害の理解を得るプロセスが必要なのである。

2）独自のトイレット・トレーニング

　アクシデントを回避するためには，排泄物の漏れを経験させない排泄管理方法の選択と，その技術習得が重要となる。現在は失禁を回避で

きる治療の選択肢が増えてきている。しかし，わが国においては医療施設の規模や専門家の不足などで小児医療の質に差があることは否めない。救命のみならず，社会的問題を回避する目的の治療が盛んに行われていくことに期待したい。

いたしかたない理由で失禁が回避できない場合は，集団生活に入る前に排泄物の漏れに対して，他者に嫌悪感を抱かせないよう，速やかに処理する方法を習得させる必要がある。つまり，就学前に社会生活を営むためのトイレット・トレーニングが必要なのである。

大切なのは排泄物の漏れはマナー違反で，周囲の人々に不快感をもたらすものであることを意識させることである。この意識の教育は，わが子の障害が自分のせいであるという自責の念の強い母親にはつらい作業になる。その思いを受け止めながら，医療者も一緒に教育を行うことを推奨したい。そして，排泄物は汚いものではあるが，障害のある児に罪はなく，悪いことでもなく，劣っていることでもないことを伝え，自己評価を下げることがないように話を重ねることである。就学前は計画的に母親を交えて，意識変革と行動療法を兼ね備えたトイレット・トレーニングを行うことが重要である。

3）専門外来の設置

排泄障害児のトータルケアの実現には，専門外来が重要である。わが国の小児専門施設にもWOC外来，排泄管理外来やストーマ外来など専門外来の開設が続いている。精神的・社会的問題を回避するためには，個別性の高い対応が可能な専門外来の設置が不可欠である。それは児やその母親のパーソナリティに合わせた教育方法や支援が必要となるためである。

前述した独自のトイレット・トレーニングや障害の理解をすすめる際，児の障害の程度，理解度，環境，障害の受け止め方などにより，その内容は若干異なる。児のニードや能力に応じて指導内容を変更し，応用実践できるようにするためには確実な基礎知識と経験が必要とされる。経験を積むには，同じような児を長期間，責任をもって担当し，医師が専門医として専任してかかわれるのと同様に，特定の看護師が専門外来に従事するシステムが必要である。

専門外来が必要と思われる理由はほかにもある。いじめを経験した児は，そのつらさを親にも友達にも語れないことがある。このような場合はタイムリーな支援は受けられず，登校拒否や引きこもりなどの逃避行動に至ることもある。家庭や学校がいじめを経験させない対策をとっていても，児本人が他者のどのような言動や態度をいじめに感じるかは計り知れない。防衛も重要であるが，児本人がつらい，おかしいと感じた時点での早期の介入が必要である。そうした相談機能を確立させるためにも，日頃から信頼関係を結ぶ場となる専門外来が重要となる。

4. チーム医療における看護師の役割

医師や看護師だけではこのプログラムの実現を遂行できない。

児の成長とともに変化する環境やとり巻く集合体に応じて，問題の質も変化することが予測される。例えば，就学期と思春期では精神的問題の内容が異なる。そのため，臨床心理士や医療ソーシャルワーカー，教育機関などチームメンバーをフレキシブルに追加しながら，コラボレーションしていかなければならない。

チーム医療の展開において専門外来の開設が実現不可能な場合，施設管理者の理解のなさや環境の不遇さを嘆くことがあるかもしれない。しかし，小児の排泄障害のケアを行う看護師は，「成長発達する過程にある小児が排泄障害をもつ

小児の排泄障害とケアの基本　　5

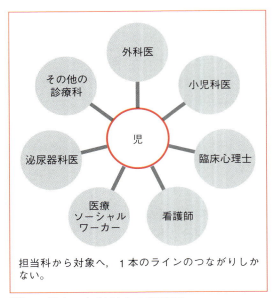

図3 従来の各科対応の関連図(溝上,2010より引用,一部改変)[1]

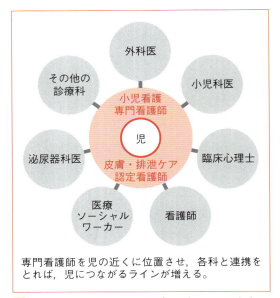

図4 理想的なトータルプログラムの診療図(溝上,2010より引用,一部改変)[1]

ということは，精神的苦痛を強いて，人間形成にダメージを与えること，さらに，周囲の無理解から発生する社会的問題がその後の生き方に重大な影響を与えること」を，施設や周囲のコミュニティに対して啓発していく使命があることを忘れてはならない。

トータルケアを目指すチーム医療のプログラムを計画し運営していくには，専門性をもつ看護師の役割が重要である。図3[1]に示すように，従来の各科対応の関連図は担当科から対象への1本のラインのつながりしかない。もし，この児と担当医師の信頼関係が不成立の場合，効果的な治療管理が遂行されないことになる。

高度の排泄障害をもつ者は，ほかの障害も併せもつ者が多い。とくに二分脊椎は複数の障害をもつために複数科の診療や管理を要するが，時間が経過すると両親は診療の必要性を軽視してしまう傾向がある。例えば，尿路管理は清潔間欠的（自己）導尿(clean intermittent (self) catheterization：CI(S)C)のための物品や尿路感染というイベントがあるために定期的な受診は行うが，1年に数回の脳外科の受診は忘れてしまったり，歩行可能であれば整形外科受診はやめてしまう，などのことがある。児の養育者以外に，医学的知識をもって助言する者が常に必要なのである。

理想的なトータルプログラムの診療図を図4[1]に示す。専門看護師を児に近いところに位置し，各科との連携をとる役割を担うと児に対するライン数が増える。1つのラインの関係が崩れても，ほかからその必要性を発信できる関連図となっている。

重要な役割を担う調整役は排泄障害の病態を深く理解した看護師であり，各科の診療や管理を理解しておく必要がある。また，これらの児の存在と諸問題を明らかにし，トータルケアの必要性を複数科で合意のもとに施設側に提示していく活動も重要である。

（溝上 祐子）

文　献

1) 溝上祐子：小児の排泄障害とケアの基本. 日本小児ストーマ・排泄管理研究会学術委員会, 他 編, 小児創傷・オストミー・失禁(WOC)管理の実際, 照林社, 2010：2–6.

2) Crawley-Coha T：Cecostomy for antegrade continence enemas in children. J Wound Ostomy Continence Nurs 2004；31：23–29.

3) 溝上祐子：排泄障害に対するトータルケアの課題. 小児看護2005；28：497–505.

小児の排泄障害とケアの基本　　　7

| 第1章 | 小児の排泄障害ケア概論 |

ストーマ・排泄管理の歴史

ストーマ(stoma)は，「①小孔，②腔や管と体表間の人工的開口部」(ステッドマン医学大辞典，stomaの項)，「消化管や尿路を人為的に体外に誘導した開放孔」(日本ストーマリハビリテーション学会)，「手術によって便や尿を排泄するために腹壁に造設された排泄孔のこと」(日本オストミー協会用語解説集)，と説明されている。一方，瘻(fistula)は，外傷や疾患が原因で形成された消化管や尿路と体表との直接の交通(外瘻：external fistula)あるいは体内での管腔と管腔との間の交通(内瘻：internal fistula)と説明されることが多い。また，手術的に作製される瘻はストーマと呼ぶことが多いが，瘻孔が通じている器官によって個別的に呼称する場合には，手術によって作製された場合でも胃瘻，腸瘻，膀胱瘻などと名付けられることがある。さらに，分泌物の性状により乳汁瘻，唾液瘻，胆汁瘻，膵液瘻などと呼ばれることもある。注入用の開口として胃に作製される交通路はもっぱら胃瘻と呼ばれている。

ストーマと排泄管理の歴史の概略を理解しておくことは，この領域の現在の到達点を位置付け，今後の方向を見定める参考になると考えられる。本項では世界とわが国のストーマとその管理法が，ヘルニア嵌頓や腹部外傷などで意図せずに出現した腸瘻の観察とその対処法から発展してきたこと，および計画的な治療法として導入されたストーマ(人工肛門)の手術と管理法の発展の概略を紹介する。

世界とわが国のストーマ・排泄管理の歴史

1. 腸管損傷・壊死後の腸瘻

腹部に外傷(刺傷，挫傷など)を受け腸管が損傷されれば，腸内容が腹腔に漏れて激烈な腹膜炎が続発する。激烈な腹膜炎が起これば，どの時代であっても，人は無治療では生存できない。しかし，損傷された腸管から腸内容が腹壁創を通して自然に体外に排出され，幸運にも致死的な腹膜炎にならずに生存できる場合のあることが知られていた。この腸内容が流出する開口部が腸瘻として記録された[1,2]。鼠径ヘルニアや臍ヘルニアなどで腹壁に近いヘルニア門で嵌頓が発生し，嵌頓した腸管の壊死部と腹壁の膿瘍が自壊して瘻孔化し，腹膜炎が重篤化する前に腸閉塞が解除されて生存できる場合があることも知られていた[1,2]。このような例の観察を通じて，人類は腸内容が腹壁外へ流出する状態になれば，死を免れ得ることを理解し，記録に残していた[1,2]。

わが国でも刀傷や刺傷で腸管が損傷されれば，大腸なら1日半，小腸なら3日で死亡するとの記載が医心方(984年)に残されている[1,3]。しかし，近世以降に出版された多くの漢方外科書には，

嵌頓ヘルニアによる瘻形成と考えられる漢語は出てくるものの，糞瘻や腸瘻に関する記述や術語は全く見当たらない[3]。このことから，東洋医学では人工肛門を造設するという発想は出現せず，人工肛門を治療手段として作製する考え方は18世紀以降の西洋医学からもたらされたものと考えられる[3]。

2. 初期のストーマ作製[1]

　西洋において外科手術によって腸瘻が作製されはじめたのは18世紀からであった。1701年には鼠径ヘルニア嵌頓に対して，1720年には腸損傷に対して人工肛門造設術の成功例が記録されている[4]。腸瘻が自然に形成されて助かる例をみて，積極的に腸瘻を造設する方針をとったものと推定される[3]。1710年，リッターが鎖肛で死亡した新生児の病理解剖の観察から，治療法として腹壁に人工肛門を造設することを示唆しており，実際に1793年に手術例が報告された[4]。1757年，ドイツの外科医ローレンツ・ハイスターが損傷した腸管部位をそのまま体外に引き出して固定する方法を提唱した。いわゆるexteriorization（外置術，前置術）のことで，現在でも重症壊死性腸炎の治療に用いられることがある。1783年，スコットランドの外科医ベンジャミン・ベルは二連銃式の腸瘻造設術を考案し，1776年にはフランスの外科医ピローレが直腸がん患者の腸閉塞に盲腸瘻造設術を実施した記録が残っている[4]。小児では1783年，フランスのデュボアが生後3日の鎖肛症例に結腸瘻を造設し，1793年にはデュレが前述の鎖肛の新生児に結腸瘻を造設し，生後45日間生存したとの記録が残っている[4]。

　わが国では1832年，杉田立卿がプレンクの「瘍科新選」を完訳し，人工肛門を紹介した。その中に，腸の吻合ができない場合には口側端を創口に付着させて義肛（人工肛門のこと）をつくる，

という意味の記述がみられる[3]。1837年，西洋医学の論文集「泰西名医彙講第5巻」（箕作阮甫）が刊行され，鼠径ヘルニアが破れて腸瘻となり患者が助かった，との内容の論文が紹介されている。口側の腸断端を見つけるために多量の乳汁を服用させて排出物が増加するほうを口側とする方法なども記載されていた。陰嚢上部にできた腸瘻を，より管理のしやすい鼠径部に移動させたことも記載されている[3]。1920年刊行の日本外科学会誌で高安道成は腸閉塞の治療として数十例の人工肛門造設術が行われたと報告している[5]。わが国初の手術例の年度は不明だが，遅くても1892年には丸茂文良が人工肛門造設術を実施したとの報告がある[3]。

3. ストーマの管理

　作製された人工肛門(stomas)〔回腸ストーマ(ileostomy)，盲腸ストーマ(cecostomy)，虫垂ストーマ(appendicostomy)，結腸ストーマ(colostomy)など〕の管理方法は近代になるまで大きな進展はみられなかった。有形便が排出される結腸ストーマに対しては便を集める袋や缶などと，これらを固定するベルトと圧迫道具を組み合わせる方法で個別の工夫がなされていたと推測される。1899年，中原貞衛によるレイシェルの翻訳本「外科手術後療法論」では，腸瘻周囲皮膚のケアにはホウ酸ワセリンを皮膚に塗布し，腸瘻の腸粘膜は油をしみ込ませた綿球またはガーゼを当てがって保護し，バンドを付着させた圧定板で固定する，と紹介されている[3]。より管理の困難な水様便が排出される回腸ストーマが治療法として選択されるようになったのは1800年代以降であり，とくに潰瘍性大腸炎の治療として汎用されるようになったのは20世紀になってからであった[2]。後述するように，一時的ではなく永続する回腸ストーマの管理の困難さ

ストーマ・排泄管理の歴史　　9

がストーマ管理の方法を大きく進歩させる要因となった。

1900年代，腸内容物を集めるのに革袋や缶詰の缶を用い，消臭にはバニラやペパーミント，香水などを用いていた[1]。1924年には面板とゴム袋からなる腸瘻管理用のバッグ，Rutzen's ileostomy & colostomy bagsが製品化された[2]。1950年代にはカラヤパウダーが皮膚保護剤として導入され，1972年には義歯固定用のペーストを改良した皮膚粘着性の保護剤が使用されはじめた。その後は急速に品質改良がすすみ，現在のさまざまなストーマ用品の原型ができ上がった。これらのストーマケアの進展に，この領域の専門職が確立されたことが大きく貢献した。

4. ストーマ療法士の誕生[2]

ストーマ療法士は，医師の監督下に，人工肛門造設やウロストミーの患者に対する術前後の説明とストーマの位置決定を行い，術後患者には装具選定の相談にのることをはじめ，装具の交換，浣腸排便法など，ストーマケア全体についての指導を行うことをおもな役割とする，と説明されている（看護学大辞典第5版，2002）。日本看護協会の認定看護師資格としては，創傷・オストミー・失禁（WOC）看護認定看護師（現：皮膚・排泄ケア認定看護師）が認定されている。

1950年代に潰瘍性大腸炎に対する治療として，イギリスのブルックとアメリカの外科医ターンブルによる回腸ストーマ（ileostomy）造設術が劇的に普及しはじめた。1954年に，潰瘍性大腸炎で苦しんでいたギルはターンブルによって永久的回腸ストーマ造設術を受けた。ギルの母親も結腸ストーマをもっていて，ギルはストーマの扱いに習熟しており，彼女自身の術後の回復期間からすぐにストーマをもつほかの患者たちにケア方法を指導しはじめた。退院後は住居地のストー

マ患者を支援するボランティア活動を開始した。ターンブルはギルの活躍に注目し，彼女をストーマケアの専門職として雇用した。これが専門職としてのストーマ療法士，ET（enterostomal therapist）の嚆矢となった[2]。1961年，ターンブルは世界で最初のETスクールをクリーブランドクリニックに開設し，ストーマをもつ患者と看護師を生徒として受け入れた。アメリカでは専門職としてのETのニーズが高く，ミシガン州とペンシルベニア州などにつぎつぎと開設された。引き続き，1968年にアメリカオストミー協会の年次総会でアメリカET協会（American Association of Enterostomal Therapists：AAET）が設立され，翌年に最初の年次総会がクリーブランドクリニックで開催された。およそ10年後にヨーロッパでもETスクールあるいはプログラムが動き出して，専門職としてのETとその教育コースが世界中に広がっていった[2]。

5. 小児のストーマ・排泄管理の歴史

わが国では1981年に日本ET協会が設立され，1986年，現在の日本小児ストーマ・排泄・創傷管理研究会の前身である日本小児ストーマ研究会が発足し，2015年に現在の名称に変更された。1996年，ストーマケアと排泄障害，褥瘡の管理方法を普及する目的で，研究会の学術委員会が企画運営する形で第1回小児ストーマ教育セミナーが開催され，以後，現在に至るまで研究会とセミナーがセットになって継続して開催されている[6]。

＊

消化管ストーマ，尿路ストーマ，さらに気管ストーマ（気管切開，喉頭気管分離術など）などのストーマケアと，二分脊椎，直腸肛門奇形，ヒルシュスプルング病，遺糞症などの失禁を中心とした排泄管理，および褥瘡や医療器具によ

る皮膚圧迫損傷や感染創などに対する創傷管理は，医師と看護師を中心とした多職種の連携が重要な役割を果たす領域である。小児の皮膚・排泄ケア認定看護師はこの領域の発展に専門職として大きな役割を果たすことが期待されている。成長と発達の過程にある小児を対象とすることから，多職種として教育職，心理士，医療ソーシャルワーカーもまた重要な役割を果たす。今後も，小児のストーマ・排泄管理の領域では多職種が連携してかかわるスタイルが堅持されることが期待される。

（西島 栄治）

文　献
1) 池田　均：ストーマ・排泄管理の歴史．日本小児

ストーマ・排泄管理研究会学術委員会，他編，小児創傷・オストミー・失禁（WOC）管理の実際，照林社，2010：7-10.
2) Cataldo PA：History of Stomas. In Cataldo PA, et al (eds), Intestinal Stomas, Marcel Dekker, 2004：1-38.
3) 川満富裕：わが国における人工肛門の起源．日ストーマリハ会誌 2003；19：3-10.
4) Dinnick T：The origins and evolution of colostomy. Brit J Surg 1934；22：142-154.
5) 高安道成：イレウス．日外会誌 1910；11：379-456.
6) 溝上祐子：小児創傷・オストミー・失禁管理の向上のために．日本小児ストーマ・排泄管理研究会学術委員会，他編，小児創傷・オストミー・失禁（WOC）管理の実際，照林社，2010：218-221.

患者会と連携したストーマ勉強会：近畿の活動紹介

　1985年当時，兵庫県立こども病院でのストーマ管理は，片面に亜鉛華軟膏をたっぷりと塗り付けたドーナツ綿花をつくり，これをストーマに被せ，さらに吸水力のある紙おむつを四角に切ったものを当てがい，腹部全体を布おむつ（さらしの腹帯）でぐるぐる巻きこんで固定する，というものでした。腸管神経節細胞減少症の3歳女児が，近位回腸に上行結腸を側々吻合した回腸ストーマ（パッチグラフト付き）で，やっと輸液補助なしで過ごせるようになって退院できました。児は，兵庫医科大学病院に開設されていたストーマ外来を受診し，原田ETナースにより，皮膚保護剤（面板）付きの大きなストーマバッグを装着してもらい，翌週の私の外来に戻ってきました。この児が兵庫県立こども病院でドーナツ綿花法からストーマバッグ法へと転換した最初の例でした。ストーマバッグ法によるケアにより皮膚障害が軽減して児と母親のQOLが格段に上がったことを目のあたりにして，直ちに院内にストーマケア勉強会を組織しました。メンバーは小児外科医と外来と病棟の看護師で，講師はストーマ装具会社のETナースにお願いしました。勉強会を続けながら，ストーマをもつ児のケアをドーナツ綿花法からストーマバッグ法へとつぎつぎと転換していくことができました。この一連の経過で医師と看護師にストーマケアの重要性が一気に理解され，院内のストーマケアが短期間に一新されました。

　この頃，近畿地方では，たんぽぽの会（永久ストーマをもつ患児の会）が結成されようとしていました。永久ストーマをもつ児を多くケアしていた3つの施設，大阪府立母子保健総合医療センター（名称：当時，小児外科の窪田昭男医師と小児泌尿器科の島田憲次医師），兵庫県立こども病院の私の3人が発起人となって，近畿小児ストーマ勉強会（のちに，近畿小児ストーマ・排泄・創傷研究会に改称）を立ち上げました。児とその家族のニーズに真正面から対応するために，窪田医師の主導で当初から患者会（たんぽぽの会）と連動して活動する方針としました。勉強会と患者会の合同セッションを計画し，そこでは児と家族の発表を必ず組み込み，合同の講演会では発達理論や，生活態度，心理，学校生活，友情・恋愛など成長過程に見合ったテーマを選んできました。医療者の勉強会と患者会とが連動して活動していく近畿スタイルは以後2018年の第29回まで継続してきました（表1）。

　兵庫県立こども病院では意識の高い看護師の一人が早い時期に日本看護協会の認定看護師育成コースを卒業することができて，現在は，病棟での質の高いストーマ・褥瘡ケアと，専門外来として外来に開設されている二分脊椎外来，排便外来，褥瘡外来の中心となって活躍しています。さらに近畿の小児施設の皮膚・排泄ケア認定看護師が中心となって，2011年からは看護師のためのWOCケア勉強会もこの研究会と患者会と連動して活動して

きました。つまり，初冬の1日を午前中はWOCケア勉強会，午後には患者会との交流会と合同講演会，さらにその後に医療者による研究会を，各施設の持ち回りで継続しています。

　児たちにとって，たんぽぽの会の重要性は高まる一方です。重い小腸・大腸の障害や，複雑な直腸肛門の疾患をもつ児たちが救命されるようになり，半永久的にストーマを必要とする児が増えているからです。たんぽぽの会ではキャンプで一緒に入浴しながら互いのストーマを自然に見せ合うことができます。この入浴体験はストーマをもつ者どうしの深い共感をもたらし，一気に気の置けない友達どうしになれます。学童期では学校でのトイレの使い方や同級生との関係など実際的な課題に直面しますので，先輩から体験談を聴けるのは貴重です。思春期に近づくとファッション，異性，からだの変化，学校の勉強，将来の進路，学校での泊まりがけ行事のことなどなど，先輩からの具体的な体験談がたいへん有用です。成人になった会員の中から，大学生活，恋愛，結婚，妊娠などについての貴重な話も聴けます。さらに近畿地方には若い女性オストメイトの会である「ブーケ」があり，たんぽぽの会の「卒業生」や「年長組」の女性たちにとって頼もしい存在です。排泄や性はきわめてデリケートな話題です。お互いがそれぞれ異なる疾患と経過をもっていること，その病気の受け入れ方もみんな異なることを十分に尊重して理解し合い，相手を思いやる気持ちが自然に出てくるたんぽぽの会やブーケの中でこそ，若いオストメイトの排泄や性，妊娠や出産などのデリケートな話題をとり上げることができ，その中で医療者も理解を深めることができるのです。

表1　近畿小児ストーマ・排泄・創傷研究会会長・テーマ一覧

年度	回数	施設	会長	講演テーマ（講師）
1990年	第1回	兵庫医科大学	島田憲次	小児ストーマの現状（溝上），ストーマ用品（原田）
1991年	第2回	兵庫県立こども病院	西島栄治	小児ストーマの歴史（石川），ストーマケア（原田）
1992年	第3回	大阪府立母子保健総合医療センター	窪田昭男	「つぼみの会」（中条），ストーマ用品（パネリスト）
1993年	第4回	大阪市立総合医療センター	竹内　敏	ストーマケアの基礎（半澤），「たんぽぽの会」（窪田）
1994年	第5回	愛仁会高槻病院	家永徹也	ストーマケアの最前線（石川，半澤）
1995年	第6回	京都府立医科大学	柳原　潤	ストーマケアの基礎と実際（土田，半澤）
1996年	第7回	大阪市立大学	塩川智司	小児ストーマケアの現状と工夫（パネル討論）
1997年	第8回	淀川キリスト教病院	大野耕一	用品の現状と開発，性心理の発達（人見）
1998年	第9回	奈良県立医科大学	金廣裕道	看護（中川），造設法（窪田），病児のこころ（小林）
1999年	第10回	兵庫県立こども病院	周藤育子	オストメイトの生活と活動（高橋）
2000年	第11回	大阪府立母子保健総合医療センター	村田瑞穂	オストメイトになって，患児のQOL（小沼）
2001年	第12回	大阪市立総合医療センター	中村哲郎	青年期オストメイトの身体・心ケア（中野）
2002年	第13回	神戸大学	前田貢作	ストーマを持つこども達からの学び（中川）
2003年	第14回	和歌山県立医科大学	瀧藤克也	思春期オストメイトの心のケア（宮本）
2004年	第15回	関西医科大学病院	濱田吉則	「胸をはって」，WOC認定看護師（鎌田）
2005年	第16回	近畿大学	八木　誠	こどもの成長と思春期（位田），「ダブルストーマ」
2006年	第17回	兵庫県立こども病院	鎌田直子	たんぽぽの会との交流会
2007年	第18回	近畿大学医学部奈良病院	米倉竹夫	病気と自我の発達（人見），病棟保育士（鈴木）
2008年	第19回	大津赤十字病院	岩崎　稔	セクシュアリティへの支援（井端），母乳育児（大山）
2009年	第20回	大阪赤十字病院	松川泰廣	肛門周囲皮膚炎に対するスキンケア（加藤）
2010年	第21回	近畿大学医学部付属病院	堂本勝子	患児と共に生きる家族の発達への支援（藤野）
2011年	第22回	兵庫医科大学	奥山宏臣	乳幼児期手術後の患児・家族への心理支援（山本）
2012年	第23回	姫路赤十字病院	畠山　理	共に生きるあたたかい心の根源（仁志田）
2013年	第24回	淀川キリスト教病院	藤原恵美子	車いすバスケットボール（北間），ウロストーマ（島田）
2014年	第25回	京都大学	岡本晋弥	NICU重症児（船戸），外反症の尿道形成（河野）
2015年	第26回	京都府立医科大学	田尻達郎	障害児支援の現状（田中），難病支援（窪田）
2016年	第27回	大阪府立母子保健総合医療センター	松尾規佐	たんぽぽの結成と経過（窪田），学んだこと（鎌田）
2017年	第28回	大阪大学	田附裕子	幸せの条件-孤独と孤立は別ですよ（大谷）
2018年	第29回	兵庫県立こども病院	杉多良文	「25年の歩み」，「スマートにストーマを生きる」（渡辺）

注：最初の10年間は，全国からストーマケアの専門家（溝上祐子，原田俊子，石川眞里子，中条俊夫，半澤恵，土田敏恵，中川礼子，など敬称略）に講師として来ていただき，多くの知識と技術を吸収した。また，毎回，患児自身のスピーチもあった。

第1章	小児の排泄障害ケア概論

日本の小児ストーマの現状

小児ストーマの特徴

　小児に造設されるストーマは，排泄にかかわるものとして消化管ストーマ，尿路ストーマに大別される。消化管ストーマである小腸ストーマ，結腸ストーマは，新生児期に緊急手術で造設され乳幼児期には閉鎖される一時的ストーマの割合が高い。栄養路として使用される胃瘻，腸瘻は，以前は食道閉鎖症や腸閉鎖症などの先天性疾患の根治術前後の栄養路として使われることが多かったが，近年経口摂取困難な重症心身障がい児に対して長期に使用されるようになっている。数は少ないが，腎瘻，膀胱瘻などの尿路ストーマや，胆道閉鎖症，閉塞性黄疸に対する外胆汁瘻，直腸膀胱障害に対する導尿路，洗腸路を造設することもある。

　また，呼吸管理目的で施行される気管切開術や喉頭気管分離術に伴う気管孔も広義ではストーマに分類される。

1. 消化管ストーマ（表1）

　小児の消化管ストーマは，ストーマを使用する期間，部位，形状により分類される。対象疾患の多くは，先天性疾患あるいは周産期の未熟性，脆弱性に基づいた疾患であり，原疾患の病態の改善までの間に一時的に造設されることが多いが，機能障害や悪性腫瘍などのために永久ストーマとなる場合もある。造設部位として，結腸瘻，

表1　消化管ストーマ

期間	一時的	
	永久	
部位	結腸瘻	
	小腸瘻	
	その他	胃瘻，外胆汁瘻，虫垂瘻など
形状	単孔式	
	双孔式	ループ式，二連銃式，分離式

小腸瘻があるが，胆道系疾患に対する外胆汁瘻や，洗腸を目的とした虫垂瘻などが造設されることもある。形状としては単孔式（エンドストーマ）と双孔式（ループ式，二連銃式，分離式）に分かれる。通常は，腸内容は常時排泄されており，補装具の装着を要する。緊急性や腹壁面積の小ささから，有効な位置決定ができなかったり，高さの不足や皮膚の脆弱性，早産・低出生体重児に対しての至適物品がないことなどにより管理に難渋することもあるが，近年は整容性の観点から閉鎖後の創部の目立ちにくい臍部へのストーマ造設や，超低出生体重児に対する手術侵襲軽減のためのsutureless enterostomyなどの術式が報告されている。

2. 尿路ストーマ（表2）

　尿路ストーマも，一時的なものと永久的なものがある。一時的なものとして，腎瘻，膀胱瘻，内瘻である経尿道的尿管ステント留置なども含まれる。永久的なものとしては，1950年に施行

日本の小児ストーマの現状　　13

されて以来標準術式となっている回腸導管があるが，禁制型尿路変向術や膀胱拡大術および腹壁導尿路作製により清潔間欠的(自己)導尿(clean intermittent (self) catheterization：CI(S)C)を行う方法もとり入れられている。

3. 栄養路としてのストーマ（表3）

胃瘻は，19世紀後半にウィッツェルやスタムによって開発された手技であるが，小児においては，先天性食道閉鎖症の治療として出生後早期には胃液の気管内逆流のために，根治術後は栄養路として胃瘻を造設する場合が一般的であった。1980年代の経皮内視鏡的胃瘻造設術(percutaneous endoscopic gastrostomy：PEG)の導入により飛躍的に普及し，経口摂取困難な重症心身障がい児(者)に対する術式として広まっている。術前に嚥下機能評価や胃食道逆流症の有無などを検索し，胃内投与が困難な場合は空腸瘻が選択されたり，経胃瘻的に空腸チューブを留置することもある(percutaneous endoscopic jejunostomy：PEJ)。また，近年開発された経皮経食道胃管挿入術(percutaneous trans-esophageal gastro-tubing：PTEG)も小児への施行例がみられている。

4. その他のストーマ

呼吸管理目的で施行される気管切開術に伴う気管孔も広義ではストーマに分類される。重症心身障がい児(者)の誤嚥に対する術式としての喉頭気管分離術では，永久気管孔となるが，気管切開チューブなどのデバイスを留置する場合としない場合があり，それぞれに利点・欠点がみられる。

5. ストーマケア

消化管ストーマは先天性疾患に対して緊急手

表2 尿路ストーマ

期間	一時的
	永久
部位	腎瘻
	尿管皮膚瘻
	尿管ステント
	膀胱瘻・膀胱皮膚瘻
	導尿路
	回腸導管・結腸導管
形状	腸管利用
	カテーテル留置 / 使用
その他	尿禁制

表3 栄養路としてのストーマ

部位	胃瘻，経皮内視鏡的胃瘻造設術(PEG)
	空腸瘻
	経胃空腸瘻(PEJ)
	経皮経食道胃管挿入術(PTEG)
形状	チューブ(バルーン，バンパー)
	ボタン(バルーン，バンパー)
	その他

術として造設されることが多いことから，ストーマの術前・術後のケアは児本人ではなく，保護者が対象となることが多い。近年人工肛門・人工膀胱造設術前処置加算が保険収載されたこともあり，小児においても皮膚・排泄ケア認定看護師により術前のストーマサイトマーキングを実施されることが多くなっている。出生前診断の発展から，一部の疾患では胎児期より出生後の排泄ケアの必要性がわかり，あらかじめインフォームド・コンセントを行い，準備ができる症例もみられているが，一般に知られていない病名や病態であるために，詳細な説明をしても保護者の理解が困難な場合も多い。疾患の受容や，在宅・自立支援，移行期医療に関しては，皮膚・排泄ケア認定看護師だけでなく，臨床心理士や，医療ソーシャルワーカーなどもかかわり，使用できる社会資源などの情報を共有することも行われている。ストーマを保有する児は，

小児外科・小児泌尿器科およびストーマ外来などを有する専門施設で診療されることが望ましいが，日本小児ストーマ・排泄・創傷管理研究会では，毎年学術集会に合わせてセミナーを開催しており，小児専門施設や大学病院，総合病院など，小児ストーマを造設する施設において，認定看護師以外でもストーマ管理に精通したスタッフが養成できるようなとり組みを行っている。

（尾花 和子）

第2章

小児排泄障害の
原疾患と治療

消化管ストーマを要する疾患　18

消化管ストーマの手術と合併症　26

下部尿路管理を要する病態・疾患とその評価　36

清潔間欠的（自己）導尿（CI（S）C）を中心とした保存的尿路管理　52

尿路管理における手術療法と合併症　59

第2章　小児排泄障害の原疾患と治療

消化管ストーマを要する疾患

　小児の消化管ストーマは成人同様，永久的ストーマと一時的ストーマがあるが，適応疾患は小児特有のものが多く，また一時的ストーマであることが多い。とくに，新生児期に先天性の消化管通過障害に対して根治術前に一時的に造設される場合と，消化管穿孔に対して緊急的に造設される場合には，最終的にストーマ閉鎖を行う。

　本項では，小児の消化管ストーマを要する疾患（**表1**）について，その目的とともに概説する。

消化管ストーマの目的別分類

　小児で永久的ストーマが適応となる場合は比較的限られている。例えば，先天的な後腸低形成（膀胱腸裂・総排泄腔外反）や消化管の機能不全（ヒルシュスプルング（Hirschsprung）病類縁疾患），後天的な肛門・下部消化管の機能廃絶（骨盤や肛門の横紋筋肉腫に対する直腸肛門合併切除後など）であるが，経験する例は少ない。一方

で，一時的ストーマはどの小児外科医も経験するものであり，下部消化管の通過障害（直腸肛門奇形，ヒルシュスプルング病），下部消化管の一時的な安静を必要とする疾患（壊死性腸炎，潰瘍性大腸炎，クローン（Crohn）病，腸管型ベーチェット（Behçet）病など），一期的消化管吻合が困難な場合（超低出生体重児の限局性腸穿孔など）がある。

消化管ストーマを要する疾患

1. 鎖肛（直腸肛門奇形）[1]

1）概念と疫学

　排便のための孔がない（鎖肛），あるいは肛門の位置や形状に異常がある状態を直腸肛門奇形という（**図1**a）[2]。多くは出生後の視診もしくは直腸温測定時に見つかるが，腹部膨満・嘔吐・胎便排泄異常などの腸閉塞症状ではじめて気付かれる場

表1　小児の消化管ストーマを要する疾患

種類	疾患・病態	おもな造設部位
一時的ストーマ	直腸肛門奇形（中間位・高位）	横行／S状結腸
	ヒルシュスプルング病	正常腸管末端
	壊死性腸炎	小腸（腸管血流良好部）
	限局性腸穿孔	小腸（穿孔部位）
	胎便関連性腸閉塞	小腸（拡張部末端）
	骨盤・肛門部腫瘍（の一部）	結腸（通過障害の手前）
	炎症性腸疾患（の一部）	小腸（病変部手前）
永久的／一時的	ヒルシュスプルング病類縁疾患	小腸
永久的ストーマ	後腸形成不全（膀胱腸裂・総排泄腔外反）	結腸（後腸）末端
	骨盤底筋群低形成	
	骨盤・肛門部腫瘍（機能廃絶の場合）	結腸・直腸

18　　第2章　小児排泄障害の原疾患と治療

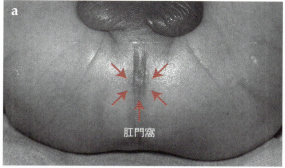
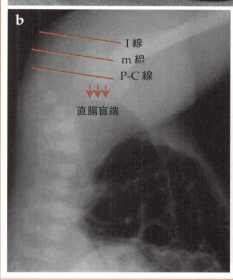
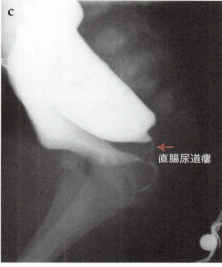

図1 鎖肛（直腸肛門奇形） 0歳男児（小高ら，2010より引用，一部改変）[2]

a. 会陰部所見（高位鎖肛）[出生時]
本来の肛門の位置に肛門が認められない。本例のように高位鎖肛や中間位鎖肛では皮膚の異常隆起は認められないが，低位鎖肛では皮膚の異常隆起や異常索状物があることが多く，胎便が透見されることもある。

b. 倒立位側面単純撮影（高位鎖肛）[出生後1日]
出生12時間後に行った倒立位側面単純撮影では直腸盲端はP-C線に達せず，高位鎖肛と診断された。

c. ストーマ造影・膀胱尿道造影（直腸尿道瘻）[ストーマ造設後]
ストーマ造設後に施行したストーマ・膀胱尿道の同時造影では直腸盲端より尿道に至る直腸尿道瘻が描出された。

合もある。約5,000出生に1人の割合で発生し，男児にやや多い。合併奇形の頻度が高い（泌尿器系奇形20%，脊椎奇形13%，心奇形8%，ダウン（Down）症1.5%，ほかの消化管奇形6%）。

2）病因（発生原因）

胎生4〜12週に尿直腸中隔の発生異常によって，総排泄腔の尿生殖洞と肛門直腸管への不完全な分離をきたして発症する。尿生殖系との瘻孔の有無やその高さにより種々のタイプが存在する。

3）病型

恥骨直腸筋と直腸盲端との位置関係で病型が決まる。中間位・高位では，恥骨直腸筋の発達が不良であることもある。男児では高位・中間位が多く，女児では低位が多い（図1b〜c, 図2）[2]。一時的消化管ストーマが必要になるのは中間位・高位の場合で，低位で必要になることはほぼない。

① 高位：恥骨直腸筋係蹄よりも上部で直腸盲端が終わる

② 中間位：直腸盲端が恥骨直腸筋係蹄内に入っているが通過していない

③ 低位：直腸盲端が恥骨直腸筋係蹄を通過している

消化管ストーマを要する疾患　19

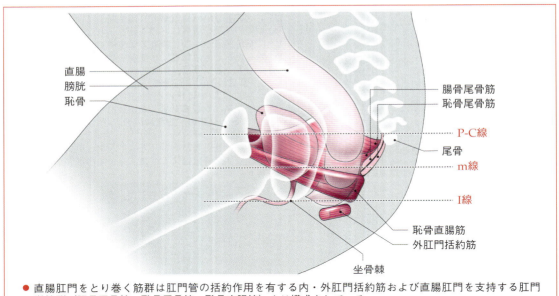

図2 直腸肛門をとり巻く肛門挙筋群と鎖肛病型(小高ら，2010より引用，一部改変)[2]

- 直腸肛門をとり巻く筋群は肛門管の括約作用を有する内・外肛門括約筋および直腸肛門を支持する肛門挙筋群（腸骨尾骨筋，恥骨尾骨筋，恥骨直腸筋）より構成されている。
- P-C線は肛門挙筋群の上端，I線は恥骨直腸筋の下端に一致する。直腸盲端がm線に至らないものを高位，m線とI線の間にあるものを中間位，I線を越えているものを低位とする。

4) 治療と予後

　低位型では新生児期に根治術が行われることが多い。外瘻孔を有する場合は，外瘻孔をブジーして排便路を確保しつつ乳児期(離乳食開始前が多い)に根治術(肛門移動術や前方矢状切開直腸肛門形成術(anterior sagittal anorectoplasty：ASARP))を行う場合もある。高位・中間位型では新生児期にS状結腸や横行結腸に一時的ストーマを造設し，乳児期に根治術(直腸盲端を恥骨直腸筋係蹄の中を通して引き下ろし，肛門を形成する)を行う。根治術の術式としては，後方矢状切開直腸肛門形成術(posterior sagittal anorectoplasty：PSARP)，腹腔鏡補助下根治術などがある。高位・中間位型では，根治術後でも便秘・便失禁・下着の汚染など排便機能に問題を残すことが比較的多くみられるが，成人期までに改善していくことも多いので長期的展望に立った治療・ケアを必要とする。

2. ヒルシュスプルング病

1) 概念と疫学

　ヒルシュスプルング(1830〜1916，デンマーク)が1888年に報告した疾患で，嘔吐，腹部膨満，排便障害などで発症する。約5,000出生に1人，男児に多く(70%程度)，成熟児に多い(90%程度)。病変が結腸全域に及ぶタイプでは家族性の頻度が高くなる。ダウン症(約3%)や心奇形(約3%)の合併が多い。

2) 病因

　胎生8〜12週にかけて，神経堤由来の神経細胞が食道から下行性に腸管壁内神経節を形成するが，その分布過程が途中で停止し，その部分から肛門までが無神経節腸管となり，正常な蠕

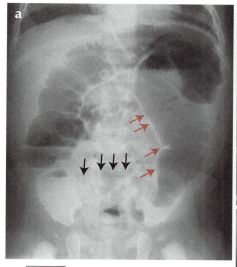
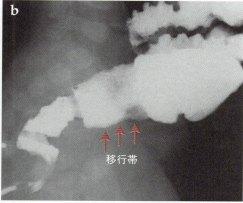
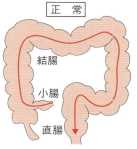
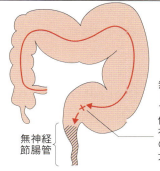

a. **単純X線[術前]**
S状結腸より口側結腸の著明な拡張(→)と直腸ガスの欠如(→)が認められる。
b. **注腸造影(caliber change)[術前]**
肛門より造影していくと, 広がりの悪い直腸から移行帯(transitional zone)を経て, 拡張したS状結腸へとつながる注腸造影が描出された。
c. **経肛門的Soave手術[手術時]**
歯状線より直腸粘膜を筋層より粘膜下にて全周性に口側に向かって剥離をすすめる。腹膜翻転部を越えたところで筋層を全周性に切開すると, 口側結腸をプルスルー(pull-through)することができる。

図3 ヒルシュスプルング病(直腸S状結腸型) 0歳女児(小高ら, 2010より引用, 一部改変)[2]

動運動を欠き, 腸管内容の円滑な排泄が得られなくなる。

3) 病型[3]

腸管壁内神経節細胞の欠損範囲により, 下部直腸型(25.6%), 直腸S状結腸型(53.8%), 長節型(12%), 全結腸型(5.1%), 広域型(3.5%)に分類される。

4) 診断

①注腸造影

腹部単純X線で拡張腸管像を呈する(**図3**a)[2]

ことから本症が疑われ，注腸造影で肛門より連続する無神経節腸管が狭小部(narrow segment)として，それより口側の正常腸管が拡張部(dilated segment)として描出される。その間に介在する移行帯部(transitional region)はcaliber changeといわれる(**図3**b)[2]。

②直腸肛門内圧検査

直腸刺激用バルーン(疑似便)で直腸壁を刺激した際の肛門管圧の変動をみる検査である。正常児では，バルーンの刺激で肛門管圧の下降がみられるが，本症ではみられない(直腸肛門反射陰性)。

③直腸生検(全層or粘膜)

直腸全層生検においては，直腸壁全層を生検し，筋層にアウエルバッハ(Auerbach)神経叢，粘膜下層にマイスナー(Meissner)神経叢が正常に存在するかを調べる。また，直腸粘膜吸引生検では直腸粘膜を生検し，アセチルコリンエステラーゼ(acetylcholinesterase：AchE)染色を行い，AchE活性の増強の有無を調べる。本症では，直腸全層生検では筋層・粘膜下層とも神経叢を認めず，直腸粘膜吸引生検ではAchE活性の増強が認められる。

5) 治療

かつては，一期的根治術可能な下部直腸型を除いたすべての病型がストーマ造設の対象とされていたが，現在では洗腸や経肛門的カテーテルなどで減圧を行い，一期的根治術を行う傾向にある。ストーマは通常，正常腸管のもっとも肛門側に造設すべきであり病型により造設部位は異なる。根治術は正常腸管を肛門部まで引き下ろす手術であり，術式としてはスヴェンソン(Swenson)法，デュハメル(Duhamel)法，ソアベ(Soave)法(**図3**c)[2]などがある。

3. ヒルシュスプルング病類縁疾患

ヒルシュスプルング病に類似した腸管蠕動障害を呈する機能的腸閉塞をきたすが，腸管壁内神経節細胞は存在する疾患群である。腸管壁内神経系の形態的な異常を認める群と，形態的な異常を認めない群とがある。前者には，神経節細胞の未熟性を示すもの(immaturity of ganglia)，神経節細胞の数的減少を認めるもの(hypoganglionosis)，神経節の減少と未熟性の両方がみられるもの(hypogenesis of ganglia)などがある。後者には，慢性特発性偽性腸閉塞症(chronic idiopathic intestinal pseudo-obstruction：CIIP)と巨大膀胱短小結腸腸管蠕動不全症(megacystis microcolon intestinal hypoperistalsis syndrome：MMIHS)が含まれる。

一般的には生後よりはじまる重篤な腸閉塞症状のため早期に小腸に腸瘻(ストーマ)が造設される。神経節細胞の未熟性を示すものには，成長とともに神経節細胞が成熟して機能が回復する場合もあるが，多くの場合，治療は困難でしばしば胃や空腸・回腸など複数の永久的ストーマが造設される。

4. 壊死性腸炎(necrotizing entero-colitis：NEC)[4]

1) 概念と疫学

一般に，90％以上は低出生体重児に発症するとされ，在胎週数が少なく，出生体重が小さくなるほど発症頻度は高くなる。未熟な腸管に，虚血，細菌感染，経腸栄養などによる負荷が加わり，粘膜の防御機構が破綻して発症する。短時間の経過で敗血症からショックへと移行し，重症例の救命は今なお困難である。NECという名称での報告は，1960年代よりみられるようになり，1978年にベルにより診断基準と重症度分

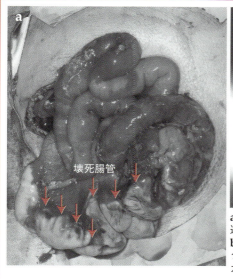
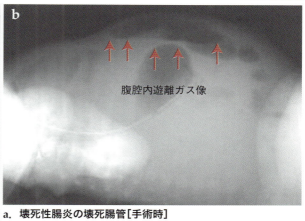

a. 壊死性腸炎の壊死腸管[手術時]
遠位回腸を主体として，広範に腸管壁の全層性壊死を認める。
b. 単純X線（クロステーブル）[術前]
クロステーブルにて全体的な無ガス（gasless）像と腹腔内遊離ガス像を認める。

図4　壊死性腸炎（NEC）　0歳女児（小高ら，2010より引用，一部改変）[2]

表2　壊死性腸炎の病期分類

stage	分類	臨床症状	消化管症状	X線像
I	疑診	無呼吸 徐脈 体温変動	胃残乳の増加 便潜血陽性 軽度の腹満	軽度腸閉塞
IIa	確診	無呼吸 徐脈 体温変動	肉眼的血便 著明な腹満 腸音の消失	拡張腸管を伴う腸閉塞像 局所腸壁在ガス
IIb		血小板減少 代謝性アシドーシス（軽度）	腹壁浮腫 拡張腸管触知，圧痛	広範腸壁在ガス 腹水，門脈ガス
IIIa	進行	混合性アシドーシス 乏尿，低血圧 凝固異常	腹壁浮腫の悪化 腹部の発赤，硬結	著明な拡張腸管 腹水増加 気腹像なし
IIIb		ショック 検査値やバイタルサインの悪化	腸穿孔	気腹像

（Bellら，1978より引用，一部改変）[5]

類が提唱され，疾患概念が確立した。

2）臨床像

発症時期は生後1〜20日頃で，生後2週間前後に多い。先行する感染徴候に，腹満や嘔吐などの腸閉塞症状が加わり，腹膜炎に進行する。病変が限局性のものは，適切な内科的・外科的治療により予後は比較的良好であるが，病変が多発する例や全腸管に及ぶ広範型の予後は今なお不良であり，救命されても短腸症候群など重篤な後遺症を引き起こす（図4a）[2]。

3）診断

診断ならびに重症度の判定にはベルの臨床病期分類（I疑診，II確診，III進行）が用いられる（表2）[5]。腹部X線所見としては，初期にはdilated loop, fixed loop, persistent loopなどの非特異的な腸管麻痺像が特徴で，進行すれば腸管壁内

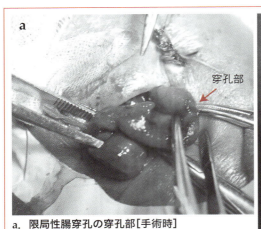
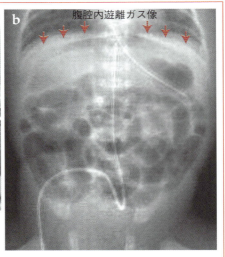

a. 限局性腸穿孔の穿孔部[手術時]
回腸に限局した打ち抜き状の穿孔を認める。
b. 単純X線[術前]
全般的に軽度拡張した小腸ガスと横隔膜に遊離ガス像を認める。

図5 限局性腸穿孔(FIP) 0歳男児(小高ら，2010より引用，一部改変)[2]

ガス，門脈ガスが出現し確定診断される。穿孔を伴えば腹腔内遊離ガス像(図4b)[2]が出現する。

4) 治療

内科的治療は，絶食，消化管減圧，抗菌薬投与が主体となる。低血圧，敗血症，腹膜炎などの全身症状が強い場合は，補液，強心剤，人工呼吸などによる積極的な呼吸循環補助を行い，腸管循環の改善を図る。これら保存的治療に反応しない場合や穿孔例は外科的治療が選択される。一般にNECの20〜40%は手術が必要となるとされ，壊死腸管の切除＋腸瘻造設(口側腸管)が原則となる。

5．限局性腸穿孔(focal intestinal perforation：FIP)[4]

おもに超低出生体重児に突然発症する限局性腸穿孔(図5a)[2]で，先行する感染徴候を伴わず，穿孔腸管の周囲にNECの所見を認めないのが特徴である。前駆症状に乏しく，突然の腸穿孔で発症する。発症時期はNECに比べてやや早く，授乳開始前の生後7〜10日前後とする報告が多い。穿孔部位は遠位側回腸にもっとも多く，ついで結腸にみられる。突然の腹満とともに出現する腹壁の暗青色変化と，X線での腹腔内遊離ガス像(図5b)[2]により診断される。穿孔部の腸管筋層の欠損が報告されており，FIPの発症に強く関与していると考えられている。

6．胎便関連性腸閉塞(meconium related ileus：MRI)[4]

腹部膨満および胎便排泄遅延を特徴とする機能的腸閉塞で，腹部X線で腸管ガス像の拡張が認められる。大多数は低出生体重児に発症し，生後24時間を過ぎても胎便が排泄されず，次第に腹満，胆汁性嘔吐を認めるようになる。排泄障害の程度は，数回の浣腸で反応するものから，透視下に数回のガストログラフィン注腸を繰り返す必要のあるもの，開腹手術が必要なものなどさまざまである。MRIの原因としてこれまでに，胎便栓あるいは粘稠な胎便自体を閉塞の原因とする説や，腸管壁内神経叢の未熟性による

蠕動障害などが提唱されている。しかし，切除腸管の組織学的評価では，神経節細胞の未熟性はみられず，MRIの病因はいまだ明らかではない。MRIが胎児発育不全児に高頻度にみられることより，胎生期の腸管蠕動障害が水分過剰吸収を引き起こし，胎便栓あるいは粘稠な胎便が形成されると推測されている。

7. 後腸形成不全（総排泄腔外反）

尿生殖洞と直腸が1つ（総排泄腔）になっており，膀胱粘膜と直腸粘膜が外反する腹壁奇形である。鎖肛，短結腸，恥骨結合離開，臍帯ヘルニアを伴う。膀胱形成，肛門形成，腹壁形成，恥骨結合の修復など，治療に難渋する。

本症では尿道括約筋，肛門挙筋群が未発達のため，尿路と消化管のダブル永久的ストーマが造設されることが多く，ストーマケアが重要となる。

8. そのほか成人にも共通する疾患

炎症性腸疾患では，下部消化管の炎症改善を期待して，病変部の口側部分にストーマが造設されることもある。代表的なものが潰瘍性大腸炎やクローン病，腸管型ベーチェット病などである。腸管に便が通過することを防止すること

により，症状改善が得られる。

骨盤原発の腫瘍に対しても，腫瘍による通過障害がある場合や，根治性を求めた腫瘍切除により再建が不可能となった場合，あるいは腫瘍切除後に縫合不全をきたした場合などにおいてS状結腸にストーマが造設されることがある。代表的なものが骨盤原発横紋筋肉腫や仙尾部原発悪性奇形腫などである。

本項執筆にあたり転載許可をいただいた2010年照林社発行『小児創傷・オストミー・失禁（WOC）管理の実際』初版著者である小高哲郎 先生，岩中 督 先生に深謝する。

（鈴木 完）

文 献
1) 鈴木 完：腸閉鎖．周産期医学 2016；46 増刊：766–767.
2) 小高哲郎，他：消化管ストーマを要する疾患．日本ストーマ・排泄管理研究会学術委員会，他 編，小児創傷・オストミー・失禁（WOC）管理の実際，照林社，2010：16–22.
3) 池田恵一：ヒルシュスプルング病の診断と治療：全国集計を中心として．日小外会誌1983；19：803–819.
4) 奥山宏臣：低出生体重児の消化管機能障害—疾患概念と病態—．日周産期・新生児会誌 2016；52：1009–1017.
5) Bell MJ, et al：Neonatal necrotizing entero-colitis. Therapeutic decisions based upon clinical staging. Ann Surg 1978；187：1–7.

第2章 小児排泄障害の原疾患と治療

消化管ストーマの手術と合併症

　小児の消化管ストーマ造設術は，新生児期に先天性疾患に対して緊急または準緊急的に行われることが多い。小児は体が小さいため，小腸・結腸ストーマでは造設可能な体表部位が狭く術前のストーマサイトマーキングは重要である。小児期に造設されるストーマの多くは根治手術までの一時的ストーマであるが，小児は組織が脆弱であるため便性がゆるい新生児期や乳児期にはとくに細やかなストーマ管理が必要となる(**表1**)[1]。

消化管ストーマの種類

　消化管ストーマは造設部位により小腸(空腸，回腸)ストーマ，結腸(上行，横行，下行，S状結腸)ストーマ，食道ストーマ，胃瘻，虫垂瘻など

に分類される。消化管ストーマの多くは消化管液の排泄が目的(小腸ストーマ，結腸ストーマ，食道ストーマ)であるが，栄養剤の注入のための胃瘻や順行性洗腸・浣腸路としての虫垂瘻は注入のためのストーマである。造設期間で一時的ストーマと永久的ストーマに分類されるが，排泄のためのストーマは一時的ストーマが多い。また，ストーマ開口部の数により単孔式および双孔式ストーマに分類される(**図1**)。単孔式ストーマとは腸管口側端のみをストーマとするもので，双孔式ストーマは腸管口側端をストーマとし，肛門側端は粘液瘻とするものである。双孔式ストーマにはループ式(係蹄式)と離断式がある。離断式は2つの開口部が隣接している二連

表1 小児消化管ストーマの特徴と注意点

特徴	注意点
1. ストーマ装具の装着可能範囲が狭いため，術中所見で造設部位が変わる。	ストーマサイトマーキングが重要。
2. 腸間膜が成人に比べて短い。	陥没しやすい。
3. 腸管壁が薄く脆弱である。	固定が不十分になりやすい。腸壁に瘻孔ができやすい。
4. 結腸壁内の血液循環が少ない。	腸管壁の壊死が起こりやすい。
5. 皮膚の角化層が薄い。装具は小児の水様便に弱い。	皮膚炎が起こりやすい。
6. 無意識の腹腔内圧上昇が頻繁に起こる。	啼泣，いきみで腸脱出を生じやすい。
7. ストーマの脚が腹壁を直角に貫通する。	腸脱出を生じやすい。
8. 一時的ストーマがほとんどである。	ストーマ閉鎖後の美容的配慮が必要。
9. 便性状が年齢により変化する。	小さなストーマは成長すると狭くなる。
10. 成長によりストーマが変形する。	肋骨弓に近接し装具の装着がしにくくなる。
11. 仰臥位→ハイハイ→お座り→歩行と行動様式が変わり，ストーマにかかる力の強さや方向が変化する。	閉鎖時期を考慮したストーマサイトマーキングが必要。

(宮本，2010より引用，一部改変)[1]

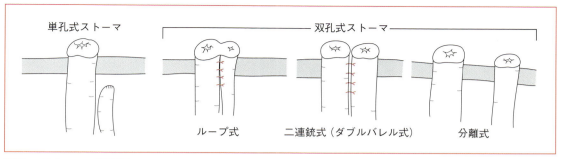

図1　ストーマの種類

銃式(ダブルバレル式)と開口部が離れている分離式に分類される(図1)。

適切な造設位置の決定(ストーマサイトマーキング)

　術前に病態を考慮してストーマ造設候補部位を数か所マーキングする。ストーマ造設の際には、小腸閉鎖症などストーマ造設部位以外の開腹創の位置や皮膚のしわ、ストーマ造設期間中の成長発達を考慮してストーマ管理がもっともしやすい部位を選んで造設することが肝要である。ストーマサイトマーキングの原則と留意点を図2[2)]に示す。

小児消化管ストーマ造設術の実際

1. 結腸ループ式ストーマ

　もっとも造設する頻度の高い結腸のループ式(係蹄式)ストーマ造設法について述べる(図3)。

1) 皮膚切開 (図3-1)

　ストーマサイトマーキングの位置を中心に皮膚割線に沿って皮膚切開を置く。大きすぎる皮膚切開は術後のストーマ脱出を起こしやすくするため注意する(新生児で1.5〜1.7 cm)。

2) 開腹 (図3-2)

　腹直筋前鞘を電気メスで横切開し、腹直筋を左右に展開(または電気メスで横切開)する。腹直筋後鞘と腹膜を電気メスで切開し、開腹する。開腹後に腹膜、腹直筋後鞘と腸管との固定のための糸を4か所(創の左右および頭尾側)かけておくと、のちの腸管と腹壁の固定がしやすくなる。ストーマ造設時の腸管どうしの固定、腸管と腹壁の固定はすべて非吸収モノフィラメント糸を使用する。

3) ループどうしの固定 (図3-3)

　開腹創から結腸紐を目印に結腸を引き出し、緊張がかからない部分を選び結腸間膜に8 Frのネラトンカテーテル(低出生体重児の場合はベッセルループや絹糸)を通し、口側および肛門側腸管を結腸間膜の両面で腸間膜が両脚の間に挟み込まれるように3〜4針ずつ約3 cmにわたって漿膜筋層縫合で脚を形成する(図3-3a)。腸管に糸をかける際、腸管がガスで極度に拡張していると壁が菲薄化し、針が腸管壁の全層を貫通し術後に瘻孔を形成する原因になるため、穿刺または小切開して腸管を減圧する(図3-3b)[2)]。減圧した部分をのちに開放してストーマ開口部とする。

4) 腹壁と腸管の固定 (図3-4)

　腸管と腹壁は2層(腹膜＋腹直筋後鞘および腹直筋前鞘)で固定する。皮膚表面からループの頂点まで2 cm以上の高さが出るように腹壁と固定

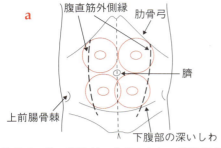

小児ストーマサイトマーキングの原則
- 腹直筋を貫き造設する。
- 腹部の凸面に造設する。
- 臍（臍帯），肋骨弓，上前腸骨棘を避け，創痕，瘢痕，しわのないところに造設する。
- お座り，ハイハイなど発達や行動を考慮する。
- 装具を貼付する平面を確保できる部位に造設する。

肋骨弓，臍，腸骨棘，皮膚のしわ，手術痕を考慮してマーキングする。

小腸閉鎖症の術前ストーマサイトマーキング

図2 ストーマサイトマーキング

a：水野良児：消化管ストーマの造設術と合併症. 山崎洋次, 他 編：小児のストーマ・排泄管理の実際. へるす出版, 2003：18-24.[2] より引用, 一部改変

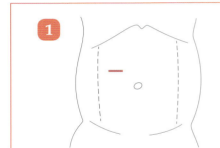

1 ストーマサイトマーキングの位置を中心に皮膚切開を置く。

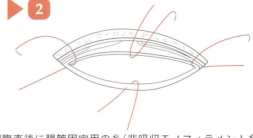

2 開腹直後に腸管固定用の糸（非吸収モノフィラメント糸）を腹膜＋腹直筋後鞘にかけておくと固定がしやすい。

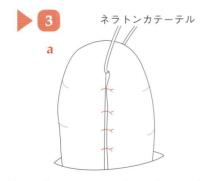

3 a 結腸間膜の両面で腸間膜が両脚の間に挟み込まれるように漿膜筋層を縫合し，脚を形成する。

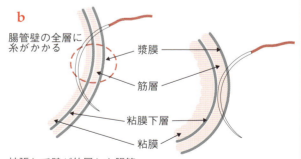

b 腸管が拡張している場合は穿刺または小切開して腸管を減圧してから糸をかける。

図3 ループ式（係蹄式）ストーマ造設法

3b：水野良児：消化管ストーマの造設術と合併症. 山崎洋次, 他 編：小児のストーマ・排泄管理の実際. へるす出版, 2003：18-24.[2] より引用, 一部改変

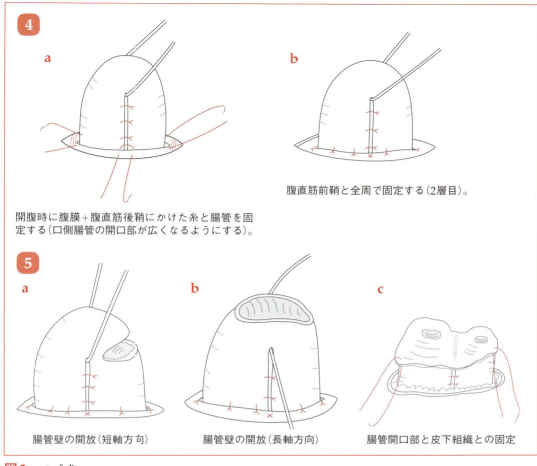

開腹時に腹膜＋腹直筋後鞘にかけた糸と腸管を固定する（口側腸管の開口部が広くなるようにする）。

腹直筋前鞘と全周で固定する（2層目）。

腸管壁の開放（短軸方向）

腸管壁の開放（長軸方向）

腸管開口部と皮下組織との固定

図3　つづき

する。まず開腹時に腹膜＋腹直筋後鞘にかけた4針で腸管を固定するが（図3-4a），ループが接している脚の部分（頭側，尾側）は口側，肛門側の両側の腸管壁に糸を通す（口側の開口部が広くなるように腹壁と固定する）。全周で10針程度糸をかけ固定する。腹直筋前鞘とも同様に固定する（図3-4b）。

5）腸管壁の開放，翻転（図3-5）

腸管前壁を短軸または長軸方向に切開する。短軸方向の切開の場合，頂点よりやや肛門側で電気メスを用いて1/2～1/3周切開する。短軸方向の切開のほうがストーマの高さを保ちやすい[3]（図3-5a）。長軸方向の切開は口側で皮膚面より15 mm程度までの高さに止める（図3-5b）。ループに通したネラトンカテーテルを抜去し，開口部腸管の全層と皮下組織（低出生体重児は皮膚全層でもよい）を吸収モノフィラメント糸で全周固定する（図3-5c）。ストーマパウチを皮膚に貼付し手術を終了する。

2．低出生体重児のストーマ造設

組織が未熟な低出生体重児，とくに超低出生体重児ではストーマ造設後に腸管壊死，穿孔，狭窄，脱落，腸管脱出などのストーマ関連合併症の頻度が高い。これら超低出生体重児のストー

マ関連合併症を減らす方法として，その有用性が報告されている腸管壁と腹壁を縫合固定しないストーマ造設法である sutureless enterostomy について述べる[4]（図4）[4,5]。

1）腸管断端の結紮固定

胎便関連性腸閉塞症の場合は胎便摘出後に（図4-1a）[4,5]，穿孔例では穿孔部の肛門側，口側断端を，それぞれ4-0絹糸で結紮する（図4-1b）[4,5]。

2）腹壁の閉鎖

口側，肛門側腸管の結紮糸を把持し，腸管を体外へ引き出す（図4-2）[4,5]。腸管を開腹創の両端に配置させ，創の中央の腹壁を縫合閉鎖する（図4-3a）[4,5]。手術時に腹膜炎が高度であったり，重症心疾患合併例では術後の創感染，創離開のリスクが高いため，開腹創とは別の部位から腸管を引き出す。

3）腸管断端を結紮した糸を皮膚表面に縫合固定する（図4-3b[4,5]，c）

4）数日後に結紮糸を除去し腸管断端を開放する（図4-4）[4,5]

超低出生体重児における sutureless enterostomy 後の腸管脱出を防止する方策として，腸管が腹壁を通過する間隙を狭くする，ストーマ閉鎖時期を早期（体重ではなく，腸管が成熟する修正30週を過ぎた比較的早い時期）に行うことが推奨されている[5]。

小児ストーマの合併症

1. ストーマ部感染・ストーマ周囲膿瘍

1）症状

ストーマ周囲皮膚の発赤・熱感・膨隆などが出現し，その後皮下に膿瘍を形成する。

2）原因

腸管壁と腹壁との固定糸が腸管全層を貫通したり，固定糸を結紮するときに，糸を締めすぎることによる腸管壁の裂傷や血流障害による腸管壁の壊死により腸管内容物が周囲に漏れ，感染を生じる。また，腸管の径に比して大きな皮膚切開を置くとストーマ造設時にストーマ周囲に死腔を形成しやすくなり，血液や液体が貯留して感染を起こす。ストーマ装具着脱時の不適切な処置により皮膚びらんや粘膜皮膚接合部の圧迫による血流障害を生じることが感染の契機になることがある（図5）。低出生体重児やステロイド投与など易感染性の状態のときは注意を要する。

3）対策・治療

ストーマ造設時の皮膚切開が大きすぎないように注意する。局所の洗浄や排膿を妨げないドレッシングを心がけ，必要があれば局所，全身の抗菌薬投与を行う。膿の貯留があれば創を切開し排膿・ドレナージを行う。重症であれば創を開放し二次治癒を図る。

2. ストーマ瘻孔の形成

1）症状

ストーマ開口部以外の腸管壁から腸内容物が流出する。瘻孔が皮下組織に形成された場合は皮下膿瘍をつくりその結果，粘膜皮膚接合部またはストーマから離れた位置に皮膚瘻を形成する。腹壁外に出ている腸管壁に瘻孔が形成された場合は，腸管内容物が皮膚に接触し皮膚障害を起こす。

2）原因

ストーマ造設時の運針が腸管壁の全層を貫通し，ここより腸管内容物が流出して縫合糸膿瘍を形成すると腸管壁が菲薄化して発症すること

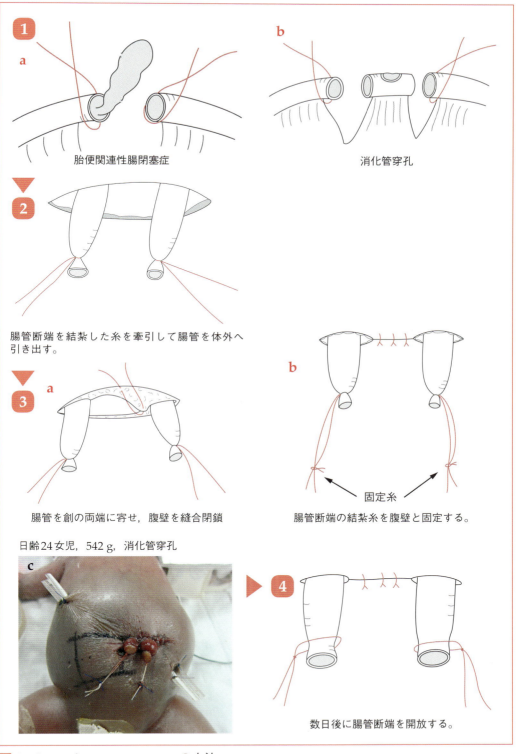

図4 Sutureless enterostomy の方法

3c を除き：大橋研介，他：超低出生体重児に対する "Sutureless Enterostomy". 日小外会誌 2012；48：716–721.[4]，大橋研介，他：Sutureless enterostomy は本当に有効か. 小児外科 2018；50：897–901.[5] より引用，一部改変

消化管ストーマの手術と合併症

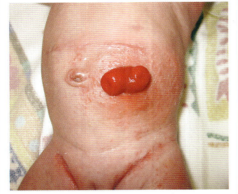

図5 ストーマ部感染（真菌皮膚炎）

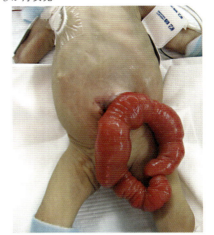

図6 ストーマ脱出

がある（図3-3b）[2]。ストーマ狭窄に対するブジーで腸管が穿孔して瘻孔を形成したり，クローン病に対するステロイド治療で瘻孔を形成することもある。

3）対策・治療

ストーマ造設時に腸管全層の運針にならないよう，腸管が拡張しているときは腸管を減圧してから固定糸をかけるようにする（図3-3b）[2]。

局所麻酔下に瘻孔を楔状切除し，縫合閉鎖することも可能であるが，再発することが多い。瘻管の形状が複雑なときはストーマの再造設を行ったほうが安全である。

3．ストーマ脱出

1）症状

ストーマが腸重積状に脱出する。ループ式や二連銃式ストーマでは腸管が羊の角状に重積して脱出する（図6）。腸管が脱出した状態でストーマ周囲の瘢痕収縮が進行したり脱出した腸管のうっ血・浮腫がすすむと還納不全となり腸管の虚血や腸内容物の通過障害を生じることがある。

2）原因

乳児では啼泣などで腹圧が高くなるため脱出しやすい。また，ストーマ造設時の皮膚・筋膜切開が大きすぎること，腹直筋を貫通していないストーマ，腸管と腹壁との固定が不十分なことが原因としてあげられる。

3）対策・治療

ガーゼやゼリーを用いて重積状に脱出したストーマ腸管を用手的に還納するが一時的な効果しかない。脱出した腸管に浮腫を生じて還納が困難なときは腸管に十分量の砂糖をかけ，浸透圧差で腸管の水分を引き出すと浮腫がとれて還納が可能になる[6]。腸管を還納後にストーマ装具のフランジに脱出防止のためのメッシュや格子を加えたりすることで効果があったとする報告もある。単孔式あるいは二連銃式ストーマの脱出では皮膚面から1cmの部位で腸管を切開し，自動縫合器を用いて環状に脱出腸管を切除する方法が報告されている。効果のないときは再造設を行う。

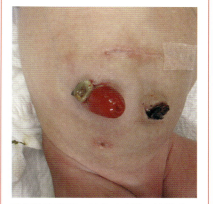

日齢16女児
胎便性腹膜炎に対する小腸二連銃式ストーマ造設後

図7 ストーマ壊死

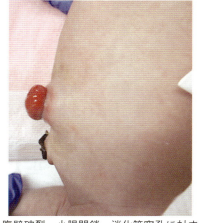

日齢22女児
腹壁破裂，小腸閉鎖，消化管穿孔に対する単孔式小腸ストーマ造設後

図8 傍ストーマヘルニア

4．ストーマ壊死

1）症状

ストーマの粘膜が黒変し，粘膜脱落，腸壁軟化を起こし，粘膜皮膚離開やストーマ陥没を生じる（図7）。粘膜の変色は中心部から外側へ向かうに従い強くなる。

2）原因

ストーマ造設時の腸管辺縁血管の損傷による血流障害や，術後の腸管浮腫・ヘルニア嵌頓による腸管の虚血などにより起こる。静脈還流障害による静脈のうっ滞も腸管壊死の原因となる。

3）対策・治療

ストーマ造設時には腸管血流に十分注意して愛護的な操作を心がける。腸管の壊死部分と健常部分の境界が明瞭になれば壊死部分を切除することも可能になるが，虚血部分が腹壁筋膜から腹腔側に広がるときは緊急でストーマ再造設術が必要になる。

5．傍ストーマヘルニア

1）症状

ストーマ周囲に直接的に生じる腹壁瘢痕ヘルニアから脱出した腸管で皮下が膨隆する（図8）。時にヘルニア門が手術創とつながると巨大な腹壁瘢痕ヘルニアとなる。脱出した腸管で皮下が膨隆すると装具の安定が悪くなり皮膚障害や粘膜損傷をきたす。ストーマ造設術後の晩期合併症の中では頻度が高い。

2）原因

手術時のストーマ周囲の筋膜切開が大きすぎること，開腹手術創上にストーマを造設すること，ストーマ周囲の創感染による筋膜縫合離開などが原因とされている。一般的にループ式ストーマより単孔式ストーマに，回腸ストーマより結腸ストーマに多いとされている[7]。

3）対策・治療

小さなヘルニアでは膨隆部を圧迫するように

消化管ストーマの手術と合併症

装具を固定すると膨隆を軽減できる。腹壁が膨隆して皮膚が伸展しても剥がれにくく、柔軟性に富み伸縮性のある皮膚保護材の面板を使用している装具を選択する。腸管の嵌頓や絞扼は外科的治療の絶対適応になるが膨隆による疼痛、装具装着困難、繰り返す腸閉塞症状は相対的な適応になる。手術は筋膜縫合術、ストーマ再造設術などが行われる。成人ではメッシュ補強による手術も行われている。

6. ストーマ狭窄

1) 症状

口側腸管のストーマ内腔が狭くなると排泄が不十分となり、腹部膨満、腹痛、下痢を起こす。大きな排泄音を伴う排ガスや下痢便の噴出がみられ、排泄時に腹痛を伴うことがある。狭窄は皮膚または筋膜レベルで起こる（図9：肛門側腸管の壊死後ストーマ狭窄）。ストーマ部分の腸管の癒着や捻じれが原因で排泄障害を起こすストーマ閉塞とは区別される。

2) 原因

ストーマ造設時の不十分な腸管の引き出しや過緊張状態での腸管の固定などによるストーマ腸管の虚血、壊死、陥没や皮膚の感染、粘膜皮膚縫合部離開後の瘢痕収縮などが原因となる。

3) 対策

狭窄が軽度である場合は緩下薬や低残渣食が有効である。指ブジーや金属ブジーによる狭窄部の拡張で効果がみられないときは、手術的に皮膚あるいは筋膜を部分的に切開して狭窄を解除する。効果がみられないときはストーマ再造設術を行う。

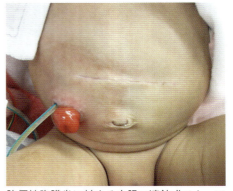

2か月女児

胎便性腹膜炎に対する小腸二連銃式ストーマ造設後

図9 肛門側腸管のストーマ狭窄（図7と同一症例）

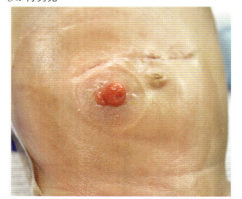

3か月男児

特発性回腸穿孔に対する二連銃式回腸瘻造設後

図10 ストーマ陥没

7. ストーマ陥没・陥凹

1) 症状

ストーマが周囲皮膚レベルよりも低くなる状態（図10）。ストーマ装具と皮膚の間に便が入り込み皮膚障害を起こす。

2) 原因

ストーマ造設時に腸管の長さに余裕がない、

腹壁が厚いなどの理由で十分な高さをもったストーマが造設されないことや，腸管と皮膚，筋膜との固定糸がはずれることで起きる。

3）対策

ストーマ造設時に適切な位置にストーマサイトマーキングを行い，高さのあるストーマを造設する。ストーマ粘膜皮膚接合部に練状皮膚保護材を使用して皮膚を保護しつつ装具が皮膚に密着するようにする。便の皮膚への接触を防止するため皮膚保護剤を使用する。皮膚障害が重篤であれば再造設術を行う。

*

ストーマの合併症は児に苦痛と行動制限を与え，ストーマ管理を行う家族にも精神的，経済的な負担を強いるため，合併症の原因を理解し予防的管理（ストーマ造設術前のストーマサイトマーキング，術中の愛護的な操作，術後の適切な装具，物品の選択）を行うことが肝要である。

本項執筆にあたり転載許可をいただいた 2010 年照林社発行『小児創傷・オストミー・失禁（WOC）管理の実際』初版著者である宮本和俊先生に深謝する。

（髙見澤 滋）

文　献

1) 宮本和俊：消化管ストーマの手術と合併症．日本小児ストーマ・排泄管理研究会学術委員会，他 編，小児創傷・オストミー・失禁（WOC）管理の実際，照林社，2010：23–32.
2) 水野良児：消化管ストーマの造設術と合併症．山崎洋次，他 編，小児のストーマ・排泄管理の実際，へるす出版，2003：18–24.
3) ストーマ造設の基本 消化管ストーマ造設の基本．日本ストーマ・排泄リハビリテーション学会，他編，消化管ストーマ関連合併症の予防と治療・ケアの手引き，金原出版，2018：53–61.
4) 大橋研介，他：超低出生体重児に対する"Sutureless Enterostomy"．日小外会誌 2012；48：716–721.
5) 大橋研介，他：Sutureless enterostomy は本当に有効か．小児外科 2018；50：897–901.
6) Meyers JO, et al：Sugar in the reduction of incarcerated prolapsed bowel. Report of two cases. Dis Colon Rectum 1991；34：416–418.
7) Bafford AC, et al：Management and complications of stomas. Surg Clin North Am 2013；3：145–166.

第2章　小児排泄障害の原疾患と治療

下部尿路管理を要する病態・疾患とその評価

　尿路とは，腎臓で産生された尿が腎盂・尿管・膀胱・尿道を経由して体外に出るまでの経路をいう。小児における尿路疾患には先天性の形成不全や閉塞性疾患が多いことが特徴であり，その尿路管理の目的は，①腎機能の保持，②尿路感染症（とくに腎盂腎炎）の防止，③尿失禁の防止にある。これらの3つの目的はそれぞれが独立しているわけではなく，互いに密接に関与し合っている。

　適切な尿路管理には，正常な尿路の解剖と機能を理解したうえで，児それぞれの病態を評価し，治療・管理を計画することが重要である。

正常な尿路とその特徴

　尿路は大きなダム湖を有する川の流れをイメージすると理解しやすい（図1a）。山脈の2つの水源（腎臓）から湧き出た水は，それぞれ川（腎盂，尿管）となって下流へと流れ，大きなダム湖（膀胱）に合流する。ダムの放水路からは1本の流れ（尿道）となって最後は海（体外）へと注ぎ込む。したがって，尿路はダム湖（膀胱）以外は滞ることなくスムーズに水（尿）が流れ，けっして逆流

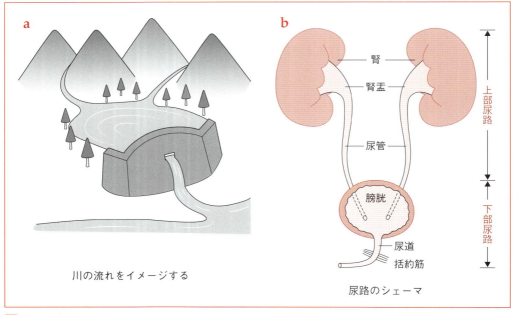

図1　尿路とは

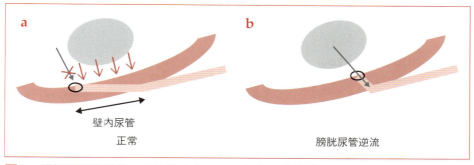

図2 尿管膀胱移行部の逆流防止（フラップバルブ）機構

することはない。また，ダム湖（膀胱）は十分な水（尿）を貯留でき，このとき周囲に溢れ出たり漏れ出たりすることはなく（尿禁制），放水（排尿）により空にすることができる（残尿なし）。

尿路は腎臓から尿管までの「上部尿路」と膀胱から尿道までの「下部尿路」に分類される（図1b）。ここで，その境界である尿管膀胱移行部には膀胱に一度たまった尿が尿管・腎盂には逆流しない逆流防止機構が存在する。これは，尿管の末端が尿管径の約5倍の長さの壁内尿管を形成しており，膀胱内に尿がたまると壁内尿管が圧迫されてその内腔が閉鎖することで尿が逆流しない構造となっている（フラップバルブ機構：図2a）（この構造は手術にも応用されている）。一方，尿管の発生異常で壁内尿管が十分に形成されていないと，膀胱内に尿がたまっても尿管内腔が十分に閉鎖せず尿が逆流してしまう（原発性膀胱尿管逆流：図2b）。また，この逆流現象は，膀胱内の高圧状態が長期間続くことにより膀胱壁の肥厚・変形を生じて逆流防止機構が破綻し，圧力の逃げ場を探すように二次的に生じることもある（続発性膀胱尿管逆流）。

上部尿路と下部尿路を比較した場合，そこに問題や障害が生じたときに尿路管理3つの目的達成すべてにおいて下部尿路のほうが圧倒的に困難をきわめることになる。腎機能に関しては，片側の上部尿路疾患では対側の尿路に異常がなければ通常総腎機能は維持され腎不全に至ることはない。一方，下部尿路疾患では最下流域での災害は上流域全体に影響が及ぶように両側腎障害のリスクとなり，最悪の場合は腎不全に陥る。また，末期腎不全となり腎移植が必要となった場合も，下部尿路障害が解決されていなければ移植腎機能も同様に障害されてしまう。尿路感染症は一般的に細菌が下部尿路の最下流である尿道口から逆行性に侵入して発症する。その下部尿路に障害があれば尿路感染は容易となり，反復しやすく難治性となる。尿禁制はまさに正常な下部尿路機能により維持されるものであり，その障害は尿失禁に直結する。上部尿路疾患では尿管異所開口（例：尿管が腟に開口する）以外で尿失禁を生じることはない。

下部尿路機能とは

腎臓で産生され続ける尿を一時的に膀胱内にためて（蓄尿），必要に応じて体外へと排出すること（排尿）が下部尿路機能の真髄である。両者は膀胱の「排尿筋」と尿道の「括約筋」の働きで営まれ，蓄尿相は交感神経（神経伝達物質：ノルアドレナリン）の作用が優位となって排尿筋が弛緩して括約筋が収縮し，排尿相は副交感神経（神経伝達物質：アセチルコリン）が優位となって排尿

筋が収縮して括約筋が弛緩する(図3)。蓄尿と排尿は全く正反対の活動であるため，それぞれの障害への治療は他者の障害を招くリスクを秘めていることになる(例：尿失禁の治療は排尿障害の原因ともなる)。

各児の下部尿路機能を評価するには，この「蓄尿相」と「排尿相」に分けてそれぞれの「排尿筋」と「括約筋」の働きについて考えると理解しやすい(二相論)(表1)。蓄尿相では，年齢・体格に応じた膀胱容量が必要で，標準的な膀胱容量(mL)は，乳児期までは「体重(kg)×7」，幼児期以降は「(年齢+2)×25」で概算される。また，膀胱は風船のように柔らかく伸びやすい組織であるため尿がたまっても膀胱内圧は低値であり，最大尿意となってもけっして40 cmH$_2$Oを超えるようなことはない(図4a，図5a)。この膀胱の伸展性はコンプライアンス(mL/ cmH$_2$O)で表現され，膀胱容量の増加量を膀胱内圧の増加量で除した値{Δ膀胱容量(mL)/ Δ膀胱内圧(cmH$_2$O)}で算出される。コンプライアンスが高い場合は伸展性がよい膀胱となる。また，蓄尿相では急に無意識に膀胱が収縮する「排尿筋過活動」は認めない。さらに，蓄尿相では括約筋は収縮して尿道を締めているため尿が漏れることはない。

排尿相では，排尿筋には十分な収縮力があり，瞬時に膀胱内圧は60～70 cmH$_2$Oに上昇する(図4a)。また，排尿筋収縮と同時に(協調して)括約筋は弛緩して尿道が開くので，勢いよくスムーズに尿を体外へと排出でき，通常残尿は認めない。

下部尿路機能の障害

蓄尿相，排尿相において排尿筋と括約筋の前

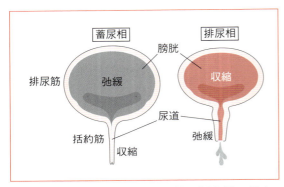

図3 蓄尿相・排尿相の排尿筋と括約筋の働き

表1 下部尿路機能の評価ポイントと検査

評価のポイント	超音波検査	排尿時膀胱尿道造影検査	ウロダイナミクス検査
蓄尿相			
膀胱容量・知覚	△	○	○
膀胱コンプライアンス	△		○
排尿筋過活動	×	△	○
括約筋の収縮力	×	△	○
排尿相			
排尿筋の収縮力	△	△	○
括約筋協調運動	×	○	○
その他			
水腎症・巨大尿管	○	×	×
膀胱尿管逆流	△	○	×
尿道の病変	×	○	×

○：定量的に詳細に評価できる，△：定性的にある程度評価できる，×：評価困難である

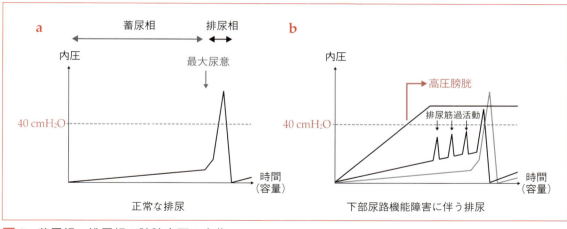

図4 蓄尿相・排尿相の膀胱内圧の変化

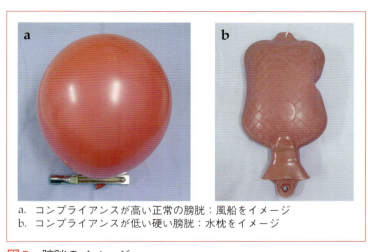

a. コンプライアンスが高い正常の膀胱：風船をイメージ
b. コンプライアンスが低い硬い膀胱：水枕をイメージ

図5 膀胱のイメージ

述のいずれかの機能に障害が生じた状態であり，複数の障害を併せもつことも少なくない．蓄尿相で膀胱容量が標準値の2/3以下となると低容量膀胱，1.5倍以上であると巨大膀胱と判断する．コンプライアンスが10 mL/cmH₂O未満の低値の場合は風船とは異なり，水枕のように伸展性が悪く硬い膀胱となり，尿が貯留したときに膀胱内圧が40 cmH₂Oを超える異常高値となる（蓄尿時高圧膀胱）（**図4**b，**図5**b）．また，蓄尿相で排尿筋過活動があれば尿意切迫感を伴って頻尿となり，我慢できなければ尿失禁にもつながる（切迫性尿失禁）（**図4**b）．さらに，括約筋の収縮力が弱い場合にも尿失禁の原因となる（括約筋性尿失禁）．

排尿相では，排尿筋の収縮力が弱ければ残尿の原因となり，さらに収縮力がほとんどなければ膀胱は尿貯留で過伸展状態となり，いずれその限界を超えて尿は体外へと溢れ出る（溢流性尿失禁）．また，排尿筋の収縮時に括約筋が協調して弛緩しなければ膀胱内圧は異常高値となり（排尿時高圧膀胱），残尿も生じる．

下部尿路管理を要する病態・疾患とその評価　39

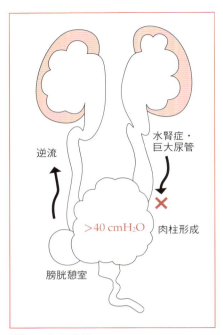

図6 高圧膀胱

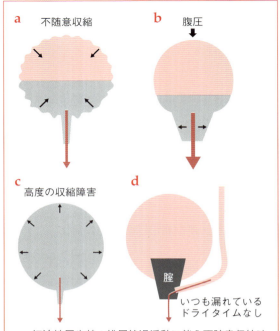

a. 切迫性尿失禁：排尿筋過活動に伴う不随意収縮時に我慢できず漏れる。
b. 括約筋性尿失禁：尿道の締まりが弱いため，腹圧がかかったときに失禁は顕著となる。
c. 溢流性尿失禁：絶えず膀胱は緊満状態で高圧状態が持続するため，腎障害のリスクになる。
d. 尿管性尿失禁：女児のみに発症し，尿管が腟に開口することが多い。

図7 尿失禁の4つのタイプ

高圧膀胱と尿失禁

　下部尿路機能障害を理解するうえで「高圧膀胱」と「尿失禁」がキーワードとなる。これらの解消がまさに尿路管理3つの目的達成にもつながる。高圧膀胱は，蓄尿相で容易に膀胱内圧が40 cmH$_2$Oを超えるようなコンプライアンスが低い硬い膀胱，または排尿相で括約筋協調不全や尿道の閉塞性疾患に伴い異常高圧を示す状態をいう（図6）。高圧膀胱の存在は上部尿路から膀胱への尿流入の停滞を引き起こし腎盂・尿管の拡張を生じたり（水腎症，巨大尿管），続発性膀胱尿管逆流を引き起こし，「両側の腎障害やもっとも重篤な尿路感染症である腎盂腎炎の大きなリスク」となることが尿路管理上のもっとも重大な問題である。

　尿失禁は4つのタイプが存在し，前述の「切迫性尿失禁」「括約筋性尿失禁」「溢流性尿失禁」に加え，尿管が膀胱外の臓器に異所開口して生じる「尿管性尿失禁」がある（図7）。尿管性尿失禁は，常時失禁が持続する（ドライタイムなし）ことを特徴とし，尿管と内性器発生の性差から女児のみに発症し，尿管異所開口の所属腎は高度の形成不全を伴う。また，児によっては複数の尿失禁の要因を併せもつことがある。

下部尿路機能の評価方法

　各児の病態の評価には，下部尿路機能の各評価ポイントについて問診，診察，検査とすすめていく。

1. 問診

妊娠中の羊水過少の有無，胎児超音波検査での腎・尿路異常の有無，尿路感染症(とくに，腎盂腎炎)の既往などを聴取する。普段の排尿回数(通常は1日4〜7回程度)，尿意切迫感(排尿筋過活動)，排尿痛，残尿感，尿失禁のほか排便状況(便秘の有無，便性)についても必ず確認する。排尿日誌や症状質問票(日本語版DVSS：**表2**)を利用すると効率的である。排尿自立前の乳幼児であればおむつ交換時などに偶然観察される排尿状態(尿勢，いきみの有無など)を保護者から聴取する。小児では尿意切迫感の自覚は乏しいため，切迫感を抑えて排尿を我慢する特徴的な「尿保持姿勢」について確認したほうが容易である(**図8**)。

2. 診察

腹部の触診では，側腹部に腫瘤を触れる場合巨大水腎症の可能性がある。下腹部で膀胱が緊満して触知する場合は排尿筋収縮障害や尿道の閉塞性疾患に伴う膀胱の過伸展が疑われる。必ず腰仙部を確認し，皮膚陥没，皮下腫瘤，臀裂非対称，色素沈着，発毛などがある場合は潜在性二分脊椎を疑う(**図9**)。また，会陰部の知覚，肛門反射，球海綿体筋反射などを評価する。知覚や反射の有無が腎機能や失禁の予後とも関連する。

3. 検査

下部尿路障害を詳細に評価するためには，一般尿検査，尿沈渣，尿培養，血液検査とともに，超音波検査や造影検査などの画像検査や内圧測定検査が必要となる(**表1**)。さらに，すでに腎障害が疑われる場合には腎シンチグラフィーを，後部尿道弁など下部尿路の器質的疾患が疑われる場合には膀胱尿道鏡検査を行う(同時に治療も可能)。

1) 超音波検査

超音波検査はX線被曝や痛みを伴わず非侵襲的であり，尿路の異常が疑われた場合には，まずはじめに行われるべき画像検査である。神経因性膀胱や後部尿道弁などで高圧膀胱が継続すると膀胱壁の肥厚や不整，憩室が認められる。尿路の通過障害や高圧膀胱などに伴う腎盂・尿管拡張や低・異形成腎に伴う腎の形態異常も容易に評価できる。また，排尿時の評価が可能であれば腎盂・尿管の拡張が増強すれば膀胱尿管逆流の存在が疑われる。さらに，排尿後の評価では残尿の有無を確認できる。蓄尿時に拡張した腎盂・尿管径が排尿後に軽減する場合には尿管膀胱移行部の器質的狭窄ではなく，高圧膀胱に伴う機能的な腎盂・尿管内の尿停滞や高度の膀胱尿管逆流が考えられる。

2) 排尿時膀胱尿道造影検査

下部尿路の解剖学的および機能的評価としてきわめて有用な検査である。6〜8Fr程度のカテーテルを尿道から膀胱内に留置して，造影剤を最大尿意または尿道から尿が漏れるまで自然滴下で注入する(手圧による造影剤の注入は膀胱破裂などの合併症が報告されている)。撮影は造影剤注入前の単純撮影，最大尿意時(尿漏出時)，排尿時，排尿後に行う。男児の排尿時は正面撮影では尿道像が重なってしまい全長にわたる評価が困難となるため必ず斜位撮影する。

単純撮影では二分脊椎や仙骨形成不全の有無，宿便の有無などを評価する。蓄尿相の撮影では，膀胱容量，膀胱壁の不整や高圧膀胱に特徴的な所見である肉柱形成の有無，憩室の有無，膀胱頸部開大の有無，膀胱尿管逆流を確認する。排尿時撮影では膀胱尿管逆流の有無とその grade，尿道病変の有無を，排尿後撮影では残尿の有無を評価する。男児の排尿時に後部尿道の拡張が

下部尿路管理を要する病態・疾患とその評価　　41

表2 排尿・排便症状質問票（日本語版DVSS）

a. 小児語版

この<u>1かげつ</u>のあいだ	ない もしくは ほとんどない	はんぶんより すくない （たまに）	はんぶん くらい （ときどき）	ほとんど いつも （まいにち）	わからない
1 ひるまにおもらしをしたことがある。					
2 （ひるまに）おもらしをしたとき，パンツがびちょびちょになる。					
3 ウンチがでない日がある。					
4 うーんとおなかにちからをいれて，ウンチをだす。					
5 1日に1回か2回しかトイレにいかない日があった。					
6 あしをとじたり，しゃがんだり，もじもじしたりして，オシッコをがまんすることがある。					
7 オシッコしたくなると，もうがまんできない。					
8 おなかにちからをいれないとオシッコがでない。					
9 オシッコをするとき，いたい。					

b. 成人語版

お子様の排尿，排便の状況についての質問です。あてはまるところに○をつけてください。

この1か月の間に	ほとんど ない	半分より 少ない	ほぼ半分	ほとんど 常に	わからない
1 日中に服や下着がオシッコでぬれていることがあった。	0	1	2	3	×
2 （日中に）おもらしをする時は，下着がぐっしょりとなる。	0	1	2	3	×
3 大便が出ない日がある。	0	1	2	3	×
4 強くいきんで，大便を出す。	0	1	2	3	×
5 1，2回しかトイレに行かない日があった。	0	1	2	3	×
6 足を交差させたり，しゃがんだり，股間をおさえたりして，オシッコをがまんすることがある。	0	1	2	3	×
7 オシッコしたくなると，もうがまんできない。	0	1	2	3	×
8 お腹に力を入れないとオシッコができない。	0	1	2	3	×
9 オシッコをするときに痛みを感じる。	0	1	2	3	×

お父さん，お母さんへの質問です：		
10 下記のようなストレスを受けることがお子様にありましたか？	いいえ(0)	はい(3)
弟や妹が生まれた		
引っ越し		
転校，進学など		
学校での問題		
虐待（性的なもの・身体的なものなど）		
家庭内の問題（離婚・死別など）		
特別なイベント（特別な日など）		
事故や大きなけが，その他		

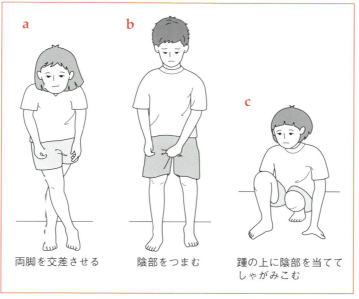

図8 尿保持姿勢
a 両脚を交差させる
b 陰部をつまむ
c 踵の上に陰部を当ててしゃがみこむ

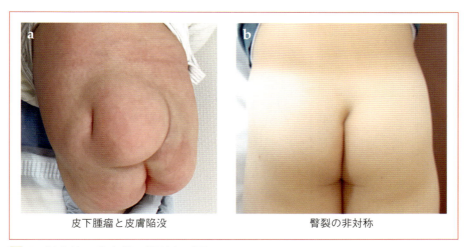

a 皮下腫瘤と皮膚陥没
b 臀裂の非対称

図9 潜在性二分脊椎の腰仙部所見

あれば後部尿道弁が疑われる。女児の過活動膀胱では排尿時にspinning top像と呼ばれる尿道の拡張所見を認めることがある。

膀胱尿管逆流を検出した症例では，排尿後のdelay撮影を行うことで上部尿路の通過障害の有無，逆流圧のかかっていない本来の尿管径が評価できる。

3）ウロダイナミクス検査（表3）

①尿流測定

排尿の自立した小児に対して排尿相に限定した下部尿路機能を非侵襲的かつ定量的に評価できる。十分に飲水させ，最大尿意となった時点で専用機器に向かって排尿させて，排尿量，排尿時間，最大尿流率，平均尿流率および尿流曲線

パターンを評価する。また，排尿直後に超音波検査で残尿量を測定する。尿流曲線パターンは，正常ではbell型であるが，tower型では過活動膀胱，staccato型で排尿筋括約筋協調不全，interrupted型で排尿筋低下に伴う腹圧排尿，plateau型では尿道の閉塞性疾患などを疑う(図10)。

②膀胱内圧測定

蓄尿相および排尿相における排尿筋と括約筋の機能を定量的に評価できる。尿道から膀胱へ生理食塩液(生食)注入用と膀胱内圧測定用のダブルルーメンカテーテルを，直腸内に腹圧測定用のバルーンカテーテルを留置する。生食を膀胱内に徐々に注入しながら蓄尿相をシミュレーションする。また，最大尿意となったら排尿させて排尿相をシミュレーションし，膀胱内圧と腹圧を計測する(図11)。膀胱内圧から腹圧を減じて同時に計測される排尿筋圧が腹圧の影響のない本来の排尿筋機能となる。また，肛門の両側に表面電極を貼付して括約筋筋電図を同時に

表3 ウロダイナミクス検査における下部尿路機能の標準値

下部尿路機能の評価項目	標準値
蓄尿相	
最大膀胱容量	体重(kg)×7 mL(乳児期まで)
	(年齢+2)×25 mL(幼児期以降)
最大尿意時の排尿筋圧	＜30 cmH$_2$O
コンプライアンス	≧10 mL/cmH$_2$O
排尿相	
最大排尿筋圧	60〜70 cmH$_2$O
最大尿流率	≧15 mL/秒(男子)
	≧20 mL/秒(女子)
尿流曲線	bell型

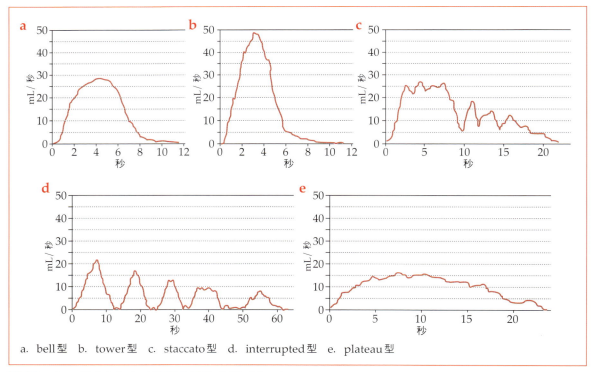

a. bell型　b. tower型　c. staccato型　d. interrupted型　e. plateau型

図10 ウロダイナミクス検査の尿流曲線パターン

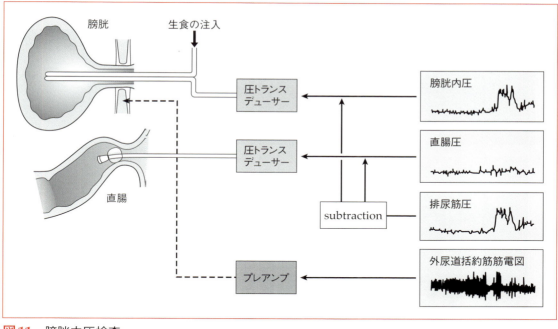

図11 膀胱内圧検査

表4 下部尿路機能障害とその治療・管理

下部尿路機能の障害	病態	治療・管理
蓄尿相		
膀胱容量・コンプライアンスの低下	低容量，蓄尿時高圧膀胱	抗コリン薬，膀胱拡大術
排尿筋過活動の出現	切迫性尿失禁	抗コリン薬，ボツリヌス菌毒素注入
括約筋収縮力の低下	括約筋性尿失禁	三環系抗うつ薬，尿失禁防止術
排尿相		
排尿筋収縮力の低下	残尿，溢流性尿失禁	コリン作動薬，CI(S)C
括約筋協調運動の不全	残尿，排尿時高圧膀胱	CI(S)C

計測し，蓄尿相・排尿相の括約筋活動を記録する。

蓄尿相では初期尿意・最大尿意時の膀胱容量，排尿筋過活動の有無，コンプライアンスなどを，排尿相では排尿筋の収縮力，括約筋の協調運動などについて評価する。

生食の代わりに造影剤を用いて同時に尿路をX線撮影するビデオウロダイナミクス検査を行うと排尿時膀胱尿道造影と膀胱内圧測定を同期させて評価できる。

下部尿路機能障害の治療・管理(表4)

蓄尿相および排尿相の下部尿路機能障害に対しておおむね以下のような治療・管理を行う。それぞれの詳細については次項以降を参照されたい。

蓄尿相における低容量・低コンプライアンス膀胱による蓄尿時高圧膀胱に対しては，膀胱排尿筋の弛緩作用を有する抗コリン薬などの薬物

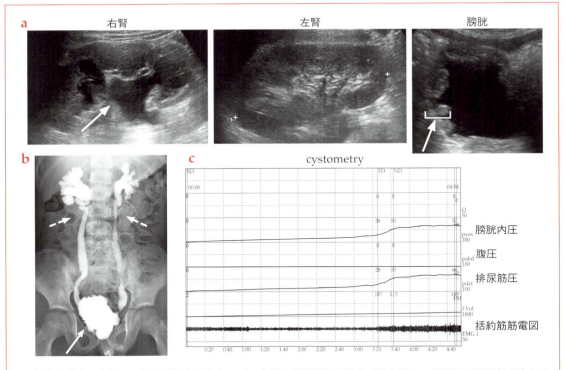

a. 超音波検査：左腎には異常所見を認めないが，右腎は腎盂腎杯拡張(矢印)を示し，膀胱壁の肥厚(矢印)も認める。
b. 排尿時膀胱尿道造影検査：膀胱の肉柱形成(矢印)と両側の膀胱尿管逆流(点線矢印)を認める。
c. ウロダイナミクス検査：蓄尿相では排尿筋過活動は認めないが，生食110 mL注入時(8歳の標準膀胱容量は250 mL)には排尿筋圧は40 cmH$_2$Oを超えている(高圧膀胱)。排尿相では排尿筋圧の上昇は認めず(排尿筋収縮なし)，括約筋活動の低下はない(括約筋協調不全)。

低容量・低コンプライアンス膀胱および排尿筋括約筋協調不全に伴う高圧膀胱に対してCI(S)Cと抗コリン薬の投与を行ったが膀胱の低圧化と尿禁制が得られず，消化管利用膀胱拡大術を施行した。

図12　神経因性膀胱(8歳，男児)

療法が適用される。十分な効果が得られない場合には膀胱拡大術を考慮する。排尿筋過活動に伴う切迫性尿失禁に対しては抗コリン薬などが投与され，わが国では未承認ではあるがボツリヌス菌毒素注入療法なども行われている。括約筋収縮力の低下による括約筋性尿失禁に対しては三環系抗うつ薬などが投与されることがあるが効果は限定的であり，尿失禁防止術も考慮される。

排尿相における排尿筋収縮力の低下に伴う残尿や溢流性尿失禁に対してはコリン作動薬が試されるが清潔間欠的(自己)導尿(clean intermittent(self)catheterization：CI(S)C)を要することが多い。括約筋協調不全に対しても自排尿管理では排尿時高圧膀胱を招くためCI(S)Cが適応となる。また，複数の障害に対してはそれぞれの治療・管理を組み合わせて対処する。

下部尿路管理を要する代表的な疾患

1. 神経因性膀胱(図12)

神経疾患により下部尿路機能障害をきたす疾

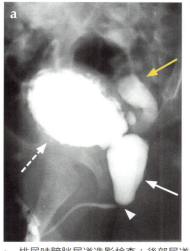
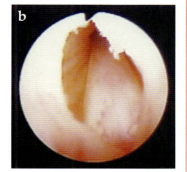

a. 排尿時膀胱尿道造影検査：後部尿道弁(矢頭)の存在により，後部尿道の著明な拡張(矢印)，膀胱の肉柱形成(点線矢印)，膀胱尿管逆流(黄色矢印)を認める。
b. 膀胱尿道鏡：後部尿道に膜状の弁構造を認める。

図13　後部尿道弁

患の総称で，小児の神経因性膀胱の原因としては二分脊椎(注：ラテックスアレルギーの有病率が高い)がもっとも多い。二分脊椎は脊椎管を形成する椎弓の先天性な癒合不全で，脊椎管内にあるべき脊髄が脊椎の外に出て損傷し，下部尿路機能障害，直腸障害，下肢麻痺，とさまざまな神経障害をきたす。嚢胞性(脊髄髄膜瘤など)および潜在性二分脊椎(脂肪腫など)に分類される。嚢胞性二分脊椎は腰仙部の異常は明らかで，出生後緊急の修復術が必要であり，下部尿路機能障害や直腸障害はほぼ必発である。一方，潜在性二分脊椎は腰仙部のわずかな皮膚陥凹や臀裂の非対称のことがあり，無症状のことも少なくない。しかしながら，脊髄が脂肪腫などと癒合し固定されて，成長とともに引き伸ばされて「脊髄係留症候群」として下部尿路機能障害や直腸障害が現れる。とくに，成長著しい学童期や思春期に神経症状の増悪が生じることが多い。

神経障害の程度によって下部尿路機能の障害はさまざまである(「尿路管理における手術療法と合併症」の項参照)。脊髄髄膜瘤では，排尿筋過活動，低コンプライアンス膀胱や括約筋協調不全に伴い高圧膀胱となるタイプが多い。早期からCI(S)Cと抗コリン薬の投与による尿路管理を開始するが，家族の導尿の受け入れが困難な場合や尿路感染症のコントロールが難しい場合は膀胱皮膚瘻による尿路変向も考慮する。CI(S)Cと抗コリン薬で十分な膀胱の低圧化が図れず膀胱尿管逆流や尿失禁が改善しない場合は，膀胱拡大術を検討する。一方，括約筋が低活動なタイプでは尿禁制の獲得が大きな問題となり，尿失禁防止術が必要となる。

2. 後部尿道弁(図13)

男児においてもっとも頻度の高い先天性閉塞性尿道疾患である。膀胱に続く後部尿道に膜状の狭窄を伴い，後部尿道の拡張がみられる。高度な閉塞では，胎児期から体外への尿排出が不

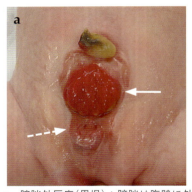
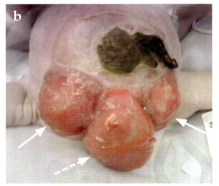

a. 膀胱外反症（男児）：膀胱は腹壁に外反して露出し（矢印），尿道上裂（点線矢印）を認める。
b. 総排泄腔外反症：膀胱は左右に分かれて外反し（矢印），消化管も外反して露出している（点線矢印）。

図14 膀胱外反症，総排泄腔外反症

良なために羊水過少をきたし，肺低形成を生じることがある。中等度の閉塞であっても両側水腎症や膀胱尿管逆流を伴い低・異形成腎の合併も少なくない。一方，軽症例では年長児の昼間尿失禁や夜尿症を契機に診断されることがある。当初過活動膀胱と考えられ，抗コリン薬が投与される症例の中で治療抵抗性の症例に潜在することがある。

後部尿道弁では，早期に経尿道的弁切開術を行って閉塞を解除しても，膀胱機能が正常に発育するとは限らない。これは胎児期からの尿道の閉塞により，膀胱壁の組織変化や腎障害が進行しているためで，valve bladder症候群と呼ばれる。このような状況では水腎症の継続や尿路感染症の反復をきたし，腎機能低下が進行する場合があり，膀胱皮膚瘻による一時的な尿路変向も検討する。長期的には，幼少時に排尿筋過活動を伴う低コンプライアンス膀胱であっても，年長児以降には低活動で巨大膀胱へと移行する症例が多いため，膀胱拡大術が必要となることは少ない。

3. 膀胱外反症・総排泄腔外反症（図14）

膀胱外反症・総排泄腔外反症は，胎児期の総排泄腔膜の発育不全によって生じると考えられている。この部分は外性器の形成にも関与しており，尿道上裂を伴う。膀胱外反症は膀胱が閉鎖腔を呈しておらず，下腹壁の一部として開放された形状をとるため尿をためる機能を有していない。総排泄腔外反症は膀胱外反症に比べて下部尿路の異常も高度である。臍帯ヘルニア，直腸肛門奇形に加えて二分脊椎を合併する頻度も高く，新生児期に全身管理を必要とする。

これらの疾患は下部尿路全体の形成異常であり，膀胱の蓄尿機能と排尿機能両方の再建が必要となる。蓄尿機能を再建しない限りは完全尿失禁状態であり，おむつかぶれなど外陰部の皮膚障害を伴いやすい。

蓄尿機能の再建は技術的に困難なことが多く，消化管を利用した膀胱拡大術を併用することもある。その場合は術後にCI(S)Cを必要とするが，自己尿道の使用が難しい場合はミトロファノフ（Mitrofanoff）導尿路造設術も検討する。

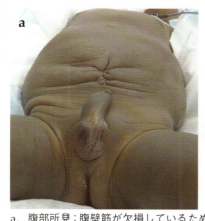
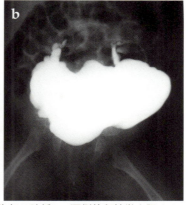

a. 腹部所見：腹壁筋が欠損しているため腹部は弛緩し，両側停留精巣を認める。
b. 尿路造影検査：尿管・膀胱の拡張を認める。

図15　プルーンベリー症候群

4. プルーンベリー症候群（図15）

プルーンベリー症候群とは，①腹壁筋層の欠損，②尿路の拡張，③両側停留精巣（腹圧がかからないので腹腔内に発生した精巣が陰嚢内に下降しない）の3つを主徴とする病態である。停留精巣を除けば女児にも発生する。下腹壁の筋層欠損により，腹部がプルーン（干したスモモ）のように弛緩している。きわめてまれな疾患であるが，原因としては胎児期の下部尿路閉塞や中胚葉欠損などが考えられている。

下部尿路閉塞が高度な場合は低・異形成腎を合併しやすく，胎児期に羊水過少を伴うと新生児期に死亡することも多い。尿路は高度に拡張し，膀胱排尿筋の収縮障害も高度なため尿が停滞しやすい。腎機能低下や難治性尿路感染症をきたす場合は，膀胱皮膚瘻やミトロファノフ導尿路による尿路変向を検討する。

5. 膀胱・前立腺横紋筋肉腫（図16）

小児では，成人と異なり下部尿路に影響する悪性腫瘍は少ないが，膀胱・前立腺および子宮・腟に原発する横紋筋肉腫が代表疾患である。

化学療法や放射線療法を中心とした集学的治療の進歩により，膀胱が温存される症例が増えてきているが，最終的に膀胱全摘除術と尿路変向術が必要となることも少なくない。また放射線治療の合併症により，のちに蓄尿機能が障害され膀胱拡大術などの尿路再建術が必要となることもある。

尿路再建に関しては，膀胱全摘除術時には非禁制型ではあるが構造がシンプルで児への侵襲が少ない結腸導管を造設し，再発や転移がなく長期予後が確認されてから消化管を利用した禁制型の代用膀胱へ変更する再建術を考慮することが合理的と考えられる。

6. 尿道外傷（図17）

小児の尿道外傷は，会陰を打撲する騎乗型外傷に伴う球部尿道狭窄と交通外傷などによる骨盤骨折に伴う後部尿道断裂が多い。後部尿道断裂では，小児は前立腺が未発達なため骨盤内での支持が弱く，外傷に伴う骨盤内の広範囲な出血により膀胱は著しく高位に挙上して尿道断裂

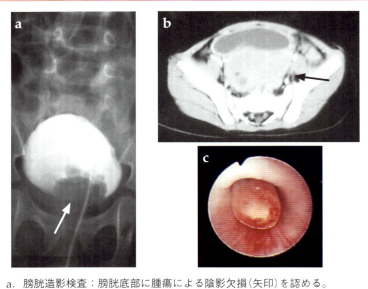

a. 膀胱造影検査：膀胱底部に腫瘍による陰影欠損（矢印）を認める。
b. 腹部CT検査：前立腺部から膀胱に腫瘍（矢印）を認める。
c. 膀胱尿道鏡検査：腫瘍は尿道に突出している。

図16 膀胱・前立腺横紋筋肉腫

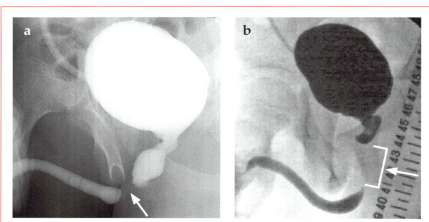

a. 騎乗型外傷による球部尿道狭窄（13歳，男児）：膀胱・尿道造影検査：球部尿道で15 mmの完全狭窄をきたしている（矢印）。
b. 骨盤骨折に伴う後部尿道断裂（8歳，男児）：膀胱・尿道造影検査：後部尿道で断裂し膀胱が挙上して断裂長は30 mmとなっている（矢印）。

図17 尿道外傷

長は長くなる。受傷後早期より尿道からの出血と排尿困難が明らかとなる。

　初期治療として膀胱瘻造設による尿路変向を行い，受傷3～6か月後に局所の炎症や血腫が軽快してから尿道再建術を行う。再建術は外傷に伴う瘢痕組織を十分に切除して健常な尿道どうしを端々吻合する。後部尿道断裂では，長い断裂長を補うために恥骨の一部を切除して尿道を

経恥骨的に最短距離で吻合する。

（浅沼　宏）

参考文献
1) 山崎雄一郎：尿路管理を要する疾患. 日本小児ストーマ・排泄管理研究会学術委員会, 他 編, 小児創傷・オストミー・失禁（WOC）管理の実際, 照林社, 2010：33–40.
2) 中井秀郎：間欠的自己導尿（CISC）. 日本小児ストーマ・排泄管理研究会学術委員会, 他 編, 小児創傷・オストミー・失禁（WOC）管理の実際, 照林社, 2010：49–56.
3) 日本排尿機能学会, 他 編, 二分脊椎に伴う下部尿路機能障害の診療ガイドライン 2017年版, リッチヒルメディカル, 2017
4) 日本排尿機能学会過活動膀胱診療ガイドライン作成委員会 編, 過活動膀胱診療ガイドライン 第2版, リッチヒルメディカル, 2015

5) 日本創傷・オストミー・失禁管理学会 編, 排泄ケアガイドブック, 照林社, 2017
6) 浅沼　宏, 他：腎機能検査　ウロダイナミクス検査. 小児内科 2017；49：262–265.
7) Caldamore AA, et al：Prune-belly syndrome. In Wein AJ, et al(eds), Campbell-Walsh Urology, 11th ed, Saunders Elsevier, 2016：3234–3251.
8) MacLellan DL, et al：Neuromuscular–dysfunction of the lower urinary tract in children. In Wein AJ, et al(eds), Campbell-Walsh Urology, 11th ed, Saunders Elsevier, 2016：3272–3296.
9) Austin PF, et al：Functional disorders of the lower urinary tract in children. In Wein AJ, et al(eds), Campbell-Walsh Urology, 11th ed, Saunders Elsevier, 2016：3297–3316.

第2章　小児排泄障害の原疾患と治療

清潔間欠的(自己)導尿(CI(S)C)を中心とした保存的尿路管理

二分脊椎をはじめとする先天性脊髄・神経疾患や神経変性疾患，外傷による脊髄損傷などから生じた神経因性膀胱に対し，下部尿路機能異常そのものを根治することは現在の医療では不可能である。したがって，このような状況に対してわれわれ医療者ができることは「治療」というよりも「管理」と呼ぶのがふさわしい内容(保存的尿路管理)となる。

本項では，清潔間欠的(自己)導尿(clean intermittent(self)catheterization：CI(S)C)を中心とした保存的尿路管理について，その目的および必要性と具体的な内容を述べる。

下部尿路機能の正常と異常

保存的尿路管理の目的および必要性を理解するうえで不可欠なのが，下部尿路機能の二相論である(「下部尿路管理を要する病態・疾患とその評価」の項参照)。

この二相論に基づく正常な下部尿路機能が破綻した状態のうち，膀胱からのスムーズな排泄が損なわれ，蓄尿相・排泄相を通して膀胱内が高圧になる状態が，保存的尿路管理を行うべき代表的な病態である。また，膀胱内が低圧であっても膀胱の低活動から多量の残尿をきたす場合は尿路管理が必要である。

保存的尿路管理の変遷

下部尿路機能異常に対する保存的尿路管理として，かつては恒常的なカテーテル留置や，腹圧および手圧によって膀胱内圧を上昇させることにより強制排泄させる方法がとられていた。しかし，このような管理を行われていた症例の多くは，高圧蓄尿・高圧排尿に基づく尿失禁の出現，膀胱機能の荒廃や上部尿路拡張，カテーテルの長期留置や尿の長時間貯留に基づく腎盂腎炎の反復を引き起こし，長期的には腎機能の荒廃を招いていた。

しかし，1972年にアメリカのラピデスらからCI(S)Cの有用性が報告されたことで，下部尿路機能異常を抱えた患者であっても，①恒常的にカテーテルが留置された状態から解放されて自立した生活を送ることができ，②膀胱内を定時的に空虚にすることで膀胱内の低圧化が図れるようになり，③適切な清潔操作で尿路感染をコントロールすることが可能となった。現在では年齢によらず(新生児であっても)，下部尿路機能異常をきたす疾患をもつ児に対してCI(S)Cを行うことで，長期的に尿路を良好な状態に保てることが知られている。

また，CI(S)Cと並行して，恒常的に膀胱内圧を低減させることを目的とした各種薬物療法や，肥満予防・水分摂取励行などの生活指導，排便コントロールなどの行動療法の有用性も広く認

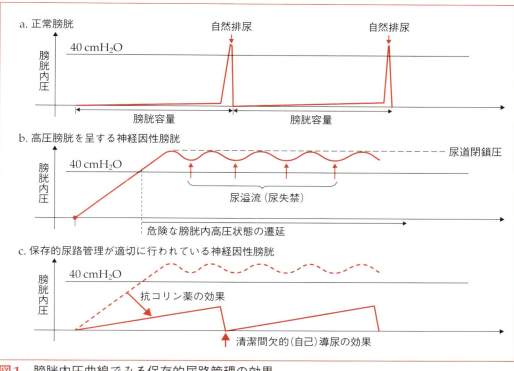

図1 膀胱内圧曲線でみる保存的尿路管理の効果

められている。

保存的尿路管理の目的・期待される効果

保存的尿路管理の目的はおもに次の3点である。

①膀胱内低圧化による上部尿路障害の防止

膀胱内の慢性的な高圧状態（とくに40 cmH₂O以上）が維持されると，腎から尿管・膀胱へのスムーズな尿の流れが阻害され水腎症・巨大尿管を呈するリスクが高くなる。また，膀胱から尿の逆流が生じやすくなり，膀胱尿管逆流を呈するリスクも高まる。

これら二次的な上部尿路障害を防止するために，膀胱内を低圧に保つことが求められる。

②腎盂腎炎予防による腎機能障害の防止

膀胱内長時間尿停滞や排尿後残尿が生じると下部尿路感染をきたしやすくなる。ここに上記の二次的な水腎症・巨大尿管，膀胱尿管逆流が加わることで腎盂腎炎が引き起こされ，腎機能障害のリスクが高まる。

腎機能を正常に保つために，一定時間ごとに膀胱内を空虚にし，下部尿路感染を防ぐことが求められる。

③尿失禁の防止

おむつ内に排尿する乳幼児期には問題とならないが，児の就園・就学，さらには就職と社会的な活動が広がっていくにあたり，尿失禁の有無はQOLに多大な影響を及ぼす。

膀胱内が空虚・低圧である時間をつくることで尿失禁を防ぐ，程度を軽減することが求められる。

これらの目的に対し，CI(S)Cを含む保存的尿路管理を適切に行うことによって，水腎症・巨大尿管および膀胱尿管逆流の改善，腎盂腎炎の

減少，尿失禁の減少が得られるようになる。

また，これらの保存的尿路管理によって得られる効果をウロダイナミクス検査における膀胱内圧曲線の視点で表したものを**図1**に示す。

正常な機能を有した膀胱では，膀胱容量が限界に達したときに膀胱の排尿筋の収縮によって内圧が一気に高まり排尿に至る。それまでは膀胱内は低圧を維持している（**図1**a）。

一方で，高圧膀胱を呈する神経因性膀胱では，膀胱内に尿が充満し続ける間，膀胱内圧は上昇を続ける。膀胱内圧が尿道の閉鎖圧を超えると尿の溢流が起こり，尿失禁を呈する。しかし尿は完全には排泄されず，膀胱内の高圧状態が遷延することとなる（**図1**b）。

このような状態に対し，保存的尿路管理が適切に行われている神経因性膀胱では，抗コリン薬の内服によって恒常的な膀胱内圧の上昇を抑えるとともに，CI（S）Cによって膀胱内を空虚とし，さらなる低圧化を実現することで，上部尿路へのダメージの回避と尿失禁を防ぐことが達成できる（**図1**c）。

CI（S）Cの施行にあたっては，上記のようなウロダイナミクス検査の結果を参照しながら施行回数やタイミングを検討する必要がある。膀胱内圧が$40\,cmH_2O$を超えない，または尿失禁が生じない膀胱容量での導尿施行が理想であるが，実質的には1日最大で5〜6回，昼間の導尿間隔が2〜4時間で行うことが多い。

もし，CI（S）Cにほかの保存的尿路管理を併用しても，この回数・間隔よりも細かく導尿を行わなければならない場合，膀胱内圧を低減させる方法としての腸管利用膀胱拡大術を選択せざるを得ない場合がある。

CI（S）Cを必要とする小児疾患

小児でCI（S）Cを中心とした保存的尿路管理が

表1 小児のCI（S）Cの代表的適応

神経因性膀胱	先天性	二分脊椎
		潜在性二分脊椎
		脊髄係留（繋留）症候群
		仙骨形成不全
		仙骨無形成
		原因不明の先天性神経因性膀胱
	後天性	横断性脊髄炎
		脊髄外傷（まれに先天性あり）
		脊髄腫瘍
		骨盤内腫瘍（仙骨前奇形腫）
下部尿路奇形	先天性	総排泄腔奇形
		尿道形成不全
		陰茎無形成
	後天性	膀胱頸部形成術（尿失禁防止術）術後
		腸管利用膀胱拡大術後
		腸管利用代用膀胱造設術後

（中井，2010より引用，一部改変）[1]

必要となる代表的な疾患・状態を**表1**[1]に示した。原疾患が必ずしも保存的尿路管理を必要としなくとも，その改善を目的とした手術後にCI（S）Cが必須となる場合があることに留意する必要がある。

1. 神経因性膀胱

小児に対するCI（S）Cの適応症例でもっとも頻度が高いのは，二分脊椎に基づく神経因性膀胱である。先天的に下部尿路機能異常を呈している可能性があるため，機能異常の有無を評価し，新生児期からの尿路管理の必要性をしっかりと検討する必要がある。とくに新生児から乳幼児期にかけてはおむつ内排尿であるため，排尿の様子（尿線や尿勢）を直接確認することが難しい場合が多い。おむつの濡れのみで「適切な排尿がみられている」と考えて自然排泄のまま経過をみると，高圧膀胱であることを見逃してしまう可能性があることに注意が必要である。

脊髄係留症候群は，脊柱管の伸長に従って

表2 CI(S)Cにおける合併症とその対策

合併症の内容	対策
カテーテル挿入困難	カテーテルサイズの見直し(サイズダウン・サイズアップともに), 潤滑剤使用有無確認, 潤滑剤の内容の見直し
尿道損傷	
血尿	
無症候性および症候性尿路感染症	CI(S)Cの回数・時間間隔の確認, 見直し
	CI(S)C施行手技の確認, 再指導
	摂取水分量の確認

脊髄が牽引されてしまう病態であり, 当初無症状であった二分脊椎児に関しても, 成長の過程で症状が顕在化する可能性がある。このため, 継時的に排尿症状に問題がないかの確認を怠らないようにするとともに, 歩行異常などの随伴症状がないかの判断も重要となる。

後天的に神経因性膀胱をきたす可能性がある疾患としては, 内因性のものとして脊髄腫瘍や骨盤内腫瘍(仙骨前奇形腫), 外因性のものとして, 横断性脊髄炎や脊髄外傷があげられる。

2. 下部尿路奇形

先天的な下部尿路奇形では, 総排泄腔奇形および鎖肛に関連した排尿障害に対しての保存的尿路管理の適応が重要である。ともに乳児期から著明な巨大膀胱と残尿を認めることがあるため, これらの疾患の児ではエコーなどで膀胱の状況を複数回にわたって観察し, 排尿障害が疑われる状況があれば迷わずCI(S)Cを導入すべきである。

また, 下部尿路奇形に合併する尿失禁を呈している児に対して膀胱頸部形成術などの尿失禁防止術が施された場合, 自然排尿が困難となるためCI(S)Cの施行が必須となる。萎縮膀胱に対する腸管利用膀胱拡大術や, 骨盤内腫瘍・膀胱腫瘍(小児の場合は膀胱や前立腺原発の横紋筋肉腫)に対する骨盤内臓摘除・膀胱全摘除後に行われる代用膀胱造設術でもCI(S)Cは必須となる。

CI(S)Cの注意点・課題

CI(S)Cにおける合併症とその対策を**表2**に示した。

カテーテル挿入困難, 尿道損傷, 血尿は適切なカテーテルサイズの選択によってその頻度を低減させることが可能であり, 一部の報告では12 Frよりも太いサイズを用いることでこれらの合併症の発生頻度が低くできたとする報告がみられる。しかし, 新生児・乳児・幼児ではさらにサイズの小さなカテーテルを使う必要があり, 尿道径に合わせたサイズ選択が推奨される。また, 十分に潤滑剤を使用しているか, 潤滑剤に何を使用しているかの確認も重要である。

無症候性および症候性尿路感染症に関しては, CI(S)C回数の不足や不完全な導尿が大きく関連している。機能的膀胱容量, 上部尿路障害の有無, 1日尿量, さらには児の生活環境によって個々で決定する必要があるが, 1日4〜6回, 昼間は2〜4時間の間隔で行うことが推奨される。また, それぞれの導尿施行時間も十分に確保し, 膀胱内が空虚になる前にカテーテルを抜去して終了させてしまわないように指導する必要もある。

幼少期から長期にわたりCI(S)C施行の必要がある児に関しては, 当初介護者が行っていた導尿を, 児自身が行うように移行していく必要があり, 上記合併症を防ぐためにも継続した指導が重要である。

清潔間欠的(自己)導尿(CI(S)C)を中心とした保存的尿路管理

表3 CI（S）Cと併用する保存的尿路管理

生活指導	肥満予防の指導
	運動の推奨
	水分摂取指導
行動療法	逆行性洗腸による排便コントロール
薬物療法	抗コリン薬
	抗菌薬
	緩下薬
間欠式経尿道的留置カテーテル	夜間経尿道的留置カテーテル

さらには，CI（S）Cの施行・児をとり巻く社会的な問題も厳然として存在する。十分なスペースや時間がないこと，補助・介助を担う人手がないことなどがCI（S）Cを行ううえでの大きな障害となることが多く，とくに就学以降での学校生活ではこれらの点が顕著となることが多い。このような点を社会・行政・教育の現場とともに考えていく必要があり，CI（S）Cを中心とする尿路管理の専門的知識をもった医療者の積極的なかかわりが求められている。

CI（S）Cと併用する保存的尿路管理

CI（S）Cによる管理を補助する目的で行われる種々の併用療法・指導を**表3**に示す。

1．生活指導および行動療法

1）生活指導：肥満予防の指導

肥満は骨盤底筋の機能に影響し排尿・排便に深くかかわるのみでなく，CI（S）Cを行う際の姿勢保持・動作においても不利な状況となる可能性がある。

尿路管理に際しての定期的な医療機関受診時に体重チェックを行い，介護者や児本人に体重管理の必要性を繰り返し指導することが肝要である。

2）生活指導：運動の推奨

運動不足は肥満を引き起こすのみならず，筋力低下によって日常生活行動に支障をきたす可能性がある。CI（S）Cを行っている場合，導尿にかかわる一連の動作がスムーズに可能となる利点がある。

3）生活指導：水分摂取指導

尿量を確保して尿路感染を防ぐためには十分な水分摂取が必要であり，尿失禁量の減少を目的として水分摂取を大きく制限することは厳に慎まなければならない。一方で，水分摂取があまりにも多い場合も，感染予防に寄与しないだけでなく，尿失禁の悪化や膀胱充満・緊満状態となる機会を増やす可能性があるため，過剰摂取もふさわしくない。

小児の場合，体表面積当たり $1,500 \text{ mL/m}^2$ を推奨量として飲水指導を行い，水分の過剰および過少双方を回避できるよう留意する。

4）行動療法：逆行性洗腸による排便コントロール

排便障害と下部尿路機能障害は無関係ではない。骨盤底における尿道括約筋と肛門括約筋の相互作用および便塊の物理的な膀胱への刺激によって一方の悪化がもう一方の悪化を促し，悪循環に陥る病態(bladder bowel dysfunction:

表4 保存的尿路管理における薬物療法の効果と副作用

薬剤の種類	一般名	商品名の例	効果	特徴・副作用
抗コリン薬	オキシブチニン経口剤	ポラキス®	排尿筋不随意収縮・緊張の抑制⇒膀胱コンプライアンスの上昇, 膀胱容量増大, 膀胱内圧低減	共通の副作用として, 口内乾燥, 便秘, 眠気, 認知機能障害, 視力障害(霧視), 顔面紅潮。貼付薬では経口薬に比べて副作用が出現しにくく, 服薬コンプライアンスの改善が期待できるが, 貼付面のかぶれなどの皮膚症状がみられる。
	オキシブチニン貼付剤	ネオキシ®テープ		
	プロピベリン	バップフォー®		
	トルテロジン	デトルシトール®		
	フェソテロジン	トビエース®		
	イミダフェナシン	ウリトス®		
	ソリフェナシン	ベシケア®		
抗菌薬	ペニシリン系抗菌薬	ビクシリン®	腎盂腎炎の治療	長期連用による耐性菌誘導がみられるため, 予防的投与は推奨されない。
	第1・2世代セフェム系抗菌薬	ケフラール®		
	ST合剤	バクタ®		
緩下薬	ピコスルファート	ラキソベロン®	便性の改善および腸管蠕動促進による便通改善	腸管刺激性緩下薬では耐性出現が少ない, 腹痛・嘔気がみられる。
	酸化マグネシウム	マグミット®		耐性出現がない, 腎不全では高マグネシウム血症に注意

BBD)を形成することが知られている。

排便障害に対する逆行性洗腸はこの悪循環を断ち切ることで, 便失禁の改善のみでなく下部尿路機能障害の改善に寄与する。

また, 高度な便秘の腸管内では, 尿路感染を重篤化させやすい菌叢が形成されるリスクが高まるとの報告もあり, 排便状態の改善は尿路感染のリスク低減にも寄与する。

2. 薬物療法

保存的尿路管理で用いられる薬物とその目的, 効果と注意すべき副作用を**表4**に示す。

保存的尿路管理における薬物療法の目的は, CI(S)Cの目的同様に膀胱の低圧化による上部尿路障害の防止, 腎盂腎炎予防による腎機能障害の防止, 尿失禁の防止・改善である。現状, わが国でその中心を担うのは抗コリン薬であり, 内服薬・貼付薬がわが国では使用可能となっている。

1) 抗コリン薬

膀胱排尿筋の不随意収縮・緊張を抑制することで, 排尿筋過活動の改善, 膀胱コンプライアンスの上昇, 膀胱容量の増加をきたし, 結果, 膀胱内圧を低圧に保つ働きがある。

CI(S)Cとの組み合わせで十分な効果が期待できるが, 副作用が問題となることが多く, 抗コリン薬投与が中断されるケースもある。

幼児・小児で内服薬に対する服薬コンプライアンスが不良な場合, 貼付薬の使用によって十分な薬効を得られる場合もあるが, 貼付薬特有の副作用もあるため, その点に留意する必要がある。

2) 抗菌薬

保存的尿路管理中に腎盂腎炎をきたした場合, 内服もしくは静脈投与による抗菌薬治療が行われるべきである。前述のとおり腎盂腎炎は腎機能障害をきたすリスクが高くなるため, 早期に十分な抗菌薬投与がされるべきである。

しかし, 予防的抗菌薬投与や無症候性尿路感

清潔間欠的(自己)導尿(CI(S)C)を中心とした保存的尿路管理　57

染に対する抗菌薬投与は，有効性に疑問がある
のみでなく，耐性菌の誘導が懸念される点から，
安易に行われるべきではない。

3）緩下薬

行動療法の項で述べたように，排便障害の改
善は下部尿路機能の改善に有用である。この観
点から，緩下薬の使用，浣腸や洗腸との併用を
行う場合がある。また，抗コリン薬の併用によっ
て改めて出現した便秘や，もとからみられた便
秘の程度悪化に対して緩下薬を使用し，可及的
に良好な排便状態を維持する。

下部尿路機能障害同様，排便障害も長い期間
にわたってコントロールが必要となるため，長
期服用による影響も十分に考慮されなくてはな
らない。

3．夜間間欠式経尿道的留置カテーテル

CI(S)Cや薬物療法を含めた保存的尿路管理が
きわめて適切に行われているにもかかわらず，
水腎症・巨大尿管や膀胱尿管逆流，腎盂腎炎の
反復，腎機能障害の進行，尿失禁の悪化など，
尿路イベントのコントロールが不良な場合がある。

これらの排尿記録を確認すると，夜間多尿が

あるため導尿間隔が空く就寝中に膀胱過伸展が
日常的に起こり，下部尿路機能の悪化や，それ
に続発する上部尿路障害・腎障害を生じている
ことが見つかることがある。この病態をSNOB
（syndrome of nocturnal distention of bladder）と
呼んでいる。

このような症例に対し，夜間就寝中に時間を
限定して留置カテーテルによる持続ドレナージ
を施行することで，長期留置カテーテル最大の
合併症である尿路感染のリスクを増加させるこ
となく，膀胱コンプライアンスや二次性上部尿
路拡張の改善を期待することができる。

（松野 大輔）

引用文献
1）中井秀郎：間欠的自己導尿（CISC）．日本小児ス
トーマ・排泄管理研究会学術委員会，他 編，小児
創傷・オストミー・失禁（WOC）管理の実際，照林
社，2010：49–56.
参考文献
1）中井秀郎，他：二分脊椎症児の長期にわたる排尿
管理．小児看護2002；25：972–976.
2）島田憲次：神経因性膀胱．島田憲次 編，小児泌尿
器疾患診療ガイドブック，診断と治療社，2015：
131–134.
3）井川靖彦，他：治療．日本排尿機能学会，他 編，
二分脊椎に伴う下部尿路機能障害の診療ガイドラ
イン［2017年版］，リッチヒルメディカル，2017：
43–67.

| 第2章 | 小児排泄障害の原疾患と治療 |

尿路管理における手術療法と合併症

二分脊椎などの中枢神経疾患，尿道の先天性閉塞性疾患である後部尿道弁・前部尿道弁などでは下部尿路機能障害，すなわち，さまざまな程度の蓄尿障害，尿排出障害の発生に注意しなければならない。脊髄破裂，脊髄髄膜瘤では神経因性下部尿路機能障害を起こす可能性がきわめて高い。膀胱は尿管を介して腎臓とつながっているため，膀胱の管理が適切に行われない場合，水腎症，膀胱尿管逆流，腎盂腎炎などにより腎機能障害が生じる可能性がある。また，尿失禁のため，おむつの着用が不可欠となり，児のQOLが低下するなどの問題がある。総排泄腔外反症，膀胱外反症などの解剖学的問題がある先天性疾患においても，手術を行わなければ全尿失禁となり，漏れた尿により外陰部皮膚炎などの問題が生じる場合がある。

尿路管理として手術療法を行う場合は，手術の目的が腎機能障害予防か，QOLの向上かを考え，児および保護者に病態，手術方法，合併症などにつき，詳細に説明することが重要である。

神経因性膀胱のウロダイナミクス検査による病態分類と手術療法

小児期の下部尿路管理を要する代表的疾患として二分脊椎などに伴う神経因性膀胱があげら

れる。多くの児で，排尿相では排尿筋の高度の収縮障害を認め自排尿管理が困難であるため，清潔間欠的(自己)導尿(clean intermittent(self) catheterization：CI(S)C)が必要となる(「清潔間欠的(自己)導尿(CI(S)C)を中心とした保存的尿路管理」の項参照)。一方，蓄尿相では排尿筋と括約筋の状態から以下の4つのパターンに分類すると理解しやすく，治療選択の参考になる(図1)(一般的な下部尿路機能障害の病態については「下部尿路管理を要する病態・疾患とその評価」の項参照)。

1. 過活動排尿筋および過活動括約筋(overactive detrusor and overactive sphincter)

4つのタイプの中で，もっとも危険な病態である。低コンプライアンス膀胱[*1]のため，少量の尿貯留でも，膀胱内圧は高くなり，(図1a，図2)，膀胱尿管逆流(図3)，水腎症，巨大尿管(図4)，腎盂腎炎の再発などの問題を引き起こす可能性が高い。保存的治療として，膀胱を低圧にする抗コリン薬の服用およびCI(S)Cを行う。膀胱尿管逆流を伴う場合は予防的抗菌薬の服用も考慮する。保存的治療が無効な場合は手術が行われる。

[*1] 低コンプライアンス膀胱：膀胱のコンプライアンスは膀胱容量の増加量÷膀胱内圧の増加量で算出される。この数値が低い場合は，膀胱の伸展性が悪いことを示す。正常な膀胱のコンプライアンスは $10\ mL/cmH_2O$ 以上である。

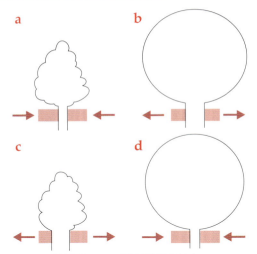

図1 神経因性膀胱のウロダイナミクス検査による分類

a. 過活動排尿筋および過活動括約筋(overactive detrusor and overactive sphincter)
膀胱のコンプライアンス*1は低く,括約筋は締まっている。
b. 低活動排尿筋および低活動括約筋(underactive detrusor and underactive sphincter)
膀胱のコンプライアンスに問題はなく,括約筋の締まりはゆるい。
c. 過活動排尿筋および低活動括約筋(overactive detrusor and underactive sphincter)
膀胱のコンプライアンスは低く,括約筋の締まりはゆるい。
d. 低活動排尿筋および過活動括約筋(underactive detrusor and overactive sphincter)
膀胱のコンプライアンスに問題はなく,括約筋は締まっている。

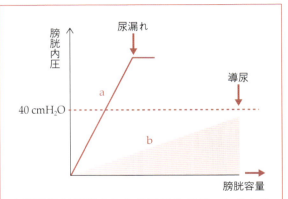

上部尿路に影響を与える可能性が低いとされる40 cmH₂O以下に膀胱内圧を保つ管理を行う。a(過活動排尿筋および過活動括約筋)は少量の尿貯留により膀胱内圧が高くなるため,上部尿路に問題が生じやすく,危険である。定期的にCI(S)Cを行うことで,膀胱内圧が40 cmH₂Oを超えず,かつ,尿禁制が保たれる状態(b)が理想である。

図2 膀胱内圧

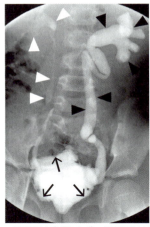

膀胱造影にて膀胱は伸展せず,膀胱壁は不整(矢印)で,両側膀胱尿管逆流(右Ⅱ度(白矢頭),左Ⅴ度(黒矢頭))を認める。

図3 膀胱造影(二分脊椎による神経因性膀胱)

1) 膀胱拡大術

膀胱容量を大きくすることにより,膀胱内圧を低圧にする代表的な手術であり,さまざまな膀胱拡大術がある。脳室腹腔シャントを有する児に消化管利用膀胱拡大術を行う場合はシャント感染に注意する。

①消化管利用膀胱拡大術

i. 回腸利用膀胱拡大術,結腸利用膀胱拡大術

回腸(図5,図6),結腸は膀胱拡大に利用されるもっとも一般的な臓器である。泌尿器科系の

合併症として,膀胱結石,粘液,膀胱破裂(穿孔),尿の再吸収による代謝性アシドーシス,ビタミンB₁₂吸収障害(回腸を用いた場合),将来の発がんなどがある(表1)。膀胱結石の予防のため,定期的に膀胱洗浄を行う必要がある。また,膀胱拡大術後は膀胱容量が大きくなり,CI(S)Cの回

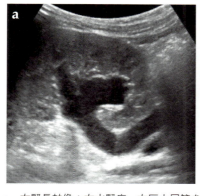
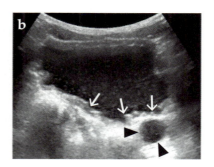

a. 左腎長軸像：左水腎症，左巨大尿管を認める。
b. 膀胱軸位像：膀胱壁の不整（矢印）および膀胱背側に拡張した左尿管（矢頭）を認める。

図4 超音波検査（二分脊椎による神経因性膀胱）

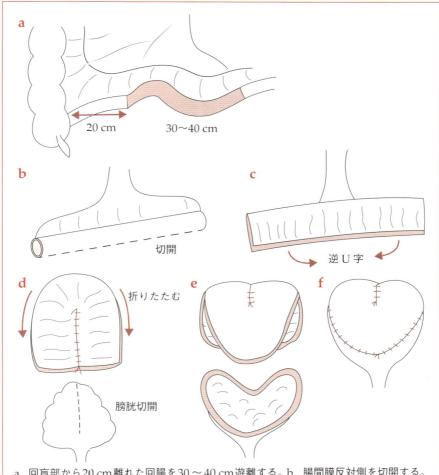

a. 回盲部から20 cm離れた回腸を30〜40 cm遊離する。b. 腸間膜反対側を切開する。
c. 脱管腔化された回腸を逆U字型に縫合する。d. さらに折りたたみ，膀胱を切開する。
e. 膀胱と回腸の吻合前。f. 膀胱と回腸の吻合後。

図5 回腸利用膀胱拡大術

尿路管理における手術療法と合併症　　61

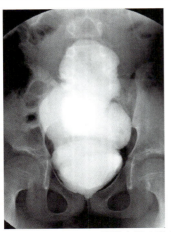

図6 膀胱造影(回腸利用膀胱拡大術後,図3と同症例)

回腸利用膀胱拡大術により膀胱容量は増大し,膀胱は低圧となったため,術前に認められた両側膀胱尿管逆流は消失した。

数を減らしても,問題が生じないことが多く,児はCI(S)Cを怠りがちになる。膀胱破裂の危険性を説明し,CI(S)Cの回数を減らさないように指導する必要がある。

ii. 胃利用膀胱拡大術

胃酸が排出されることによる代謝性アルカローシス,膀胱粘膜が障害されるHematuria-dysuria syndrome,発がんの問題などから最近は行われていない。

②尿管利用膀胱拡大術

片側が水腎症,巨大尿管を伴う無機能腎である場合,腎実質を摘除し,腎盂および尿管を,切開した膀胱に被覆する手術である(図7)。腸管

表1 おもな手術の合併症

回腸または結腸利用膀胱拡大術	膀胱皮膚瘻造設術	禁制導尿路造設術
膀胱結石 粘液 膀胱破裂(穿孔) 代謝性アシドーシス ビタミンB_{12}吸収障害(回腸を用いた場合) 発がん	膀胱(粘膜)脱 ストーマ狭窄 ストーマ周囲皮膚炎 出血	導尿困難(導尿路の屈曲・狭窄) ストーマ狭窄 尿漏れ 出血 ストーマ周囲皮膚炎 ストーマからの消化管粘液(消化管を用いた場合)

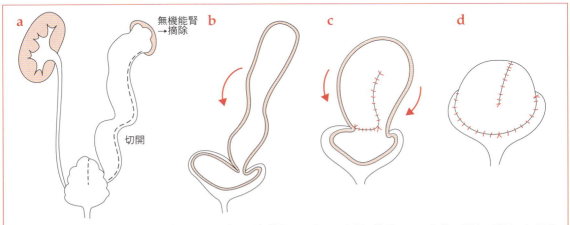

a. 高度の左水腎症および巨大尿管を認め,左腎が無機能の場合,腎実質を摘除する。点線は尿管と膀胱の切開線を示す。
b. 脱管腔化した尿管と切開した膀胱。c. 尿管を折り曲げて縫合する。d. さらに尿管と膀胱を吻合する。

図7 尿管利用膀胱拡大術

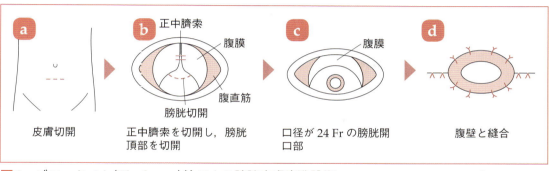

図8 ブロックソム（Blocksom）法による膀胱皮膚瘻造設術(杉多，2010より引用，一部改変)[1]

を利用した膀胱拡大術のような尿の再吸収などの問題がない理想的な手術であるが，適応となる症例が少ない．

③自己膀胱拡大術（auto-augmentation）

膀胱外から膀胱の筋層を切開し，粘膜を膨隆させ，憩室をつくる手術であるが，膀胱容量があまり増大しないので，行われていない．

2）膀胱皮膚瘻造設術

本来，膀胱拡大術の適応であるが，侵襲の大きな手術を行うことができない乳幼児などに対しては膀胱皮膚瘻造設術を行う．ブロックソム（Blocksom）法（図8，図9）[1]が一般的である．学童期前後に再評価し，膀胱拡大術を行うか検討する．合併症として，膀胱（粘膜）脱，ストーマ狭窄，ストーマ周囲皮膚炎，出血などがある（表1）．

3）ボツリヌス膀胱壁内注入療法

A型ボツリヌス毒素を経尿道的に膀胱に注入し，膀胱の排尿筋を弛緩させる方法である．効果は6か月程度とされている．わが国では認可されていない．

10歳女児：神経因性膀胱

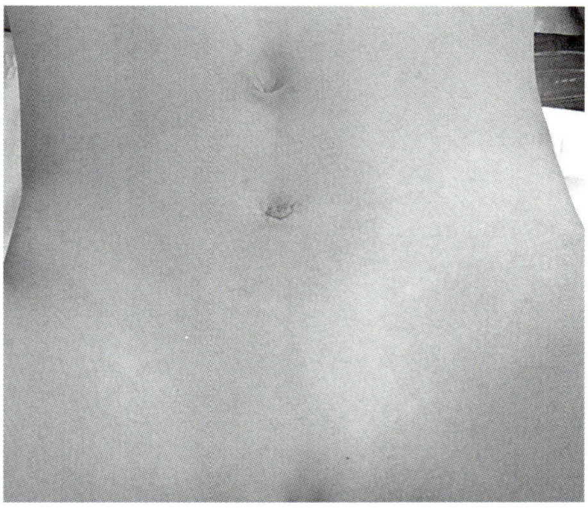

下腹部に作製した膀胱皮膚瘻で，周囲の皮膚は健常である．

図9 膀胱皮膚瘻(杉多，2010より引用，一部改変)[1]

2. 低活動排尿筋および低活動括約筋（underactive detrusor and underactive sphincter）

低活動括約筋では膀胱が高圧になる前に尿失禁が生じるので，上部尿路に影響を及ぼす可能性は低い（図1b）．手術の主目的は尿失禁防止で，膀胱出口部（頸部または尿道）の手術を行う．

1）膀胱頸部注入療法

デキストラノマー/ヒアルロン酸共重合体（デフラックス®）などの注入剤を経尿道的に膀胱頸

部に注入することにより，膀胱頸部を閉鎖して，尿失禁を防止する手術である。尿禁制が達成されるのは20〜30％と報告されている。わが国ではデフラックス®は膀胱尿管逆流に対してのみ使用可能で，神経因性膀胱に対して保険診療が可能な注入剤は現時点で認めない。

2) 尿道スリング (sling) 手術

腹直筋筋膜などを尿道に巻き付けて吊り上げることにより，尿道内圧を上昇させ，尿禁制を獲得する手術である（図10）。尿禁制獲得率は40〜100％と報告されている。

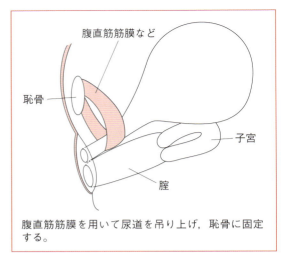

図10 尿道スリング (sling) 手術

3) 膀胱頸部形成術（尿道延長術）

尿道を細径化し，延長するヤング・ディース・レッドベター (Young-Dees-Leadbetter) 法，フラップバルブ機構[*2]を利用し，延長した尿道を膀胱粘膜下に埋設することにより，尿禁制を獲得するクロップ (Kropp) 法（図11），ピッピ・サレ (Pippi Salle) 法（図12）などがある。クロップ法，ピッピ・サレ法は膀胱の一部を用いるので，術後膀胱のコンプライアンスが低下する可能性があり，注意が必要である。

4) 人工括約筋埋め込み術

人工括約筋はカフを尿道に巻き付け，リザーバーの生理食塩液をカフへ注入する（カフが膨らむ→蓄尿），あるいはカフから排出する（カフがしぼむ→排尿）ことにより，尿禁制を獲得する器械である。尿禁制獲得率は70〜80％である。しかし，器械の不具合，感染，尿道のびらんなどの合併症がある。

3. 過活動排尿筋および低活動括約筋 (overactive detrusor and underactive sphincter)

前項と同様に膀胱が低圧で尿失禁が生じるので（図1c），上部尿路に影響を及ぼす可能性は低く，手術治療の主目的は尿禁制の獲得である。膀胱容量の増大とともに，膀胱出口部の手術を行う。ただし，膀胱壁が厚い場合が多く，クロップ法，ピッピ・サレ法を行うのは困難である。

4. 低活動排尿筋および過活動括約筋 (underactive detrusor and overactive sphincter)

適切にCI(S)Cを行えば，膀胱は低圧に保たれ，また膀胱出口部が締まっているので（図1d），尿禁制も達成できる。手術療法は一般的に不要であるが，QOLの向上を目的として下記に述べる禁制導尿路を造設する場合がある。

[*2] フラップバルブ機構：尿管は膀胱外から膀胱粘膜と膀胱筋層の間（粘膜下トンネル）を通過して，膀胱内に開口する。膀胱に尿がたまると，尿が粘膜を介して尿管を膀胱筋層に押し付ける。その結果，尿管内腔が閉鎖するので，膀胱内の尿は尿管に逆流しない。このような仕組みをフラップバルブ機構という。クロップ法，ピッピ・サレ法，禁制導尿路などはこのメカニズムを利用して，尿失禁を防止する手術法である。

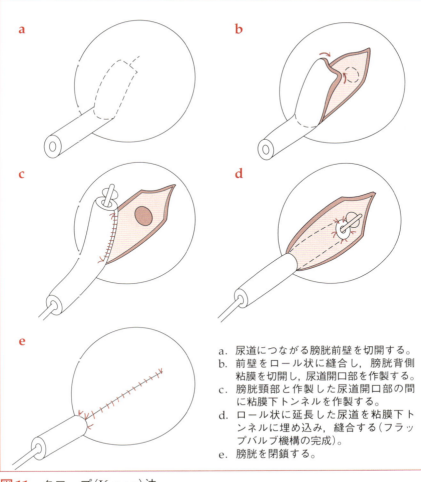

図11 クロップ(Kropp)法

a. 尿道につながる膀胱前壁を切開する。
b. 前壁をロール状に縫合し，膀胱背側粘膜を切開し，尿道開口部を作製する。
c. 膀胱頸部と作製した尿道開口部の間に粘膜下トンネルを作製する。
d. ロール状に延長した尿道を粘膜下トンネルに埋め込み，縫合する（フラップバルブ機構の完成）。
e. 膀胱を閉鎖する。

その他の手術療法

1. 禁制導尿路造設術

　ミトロファノフ(Mitrofanoff)が考案した手術方法で，膀胱出口部の手術による尿禁制の獲得が困難な場合などに膀胱出口部を閉鎖し，虫垂あるいは尿管を利用して，腹壁に禁制導尿路を作製するものである（図13）[1]。これらに代わる導尿路として，回腸を用いたヤン-モンティ(Yang-Monti)法（図14）[1]，カサーレ(Casale)法（図15，図16）[1]が報告されている。術前に児がCI(S)Cを行いやすいエリアをマーキングする必要がある。合併症として，導尿路の屈曲・狭窄による導尿困難，ストーマ狭窄，尿漏れ，出血，ストーマ周囲皮膚炎，消化管を用いた場合はストーマからの粘液の問題などがある（表1）。合併症のため，約30％の症例では再手術が必要になる。また，下肢の開排困難あるいは開排制限がありCI(S)Cが困難な女児や，尿道の痛みのためCI(S)Cができない児などではミトロファノフ法を行い，CI(S)Cを行いやすくし，QOLの向上を目指すこともある。

尿路管理における手術療法と合併症

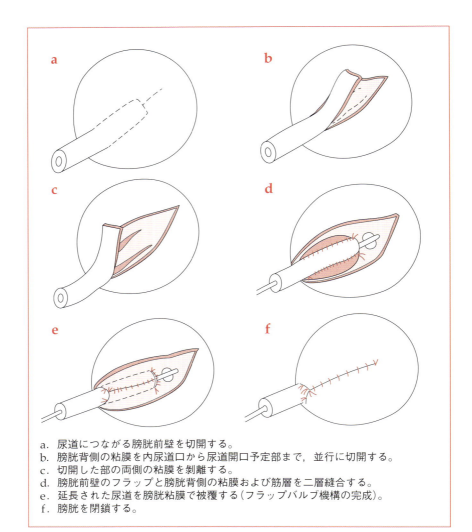

a. 尿道につながる膀胱前壁を切開する。
b. 膀胱背側の粘膜を内尿道口から尿道開口予定部まで，並行に切開する。
c. 切開した部の両側の粘膜を剝離する。
d. 膀胱前壁のフラップと膀胱背側の粘膜および筋層を二層縫合する。
e. 延長された尿道を膀胱粘膜で被覆する（フラップバルブ機構の完成）。
f. 膀胱を閉鎖する。

図12 ピッピ・サレ（Pippi Salle）法

2. 回腸導管造設術（図17, 図18），S状結腸導管造設術（図19）

膀胱を摘除後の尿路変向術として行われることが多いが，最近では膀胱横紋筋肉腫などにより膀胱全摘除術が施行されることはきわめて少ないので，これらの手術はまれである。結腸導管では尿が腎臓に逆流しないように尿管を吻合できるので，回腸導管よりも腎盂腎炎を起こす可能性は低い。

3. 代用膀胱造設術

本来の膀胱を利用した尿路再建術が不可能な場合や膀胱全摘除術後に施行される。

さまざまな種類の代用膀胱造設術がある。

1）禁制ストーマ型代用膀胱造設術

インディアナパウチ（Indiana pouch），マインツパウチ（Mainz pouch），コックパウチ（Koch pouch）など。

膀胱全摘除術後，CI（S）Cによる排尿管理を行

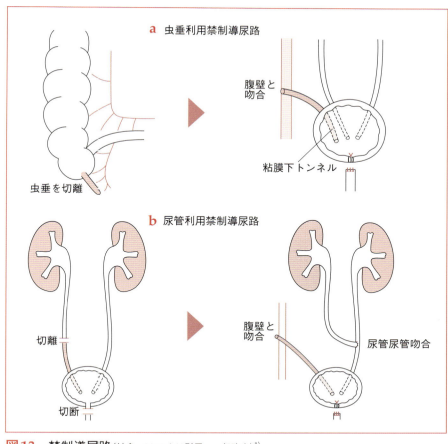

図13 禁制導尿路(杉多, 2010より引用, 一部改変)[1]

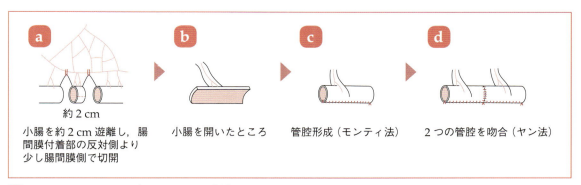

図14 ヤン-モンティ(Yang-Monti)法(杉多, 2010より引用, 一部改変)[1]

う代用膀胱として考案されたが，近年，小児で施行されることはきわめて少ない。

2) 自排尿型代用膀胱造設術

ハウトマン(Hautmann)法，スチューダー(Studer)法，レディ(Reddy)法など。

膀胱全摘除術施行後の自排尿を行う代用膀胱として考案されたが，小児では一般的に施行されない。

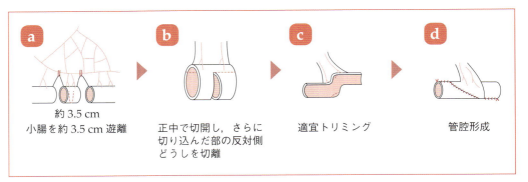

図15 カサーレ(Casale)法(杉多，2010より引用，一部改変)[1]

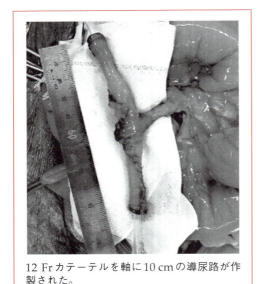

12 Frカテーテルを軸に10 cmの導尿路が作製された。

図16 カサーレ法の例(杉多，2010より引用，一部改変)[1]

3）S状結腸直腸膀胱造設術

　マインツⅡ型パウチ(Mainz pouch Ⅱ)といわれ，S状結腸と直腸を利用してパウチを作製し，尿管を吻合する。肛門から腹圧をかけて排尿する。尿禁制を得るためには肛門括約筋機能が正常でなければならないことや，将来の発がんなどの問題から施行している施設は少ない。

4）胃と小腸を利用した代用膀胱造設術（composite reservoir）

　総排泄腔外反症などの疾患で，本来の膀胱を利用した尿路再建術が不可能な場合，胃と小腸を吻合し，composite reservoirを作製する場合がある。胃に吻合した腹壁導尿路により排尿管理を行う。代謝性アシドーシスや代謝性アルカローシスを起こしにくい利点がある。

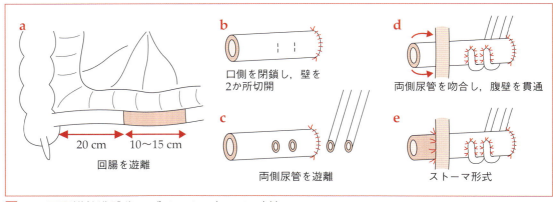

図17 回腸導管造設術：ブリッカー(Bricker)法

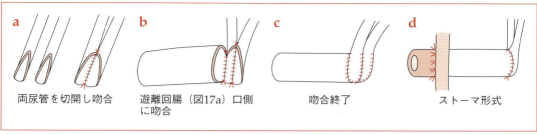

図18 回腸導管造設術：ワレス（Wallace）法

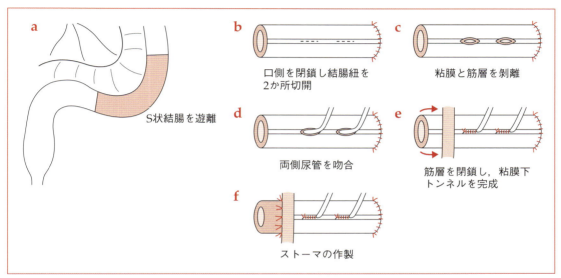

図19 S状結腸導管造設術

＊

　尿路管理における手術療法を述べたが，造腟術が必要な児，排便管理に難渋し，洗腸用ストーマを必要とする児など，尿路以外にも問題を抱える児がいる。これらの児では，尿路の手術と同時に尿路以外の手術を同時に行う場合があるので，術前に児の病態について，さまざまな観点から包括的に検討を行う必要がある。

（杉多 良文）

引用文献
1) 杉多良文：尿路変向（変更）術と合併症．日本小児ストーマ・排泄管理研究会学術委員会，他 編，小児創傷・オストミー・失禁（WOC）管理の実際，照林社，2010：41–48．

参考文献
1) 日本排尿機能学会，他 編，二分脊椎に伴う下部尿路機能障害の診療ガイドライン［2017年版］，2017
2) European Association of Urology（Paediatric Urology Guideline. 3.11 Management of neurogenic bladder）：http://uroweb.org/guideline/paediatric-urology/ 2018.8.31アクセス

第3章

ケアに活かす
用品の知識

ストーマ用品	72
失禁用品	81
創傷用品：創傷被覆材	87

第3章 ケアに活かす用品の知識

ストーマ用品

ストーマ用品とは，ストーマを管理するために用いられる物品の総称である[1]。ストーマ用品には，ストーマ装具とストーマ用付属品（アクセサリー）のほかに失禁用具，洗腸用装具，皮膚保護剤がある。これらのストーマ用品を活用し，ストーマ周囲皮膚の保護や，装具を密着させ排泄物を漏れないよう管理する。ストーマ周囲の皮膚は，排泄物の付着や剥離刺激で皮膚障害を起こしやすく，とくに低出生体重児は皮膚が脆弱であるため，ストーマ用品の特徴を正しく理解し，ストーマケアを適切に行う必要がある。

ストーマ装具

ストーマ装具とは，ストーマに装着する器具のことである[1]。ストーマ装具は，面板（皮膚保護剤）とストーマ袋，付属品に分類される。面板とストーマ袋が一体になっているものを単品系装具（ワンピース系装具），面板とストーマ袋が別になっているものを二品系装具（ツーピース系装具）という。小児用ストーマ装具は，使用する時期や目的により面板やストーマ袋の形態や構造が工夫されている（図1，図2）。

1. 面板（皮膚保護剤）

排泄物や分泌物の皮膚接触を防止し，皮膚を生理的状態に保つ作用がある吸水性粘着剤であり，面板の粘着面を身体に固定することができ

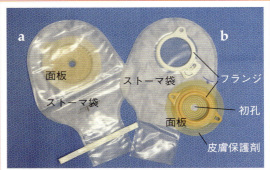

a：単品系装具（ワンピース系装具）：面板とストーマ袋が一体
b：二品系装具（ツーピース系装具）：面板とストーマ袋が別

図1 ストーマ装具

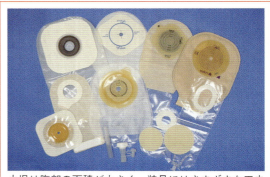

小児は腹部の面積が小さく，装具にはさまざまな工夫がされている。ストーマのサイズに合わせた装具選択に加え，小児では体格や成長発達に合わせた装具の検討が必要となる。

図2 小児用ストーマ装具

表1 面板の分類と特徴

分類		特徴
粘着方式	非粘着式	皮膚に粘着しないためベルトで固定する。現在ほとんど使用されていない。
	粘着式	粘着剤だけのものと皮膚保護剤を使用したものがある。現在皮膚保護剤が多く使われている。
構造	全面皮膚保護剤	厚みが一定のものと腹部に添うよう外側に向かってテーパーエッジがあるものがある。
	皮膚保護剤外周部粘着テープ付き	面板外縁部分が外力によってめくれないよう外周を補強するテープ
形状	平面型	平面の面板。安定した平面が得られる腹部に適している。
	凸面型	凸型はめ込み具（コンベックスインサート）が内蔵された面板。高さのないストーマやしわ，くぼみのあるストーマ周囲の皮膚への面板の密着性を高める。
ストーマ孔	既製孔（プレカット）	製品の面板にすでに一定のストーマサイズに合わせて開けてある孔
	自由開孔（フリーカット）	面板の中央に初孔もしくは孔がなくハサミで自由に開けられる。
	自在孔（モルダブル）	一定のサイズまで指で自由に広げて孔のサイズを変えることができる。

る。面板は材質や形状によって分類される（**表1**）。

2. ストーマ袋

　排泄物を回収する袋のことであり，消化管用の採便袋（**図3**），尿路用の採尿袋（**図4**）がある。ストーマ袋は，構造や機能によって特徴がある。消化管用ストーマ袋は，便の排出口がある開放型と排出口のない閉鎖型がある。また開放型では，袋の幅が上から排泄口まで同じオープンエンドと，下の幅が狭いドレナブルに分けられる。尿路用ストーマ袋は，排泄口の開閉栓を尿排出口開閉具といい，コック式，キャップ式，回転式などがある。また尿路用ストーマ袋には，排出された尿が逆流しないよう逆流防止弁が付いている。

　低出生体重児では，小腸ストーマが造設された場合，栄養開始後も消化吸収が不十分となり体重増加が遅れることがある。そのため，体重増加と肛門側腸管の萎縮予防の目的で，肛門側腸管から便や栄養剤やプロバイオティクスなどを注入することがある。注入方法としては間欠的注入と持続注入があり，ストーマ装具を装着したまま注入することができる特殊な機能をもつストーマ袋がある（**図5**）。

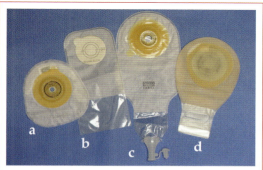

a：閉鎖型，b：開放型（オープンエンド），c, d：開放型（ドレナブル）などがある。

図3 消化管用ストーマ装具

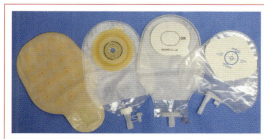

尿排出口開閉具（コック式，キャップ式，回転式など）が付いている。

図4 尿路用ストーマ装具

皮膚保護剤の作用

　皮膚保護剤は，排泄・分泌物の皮膚接触を防止し，皮膚を生理的に保つ作用がある吸水粘着

ストーマ用品　　73

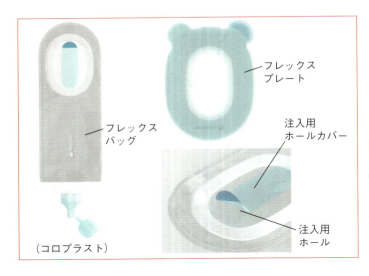

図5　センシュラ ミオ 2 ベビー
リフィーディング(注入)をサポートする装具となっている。使用方法としては、ストーマ袋に注入用ホールと注入用ホールカバーがあり、ストーマ袋を装着したまま注入が可能である。また、粘着式の二品系装具となっているため、ストーマ袋をはずして注入や洗腸を行うこともできる。

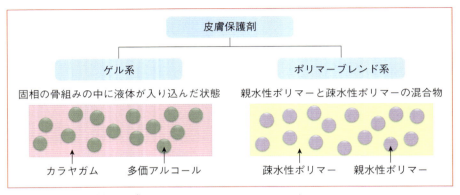

図6　皮膚保護剤の組成(小山田, 2010より引用, 一部改変)[2]

剤と定義される。粘着剤がストーマ周囲皮膚に密着することで、健常皮膚を保護する役割がある。剤型別に、固形皮膚保護剤、用手成形皮膚保護剤、練状皮膚保護剤、粉状皮膚保護剤に分類される。また、成分から、細菌の増殖を阻止する静菌作用や、消化液などの酸性またはアルカリ性のものを弱酸性に近づける緩衝作用がある。

1. 皮膚保護剤の成分による特徴

皮膚保護剤には、親水性ポリマーと疎水性ポリマーが配合されており、その種類や配合によって組成が異なる。親水性ポリマーは、pH緩衝作用や吸水作用がある。疎水性ポリマーは、粘着性や耐久性がある。それぞれのポリマーの配合方法によって、これらの作用が異なってくる（**図6**[2], **表2**[2], **表3**）。

2. 皮膚保護剤の形状による分類

皮膚保護剤は、形状から次のように分類される。

1) 固形皮膚保護剤（図7）

板状、リング状、ディスク状、スティック状のものがある。板状は、面板として使用されることが多く、ハサミで必要な大きさに切ってストーマ周囲の皮膚を被覆することで深いしわやくぼみを補正する。

表2　皮膚保護剤の成分による種類と特徴

	親水性ポリマー	疎水性ポリマー
性質・特徴	水と相互作用のある高分子物質 吸水・膨潤をする pHの緩衝作用がある	粘着力・耐水性がある
成分	**カラヤガム** 天然ゴムの木の樹液を精製した多糖類 pH4.5 ～ 4.7で緩衝作用に優れている 熱に弱く，水分を吸収して崩壊する 柔らかく密着性がある	**SIS（スチレン-イソプレン-スチレン共重合体）** 常温ではゴムのような弾力性と強度がある 耐水性・耐久性に優れている 高温では可塑体成形が可能 粘着力があるため剥離に力を要する
	CMC（カルボキシメチルセルロース） 亜硫酸パルプを水酸化ナトリウム水溶液に浸してアルカリセルロースにして，クロル酢酸ナトリウムを反応させたもの 水分は吸収するが緩衝作用はない	**PIB（ポリイソブチレン）** 常温では可塑水分を吸収して溶解や崩壊する 粘着性・柔軟性に優れている チューインガム基材や接着剤に使用される
	ペクチン 糖と酸によってゼリー化する 水分を吸収してゲル化する	**EVA（エチレン・酢酸ビニル共重合体）** 柔軟性と弾力性をもつ熱可塑性樹脂
	ゼラチン 水溶性多種たんぱく質の混合物 水分を吸収してゲル化する	**M（マイクロファイバー）** 化学的に組成された極細のナイロンやポリエステルなどの繊維
	コットンファイバー 綿花から採取された繊維	**HSBR（水素スチレン・ブタジェンラバー）** SISと同様エラストマーと呼ばれる成分の一つ 性質としてはSISと似た物性，特性をもつ SISと比較し製造工程で発生する熱による変性を起こしにくい

（小山田，2010より引用，一部改変）[2]

表3　皮膚保護剤の分類と小児用ストーマ装具

化学的構成 疎水性ポリマー 親水性ポリマー	ゲル なし	ポリマーブレンド PIB（B）	PIB／SIS（BS）
カラヤガム（K）	【KG系】 消化管用 単品系 平面型 小児用プロケアー1・ポストオペ（A） 交換目安：1日 フリーカット：34 mmまで		
カラヤガム・ペクチン（KP）		【KPB系】消化管用 / 尿路用 単品系 平面型 小児用プロケアー1・D/1・U（A） 交換目安：2 ～ 3日 フリーカット：縦24 mmまで，横34 mmまで	
CMC／カラヤガム（CK）	【CKG系】 消化管用 単品系 平面型 こども用カラヤ5ドレイン（H） 交換目安：1 ～ 2日 32 mm（内径22 mm） 38 mm（内径29 mm） 44 mm（内径35 mm）		

表3 つづき

化学的構成	ゲル	ポリマーブレンド	
疎水性ポリマー	なし	PIB（B）	PIB／SIS（BS）
親水性ポリマー			
CMC／ペクチン（CP）		【CPB系】 消化管用 単品系 平面型 バリケアワンピースドレインパウチ 小児用（CB） 交換目安：1〜3日 フリーカット：7〜50 mm 尿路用 単品系 平面型 バリケアワンピースユリナパウチ 小児用（CB） 交換目安：1〜3日 フリーカット：7〜25 mm 消化管用 単品系 平面型 リトルワン ワンピースインビジクローズ ドレインパウチ ES サイズ（CB） 交換目安：1〜3日 フリーカット：縦25 mmまで 横30 mmまで 消化管用 単品系 平面型 イーキンパウチ新生児用 ドレナブル（E） 交換目安：1〜3日 フリーカット：0〜40 mm 消化管用 単品系 平面型 イーキンパウチ小児用 フラット ドレナブル（E） 交換目安：1〜3日 フリーカット：10〜50 mm 尿路用 単品系 平面型 イーキンパウチ小児用 フラット ウロ（E） 交換目安：1〜3日 フリーカット：10〜50 mm	【CPB／CPBS系】 消化管用 単品系 平面型 アシュラキッズ1クローズ（CO） 交換目安：1日，または3〜4日 フリーカット：10〜35 mm 小児用 二品系 アシュラキッズ2 セルフプレートER（CO） 交換目安：1日，または3〜4日 フリーカット：10〜35 mm 小児用 二品系 アシュラキッズ2 ロックパウチD／U／C（CO） 【CPBS系】 消化管用 単品系 平面型 センシュラ ミオ1 キッズ（CO） 交換目安：1〜4日 フリーカット：0〜35 mm 尿路用 単品系 平面型 センシュラ ミオ1 キッズ ウロ（CO） 交換目安：1〜4日 フリーカット：10〜35 mm 小児用 二品系 センシュラ ミオ2 キッズ フレックスプレート（CO） 交換目安：1〜4日 フリーカット： 0〜27 mm, 0〜35 mm センシュラ ミオ2 キッズ センシュラ ミオ2 キッズ フレックスバッグ（CO） フレックスウロ（CO）

表3 つづき

化学的構成	ゲル	ポリマーブレンド		
疎水性ポリマー	なし	PIB（B）		PIB/SIS（BS）
親水性ポリマー				
CMC/ペクチン（CP）		【CPB/CPB系】 消化管用 単品系 平面型 アシュラキッズ1スタンダード（CO） 交換目安：2〜4日 フリーカット：10〜35 mm	泌尿器用 単品系 平面型 アシュラキッズ1ウロバッグ（CO） 交換目安：2〜4日 フリーカット：10〜35 mm	【CPBS系】 消化管用 単品系 凸面型 イーキンパウチ小児用 コンベックスドレナブル（E） 交換目安：2〜4日 フリーカット：5〜30 mm
		【CPB系】 小児用 二品系 リトルワン ツーピース ウェハー ESサイズ（CB） 交換目安：2〜4日 フリーカット：0〜23 mm 体重4.5 kgまで	小児用 二品系 リトルワン ツーピース ハイドロウェハー（CB） 交換目安：2〜4日 フリーカット：4.8〜31 mm 体重4.5 kg以上	泌尿器用 単品系 凸面型 イーキンパウチ小児用 コンベックスウロ（E） 交換目安：2〜4日 フリーカット：5〜30 mm
		小児用 二品系 リトルワン ツーピース インビジクローズ ドレインパウチ ESサイズ（CB）	小児用 二品系 リトルワン ツーピース インビジクローズ ドレインパウチ（CB）	小児用 二品系 イージーフレックス キッズプレート（CO） 交換目安：1日，または3〜4日 フリーカット：0〜15 mm，0〜25 mm
			小児用 二品系 リトルワン ツーピース クローズパウチ（CB）	小児用 二品系 イージーフレックス キッズバッグ EC/EC・C（CO）

		PIB（B）		PIB/SIS（BS）
CMO/ペクチン/コットンファイバー（CPF）		【CPFB系】 消化管用 単品系 平面型 パウチキン未熟児用パウチ（H） 交換目安：1〜4日 フリーカット：0〜16 mm	消化管用 単品系 平面型 パウチキン新生児用パウチ（H） 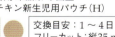 交換目安：1〜4日 フリーカット：縦35 mmまで，横23 mmまで	
		消化管用 単品系 平面型 パウチキン小児用 ワンピース ロックンロール（H） 交換目安：1〜4日 フリーカット：0〜38 mm	消化管用 単品系 平面型 パウチキンこども用 ワンピース ロックンロール（H） 交換目安：1〜4日 フリーカット：0〜51 mm	
		消化管用 単品系 平面型 ノバ1インファントドレイン（D） 交換目安：1〜2日 フリーカット：0〜40 mm 10〜40 mm		
		小児用 二品系 パウチキン小児用 ツーピース SFF（H） 交換目安：1〜4日 フリーカット：0〜32 mm	小児用 二品系 パウチキン小児用 ツーピース ロックンロール（H） 	

メーカー名をアルファベット表記　A：アルケア　CB：コンバテックジャパン　CO：コロプラスト　D：ホリスターダンサック事業部　E：イーキンジャパン　H：ホリスター

ストーマ用品　77

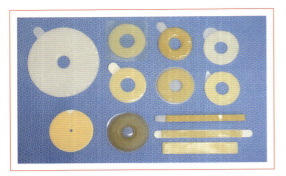

図7 固形皮膚保護剤・用手成形皮膚保護剤

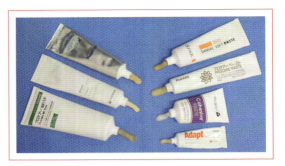

図8 練状皮膚保護剤

2) 用手成形皮膚保護剤（図7）

必要な大きさに切って容易に手で成形できるため，厚みや範囲を調整できる。またストーマ周囲の皮膚を被覆することで深いしわやくぼみを補正し，耐久性を高めるためにも使用する。

3) 練状皮膚保護剤（図8）

ペースト状になっており，ストーマ周囲のくぼみやしわに充填することで皮膚とストーマ装具の隙間を埋めるために使用する。水分を含むと膨潤や崩壊しやすいため耐水性に乏しい。ペーストはアルコールが含有されており，アルコールが蒸発すると固形になる。アルコールが含まれていると皮膚障害を起こすおそれがあるため，小児への使用は推奨できないが，使用する際は十分にアルコールを蒸発させてから使用する。パテはアルコールを含んでいないため固まらず，そのままの形状を維持する。面板を貼付したあとにできた隙間を埋めることが可能である。

4) 粉状皮膚保護剤（図9）

親水性ポリマーでできており高い吸水作用とpHの緩衝作用をもつ。水分を吸収してゲル化し，密着してバリア機能を果たす。ストーマ周囲皮膚にびらんが生じたときや，ストーマと皮膚保護剤の隙間を埋めるときに散布する。

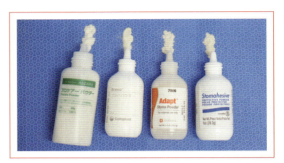

図9 粉状皮膚保護剤

ストーマ用付属品（アクセサリー）

ストーマ用付属品のことをアクセサリーといい，ストーマ装具を便利に使用するための用品の総称である[2]。固定具（ベルト），凸型はめ込み具（コンベックスインサート），蓄尿袋（レッグバッグ），洗浄剤，粘着剝離剤（リムーバー），皮膚被膜剤（スキンバリア），消臭剤，腹帯・袋カバーなどがある。

1. 固定具（ベルト）

装具を固定するために用いる。ストーマ装具が剝がれないように固定するタイプと傍ストーマヘルニアの脱出を予防するタイプがある。

2. 凸型はめ込み具（コンベックスインサート）

面板のフランジの内側にはめ込み面板を凸状にするリング状のもので，内蔵型と面板にはめ込むタイプの2種類がある。

3. 蓄尿袋（レッグバッグ）

尿を一時的にためておくことができる。睡眠中や外出時など長時間ストーマ袋にたまった尿を処理できないときに，ストーマ袋の排泄口に接続して使用する。ベルトを装着すると脚に付けることができる。

4. 洗浄剤

ストーマ周囲皮膚の洗浄を行うときに用いる。皮膚のpHに近い弱酸性の製品を使用し清潔を保つ。洗い流し不要で拭きとり直後にストーマ装具が貼付可能な洗浄剤もある。

5. 粘着剥離剤（リムーバー）

粘着剤を皮膚から剥がすときに用いる。皮膚への剥離刺激を軽減するとともに皮膚に残った皮膚保護剤や粘着剤の除去を容易にする。成分としてはオイル系とシリコン系があり，オイル系は使用後石鹸で洗浄してから装具の装着が必要となる。また形状としては，ワイプタイプ，ボトルタイプ，スプレータイプがあるため，用途によって使い分けが必要である（図10，図11）。

6. 皮膚被膜剤（スキンバリア）

皮膚表面に薄い膜をつくり，排泄物の付着やテープなどの剥離刺激から保護する。面板外周にテープを貼付する場合に使用され，皮膚保護剤部分には使用しない（図12）。

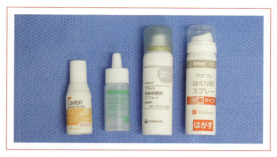

図10　粘着剥離剤（滴下式，スプレー式）

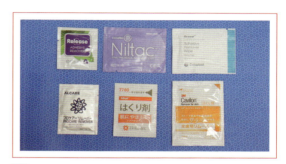

図11　粘着剥離剤（ワイプ式）

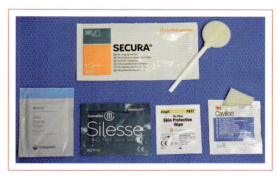

図12　皮膚被膜剤（上：スティック式，下：ワイプ式）

7. 消臭剤

ストーマ袋内の排泄物のにおいを緩和する。ストーマ袋内に入れる液体や粉状のもの，外からスプレーするもの，上から添えるシート状のものがある。作用機序により，分解・反応型，マスキング型，吸着型の3つに分けられる。

ストーマ用品

8. 腹帯・袋カバー

ストーマ袋が直接，皮膚に接触することによる皮膚障害を予防する。また装具が直接みえないように覆うことができる。

本項執筆にあたり転載許可をいただいた 2010 年照林社発行『小児創傷・オストミー・失禁（WOC）管理の実際』初版著者である小山田幸枝先生に深謝する。

（横山 友美）

引用文献
1）日本ストーマ・排泄リハビリテーション学会，他編，ストーマ・排泄リハビリテーション学用語集第3版，金原出版，2015：32–34.
2）小山田幸枝：ストーマ用品．日本小児ストーマ・排泄管理研究会学術委員会，他 編，小児創傷・オストミー・失禁（WOC）管理の実際，照林社，2010：58–66.

参考文献
1）日本ストーマ・排泄リハビリテーション学会 編，ストーマ・排泄リハビリテーション学用語集 第3版，金原出版，2015
2）吉川隆造：ストーマ装具の医工学．穴澤貞夫，他編，ストーマ装具選択ガイドブック 適切な装具の使い方，金原出版，2012：70–75.
3）ストーマリハビリテーション講習会実行委員会 編，ストーマリハビリテーション 実践と理論，金原出版，2006：123–131.

第3章 ケアに活かす用品の知識

失禁用品

　失禁ケアの対象となる児は，新生児から成人同様の学童後期までと幅が広い。そのため失禁ケアに用いる用品は，成長に合わせて選択ができるようサイズが豊富であること，発達に伴うQOLを考慮したものであることなどが必要である。ここでは清潔間欠的（自己）導尿（clean intermittent（self）catheterization：CI（S）C）に用いるカテーテル，便失禁用プラグ，おむつ・パッド，浣腸・洗腸用品について解説する。

自己導尿用カテーテル

　自己導尿用カテーテルとは，CI（S）Cの際に用いる細い管である。尿道から膀胱へ挿入し，尿を体外へ誘導する。消毒が必要となる再使用型，使い捨てのディスポーザブル型があり，用途に応じて選択する。

1. 再使用型カテーテル（図1）

　素材は粘膜低刺激性のシリコンで耐久性にも優れている。カテーテルの種類は男性用と女性用が長さで区別されている。10〜12Frが成人用として，9Frが小児用と設定されていることが多い。
　メーカーによっては，さらに太いサイズのものや，チーマン型（尿道に屈曲などの問題のある場合に使用する先端に硬さと角度をもたせたカ

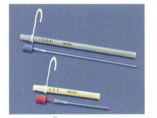
セルフカテ®かんたんキャップ型
（富士システムズ）
● 専用ケース，キャップ，フックは抗菌処理を施されている。
● 専用ケースのキャップを少しずらすだけで，簡単に開けられる。
● 排出口がラッパ形状でキャップの脱着が容易に行える。

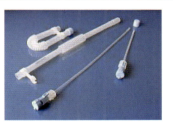
DIBマイセルフカテーテルスタンダード
（ディヴインターナショナル）
● 磁力によりキャップの開閉を行うため，片手での装着や弱い力での開閉ができ，漏れの心配がない。
● ケースが折れ曲がるようになっており，携帯に便利。

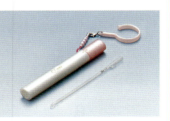
セフティカテ（ピュールキャス）
（クリエートメディック）
● デザイン性にも配慮した女性専用のカテーテル
● 内腔の広いハイフローカテーテルであり，導尿時間の短縮が可能
● 挿入性に優れたハードタイプもあり（12Frのみ）

図1　再使用型カテーテルの例

失禁用品　　81

製品名（販売元）	特徴
サフィード®ネラトンカテーテル（テルモ） 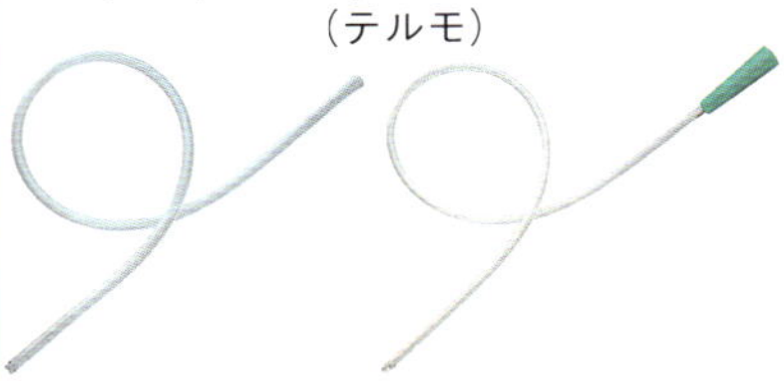	● 多目的に使用されるネラトンカテーテルを利用している。 ● サイズは8～26 Frがある。 ● 先端形状は2孔式，先端開口2孔式，先端開口1孔式の3タイプがある。 ● 排出口はシリンジに接続できるルアーテーパー型とカテーテルチップ型のシリンジと接続できるアダプター付きがある。 ● 長さは33 cmと40 cmがある。
サフィード®ネラトンカテーテル 自己導尿タイプ（テルモ） 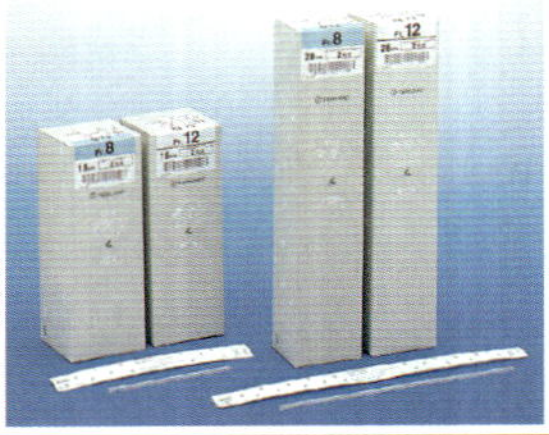	● 自己導尿専用に開発されたカテーテル。 ● サイズは8～14 Fr. ● 長さは28 cmと15 cmがあり，28 cmはハード素材で男性向き，15 cmはソフト素材で女性向きとなっている。 ● 先端側，根本側のどちらからでも開けられる包装を採用。 ● 素材はポリ塩化ビニル製。
スピーディカテ（コロプラスト） 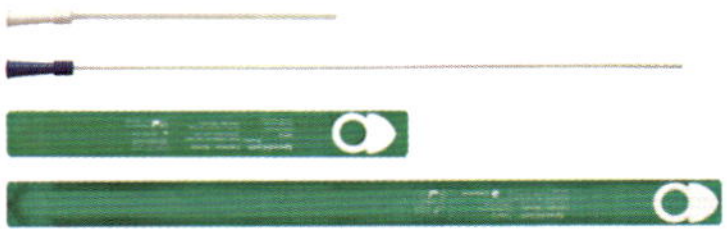	● 親水性コーティングを有するカテーテル。 ● 親水性コーティングされたカテーテルで，潤滑剤の携帯が不要で，とり出してすぐに使用できる。 ● 側孔は，孔のふちとカテーテルの表面がなめらかになるように磨かれているため，挿入時の摩擦を低減する。 ● パッケージ表面にあるリングにより開封が簡単。 ● パッケージ裏面の両面テープで貼り付けて固定できる。 ● サイズは6～14 Fr，長さは20 cm，30 cm，39 cmの3種類あり。 ● チーマン型のカテーテルもある。 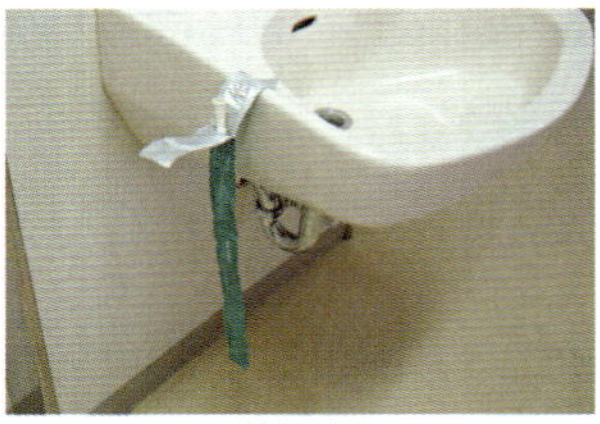 使用例
スピーディカテコンパクト（コロプラスト） コンパクトF 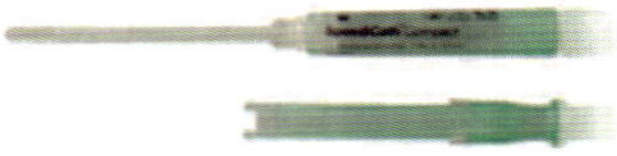 コンパクトM 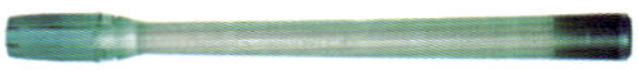	● Mは男性用，Fは女性用。 ● 親水性コーティングされたカテーテルで，潤滑剤の携帯が不要で，とり出してすぐに使用できる。 ● 開封前は通常の導尿用カテーテルの約半分の長さであり保管や持ち運び，廃棄などが簡単である。 ● 使用後はカテーテルを収納ケースに戻して廃棄できる。 ● サイズはMが12 Frのみ，Fが8～14 Fr。 ● 携帯時（容器）の長さはMが19 cm，Fが9 cm。 ● カテーテルの長さはMが30 cm（コネクターを含むと全長33 cm），Fは7 cm（容器を含むと全長14 cm）。
RUSCHフローキャスクイック（クリエートメディック） 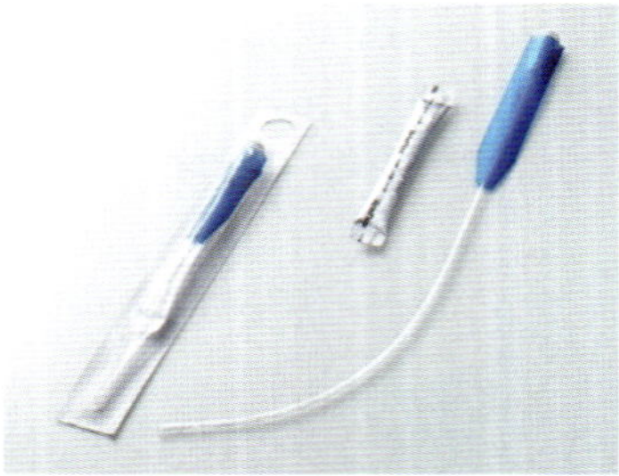	● 親水性コーティングされたカテーテル。 ● パッケージの中にウエッティング剤の入った小袋が封入されており，破袋することで簡単に潤滑化できる。 ● 保護スリーブが付いており，チューブに直接触れないため，衛生的かつ潤滑剤による指の滑りを軽減する。 ● パッケージ裏の両面テープで貼り付けて固定できる。 ● パッケージの表のリングを引っ張り開封できる。 ● 長さは20 cmと40 cm。 ● サイズは8～16 Fr。 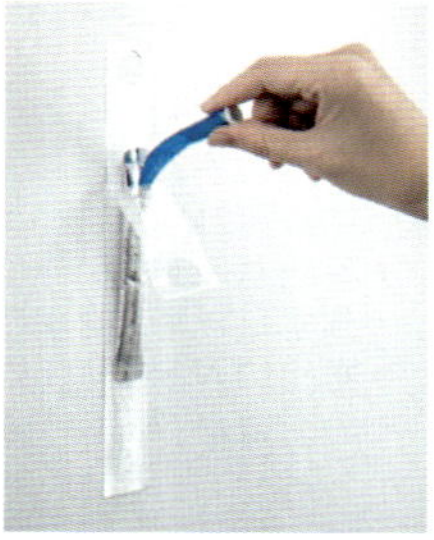 使用例

図2 使い捨てカテーテルの例（鎌田，2010より引用，一部改変）[1]

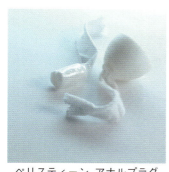 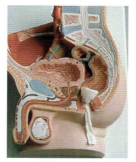

- 素材は多孔性ポリウレタンで，水溶性のフィルムで覆い圧縮してある。
- 肛門内に挿入されるとフィルムが溶け，プラグがカップ状に膨らみ，便失禁を防止する。
- 専用の潤滑剤を先端に付け，本体（プラグ）全体がみえなくなるまで挿入する。とり出すときは本体に付いた紐を引っ張る。
- SサイズとLサイズの2種類がある。試用し最適なサイズを選択する。
- 装着時間は最長12時間である。

ペリスティーン アナルプラグ　　使用イメージ
（コロプラスト）

図3　便失禁用プラグ (鎌田，2010)[1]

テーテル）などがある。ほとんどが筒型の専用容器に消毒液を入れてカテーテルを収納できるようになっている。

2. 使い捨てカテーテル（図2）[1]

使い捨てカテーテルは再使用型と比較して，柔らかく，内腔断面積が大きく，内腔の詰まりにくさや排液性に優れている。しかし耐久性には欠けるので，あくまでも使い捨てとして使用する。

親水性コーティングを有するカテーテルもあり，潤滑剤が不要なため持ち運びや保管，手技が簡略化できるメリットがある。メーカーによってはコンパクトなものやチーマン型などがある。

便失禁用プラグ（図3）[1]

便失禁を予防するため直腸肛門に挿入・留置する肛門用装具である。本体と紐から構成されており，肛門から本体を挿入すると本体がカップ状に膨らみ，便失禁を防止する。

おむつ・パッド

幼児期までは，一般に市販されている乳幼児用のおむつが使用可能である。学童期になると乳幼児用のおむつではサイズが小さく，成人用のおむつではサイズが大きい。ジュニア用（SS

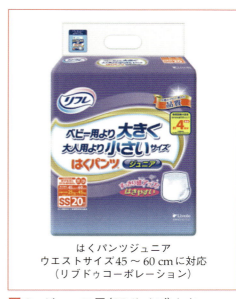

はくパンツジュニア
ウエストサイズ45〜60 cmに対応
（リブドゥコーポレーション）

図4　ジュニア用（SSサイズ）おむつ

サイズ）のおむつ（図4）に変更するか，着脱の容易さから失禁用パッドへ変更することも多い。失禁用パッドに組み合わせる専用の下着（フィクセーション）もある。

1. 失禁用パッド（図5，図6）

尿や便を吸収する目的で使用されるパッドである。尿失禁用パッドには生理用ナプキン形状の小さいものから尿道口から肛門までをカバーする大きなもの，フラットタイプやギャザーのある

失禁用品　　83

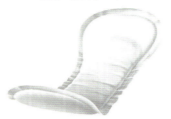
軽度の尿失禁パッド
TENA コンフォートミニ
（ユニ・チャームメンリッケ）
- 尿の吸収部分を弱酸性に保ち，においの原因となるバクテリアの増殖を防ぐので，不快なにおいを発生させない。
- サイズは3種類あり，吸収量は80〜250 cc となっている。失禁量に応じて選択する。

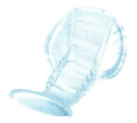
尿失禁用パッド
TENA コンフォート
（ユニ・チャームメンリッケ）
- 吸収スピードが速く，尿の逆戻りを防ぎ，全面通気性で蒸れを防ぐ。
- ボール状の立体構造で体にフィットし，確実に尿を吸収する。
- 交換表示ラインがあり，パッドを付けたままで交換のタイミングがわかる。
- サイズは5種類あり，吸収量は350〜1,200 cc となっている。失禁量に応じて選択できる。

図5　尿失禁用パッド（一例）

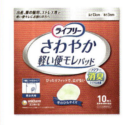
ライフリーさわやか軽い便モレパッド
（ユニ・チャーム）
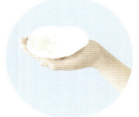
- 掌サイズで肛門周囲をピンポイントでカバーする。
- 便臭吸着ポリマーが特有のニオイを消臭し，抗菌シートが細菌の繁殖を抑える。
- 厚さは3 mm で違和感が少なく，ずれ防止のテープ付き。
- トイレには流せない。

図6　便失禁用パッド

もの，ひょうたん型のものなどがある。便失禁用パッドは少量の便失禁に対応し，便失禁のみに対応するもの，尿失禁にも対応できるものがある。

2. フィクセーション（図7）[1]

失禁用パッドを固定するための下着である。身体にフィットし，動いてもパッドがずれにくいものを選択する。

自然肛門からの浣腸・洗腸用品

浣腸・洗腸とは，経肛門的に薬液や多量の温湯を注入し，強制的に排便を促す方法である（「強制排便法」の項参照）。保険診療上は「経肛門的自己洗腸」と呼称される。小児ではストーマ閉鎖後の肛門機能不全や二分脊椎例で用いられることが多い。ここでは，自然肛門からの浣腸・洗腸に必要な用品をとり上げる。

わが国では2016（平成28）年10月に，経肛門的

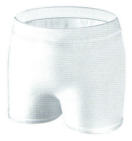
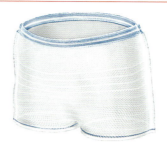

TENAフィックスコットンスペシャル
（ユニ・チャームメンリッケ）

- コットン素材でやさしい肌触りと下着のような履き心地で強い保持力があり，動いてもパットがずれにくい。
- 現在，ホワイトのみとり扱い。
- XSサイズはウエスト55～85 cmに対応しているため，学童期の子どもに使用できる。

TENAフィックス
（ユニ・チャームメンリッケ）

- ネットパンツなので通気性が高く，伸縮性があり交換が容易である。
- 洗濯して何度も使用でき，洗濯後もネット素材なので乾きやすい。
- ウエストサイズ XS 50～60 cm，Sサイズが60～75 cmで，学童期の子どもに使用できる。

図7 フィクセーション(鎌田，2010より引用，一部改変)[1]

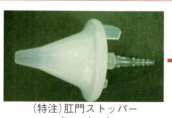
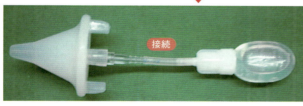

（特注）肛門ストッパー
（アルケア）

（特注）肛門ストッパーに洗腸液を接続したもの

- 自然肛門からの洗腸に使用する。自然肛門に固定しやすいように改良された自然肛門用のアダプターである。
- 腸粘膜を傷つけないように素材はオールシリコンで先端は円錐状になっている。
- 最大直径は6.5 cmで小児から成人までの肛門最大開口部に対応する。
- ディスポーザブルの浣腸液にも接続可能である。
- 肛門ストッパーを使用することで，肛門括約筋が弛緩している状態でも浣腸液や洗腸液が漏れることなく注入できる。

図8 洗腸液注入アダプター(鎌田，2010より引用，一部改変)[1]

洗腸療法に使用可能な器具としてペリスティーン® アナルイリゲーションシステムが薬事認証された。

1．洗腸液注入アダプター（図8）[1]

洗腸液注入アダプターに，二分脊椎児などで肛門括約筋が弛緩している場合に，肛門挿入部に接続して用いることで液漏れすることなく温湯を注入することができる。通常のディスポーザブルの浣腸用品を用いると薬液が漏れてしまう場合でも，アダプターを使用することにより適切な浣腸が可能となる。

2．洗腸液袋（図9）

吊り手と容量目盛の付いた洗腸液袋と注入アダプターにつなぐチューブ（流管）からなる。

失禁用品　　85

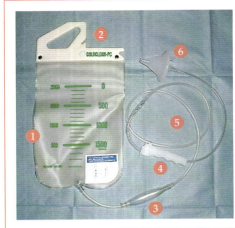

図9 洗浄液バッグ（アルケア）

① 洗腸液袋
② 吊り手
③ 流量監視器（ドリップチャンバー）
④ 流量調節器（ロールクランプ）
⑤ チューブ（流管）
⑥ 洗腸液注入アダプター

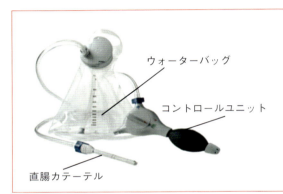

- ウォーターバッグ：バッグを床に置いて使用することができる。15回使用。
- コントロールユニット：ポンプで水の注入速度を調整できる。90回使用。
- 直腸カテーテル：親水性コーティングが施されており，バルーン機能がある。単回使用。

図10 ペリスティーン® アナルイリゲーションシステム（コロプラスト）

チューブには流量監視器と流量調節器が付属している。各ストーマメーカーから販売されているが，メーカーによって形状が異なる。

3. ペリスティーン® アナルイリゲーションシステム（図10）

関連学会が定める指針に従い，指針に定める講習会を受講したうえで使用することとなっている。

（鎌田 直子）

引用文献

1) 鎌田直子：失禁用品．日本小児ストーマ・排泄管理研究会学術委員会，他編，小児創傷・オストミー・失禁（WOC）管理の実際，照林社，2010：67–71．

参考文献

1) 溝上祐子：ストーマ用品⑥洗腸／浣腸用具．中條俊夫，他監，臨牀看護セレクション05 小児のストーマ・ケア，へるす出版，1997：194–195．
2) 溝上祐子：ストーマ用品⑦カテーテル．中條俊夫，他監，臨牀看護セレクション05 小児のストーマ・ケア，へるす出版，1997：196–197．
3) 日本大腸肛門病学会：経肛門的自己洗腸の適応及び指導管理に関する指針（経肛門洗腸療法について），2018年3月19日

第3章 ケアに活かす用品の知識

創傷用品：創傷被覆材

創傷被覆材・ドレッシング材とは，創部を覆って湿潤環境に置くことで創傷治癒を促進する医療材料である。材料の特徴を熟知し創傷の深さや大きさなど形状，滲出液の量に応じて選択しなければならない。とくに小児においては創傷被覆材を使用する部位，範囲によって使用できる材料が限られたり，貼り方の工夫を要したりする場合がある。

近年，ポリウレタンフィルムやハイドロコロイド材は市販化され医療者以外でも入手しやすくなったが，医療現場においては，創傷アセスメントを行い，適切な創傷管理を行う必要がある。

ドレッシング材の保険償還上の分類

創傷の深さによる分類（**表1**，**表2**），特殊な材料による分類（**表3**）を示す。

診療報酬は2年ごとに改定され，保険償還価格が見直されている。真皮に至る創傷，皮下組織に至る創傷，筋・骨に至る創傷に分けて，使用できるものが区別されている。保険適用期間は，創傷の深さに関係なく2週間を原則とし，医師の意見がつく場合に限り3週間を限度として使用できる。ただし，局所陰圧閉鎖療法の処置用材料は，3週間を原則とし，医師の意見がつく場合に

表1 保険償還上の創傷の深さによる分類

ポリウレタンフィルム：技術料に包括		
皮膚欠損用	真皮に至る創傷用	真皮に至る創傷に使用されるものであること
	皮下組織に至る創傷用：標準型	次のいずれかに該当すること ア：皮下組織に至る創傷に使用されること イ：シート，ロープ，リボン状などの標準形状であること
	皮下組織に至る創傷用：異形型	次のいずれかに該当すること ア：皮下組織に至る創傷に使用 イ：顆粒状，ペースト状，ジェル状などの標準形状以外の形状であること
	筋・骨に至る創傷用	筋・骨に至る創傷に使用されること

表2 保険償還価格（平成30年度診療報酬改定より）

創傷の深さ	償還価格
真皮に至る創傷用　標準型	6円 / cm^2
皮下組織に至る創傷用　標準型	10円 / cm^2
皮下組織に至る創傷用　異形型	37円 / g
筋・骨に至る創傷用	25円 / cm^2

表3 保険償還価格（平成30年度診療報酬改定より）

その他		償還価格
非固着性シリコーンガーゼ	広範囲熱傷用	1,060円 / 枚
	平坦部位用	139円 / 枚
	凹凸部位用	303円 / 枚
高分子ポリマー	デキストラノマー	142円 /g
局所陰圧閉鎖処置用材料		22円 / cm^2

創傷用品：創傷被覆材　　87

表4 創傷被覆・保護材等一覧

医療機器分類(薬機法)分類	使用材料 (業界自主分類)	保険償還名称・価格 (診療報酬)	販売名	会社名 (製造販売元／販売元)
外科・整形外科用手術材料	ポリウレタンフィルム	技術料に包括	オプサイト ウンド	スミス・アンド・ネフュー(株)
			テガダーム トランスペアレント ドレッシング	スリーエム ジャパン(株)
			バイオクルーシブPlus	ケーシーアイ(株)
			パーミエイドS	日東電工(株)／(株)ニトムズ
			キュティフィルム EX	新タック化成(株)／スミス・アンド・ネフュー(株)
	非固着成分コートガーゼ	特定保険医療材料 【非固着性シリコンガーゼ】広範囲熱傷用：1,060円／枚　平坦部位用：139円／枚　凹凸部位用：326円／枚	アダプティックドレッシング	ケーシーアイ(株)
			トレックス	富士システムズ(株)
			ウルゴチュール	日東電工(株)／(株)ニトムズ
			メビテル	メンリッケヘルスケア(株)
			エスアイ・メッシュ	アルケア(株)
	親水性メンブラン 親水性フォーム ハイドロコロイド	【皮膚欠損用創傷被覆材：真皮に至る創傷用】6円／cm^2	ベスキチンW	ニプロ(株)
			クラビオFGライト	光洋産業(株)
			デュオアクティブET	コンバテック ジャパン(株)
			テガダーム ハイドロコロイド ライト	スリーエム ジャパン(株)
			アブソキュアーサジカル	日東電工(株)／(株)ニトムズ
			レプリケア ET	スミス・アンド・ネフュー(株)
	ハイドロジェル ポリウレタンフォーム		ビューゲル	ニチバン(株)／大鵬薬品工業(株)
			ハイドロサイト 薄型	スミス・アンド・ネフュー(株)
			テガダーム フォーム アドヒーシブ ドレッシング	スリーエム ジャパン(株)
			メピレックス ライト	メンリッケヘルスケア(株)
			メピレックスボーダー ライト	
			キュティメド シルテックL	テルモ・ビーエスエヌ(株)／テルモ(株)
	ハイドロコロイド 親水性ファイバー		バイオヘッシブ Ag ライト	アルケア(株)
			アクアセル Ag BURN	コンバテック ジャパン(株)
	ハイドロコロイド	【皮膚欠損用創傷被覆材：皮下組織に至る創傷用】標準型：10円／cm^2　異形型：37円／g	コムフィール	コロプラスト(株)
			デュオアクティブ	コンバテック ジャパン(株)
			デュオアクティブ　CGF	
			アブソキュアーウンド	日東電工(株)／(株)ニトムズ
			テガダーム ハイドロコロイド	スリーエム ジャパン(株)
			レプリケア ウルトラ	スミス・アンド・ネフュー(株)
	ハイドロジェル		イントラサイト ジェル システム	スミス・アンド・ネフュー(株)
			グラニュゲル	コンバテック ジャパン(株)

限り4週間を限度として使用できる。

また，ドレッシング材の機能的分類には，①湿潤環境を維持する，②乾燥した創を湿潤させ壊死組織を除去する，③過剰な滲出液を吸収させる，④疼痛緩和を目的とする，がある。

創傷被覆材の種類と特徴(使用材料による分類)(表4)[1], 注1

1. ポリウレタンフィルム (図1)

薄く透明なポリウレタンフィルムは，皮膚や創部の観察ができ，ある程度のガスや水蒸気を透過する特徴(半透過性)をもつ。滲出液を吸収することはできない。発赤や水疱の保護に用いられる。発汗量が多い児には，フィルム材の透過力によっては皮膚が蒸れてしまいスキントラブルとなる可能性があるため，使用できるかどうかアセスメントする。

2. ハイドロコロイド (図2)

ハイドロとは水・水素を表し，コロイドとは，極微細な粒子が液体・気体・固体などの媒体中

表4 つづき

外科・整形外科用手術材料	親水性メンブラン	特定保険医療材料	【皮膚欠損用創傷被覆材：皮下組織に至る創傷用】標準型：10円/cm^2　異形型：37円/g	ベスキチンW－A	ニプロ(株)
	親水性ファイバー			ソーブサン	アルケア(株)
				アルゴダーム トリオニック	スミス・アンド・ネフュー(株)
				デュラファイバー	
				カルトスタット	コンバテック ジャパン(株)
				アクアセル	
				アクアセル フォーム	
	ポリウレタンフォーム			ティエール	ケーシーアイ(株)
				テガダーム フォーム ドレッシング	スリーエム ジャパン(株)
				バイアテン	コロプラスト(株)
				バイアテン シリコーン	
				バイアテン シリコーン＋	
				ハイドロサイト プラス	スミス・アンド・ネフュー(株)
				ハイドロサイト AD プラス	
				ハイドロサイト AD ジェントル	
				ハイドロサイト ライフ	
				メピレックス	メンリッケヘルスケア(株)
				メピレックス ボーダーⅡ	
				ウルゴチュール アブソーブ	日東電工(株)/(株)ニトムズ
				ウルゴチュール アブソーブ ボーダー	
				キュティメド シルテック	テルモ・ビーエスエヌ(株)/テルモ(株)
	親水性ファイバー			アクアセルA g	コンバテック ジャパン(株)
				アクアセルAg　強化型	
				アクアセルAg Extra	
				アクアセルAgフォーム	
				アルジサイト 銀	スミス・アンド・ネフュー(株)
	ポリウレタンフォーム			ハイドロサイト 銀	スミス・アンド・ネフュー(株)
				ハイドロサイト ジェントル 銀	
				メピレックス Ag	メンリッケヘルスケア(株)
				メピレックスボーダー Ag	
	ハイドロコロイド			バイオヘッシブ Ag	アルケア(株)
	親水性フォーム		【皮膚欠損用創傷被覆材：筋・骨に至る創傷用】25円/cm^2	ベスキチンF	ニプロ(株)
	高分子ポリマー		【デキストラノマー】142円/g	デブリサン	佐藤製薬(株)
	ポリウレタンフォーム/ポリビニルアルコールフォーム		【局所陰圧閉鎖処置用材料】25円/cm^2	V.A.C.治療システム	ケーシーアイ(株)
				InfoV.A.C.治療システム	
				ActiV.A.C.治療システム	
	ポリウレタンフォーム			RENASYS創傷治療システム	スミス・アンド・ネフュー(株)
	コットン			RENASYS創傷治療システム	スミス・アンド・ネフュー(株)
	ポリウレタンフォーム		【局所陰圧閉鎖処置用材料】25/cm^2	SNaP陰圧閉鎖療法システム	ケーシーアイ(株)
	多層構造ドレッシング			PICO創傷治療システム	スミス・アンド・ネフュー(株)
	陰圧維持管理装置		【陰圧創傷治療用カートリッジ】21,600円（入院外のみ算定可）	SNaP陰圧閉鎖療法システム	ケーシーアイ(株)
				PICO創傷治療システム	スミス・アンド・ネフュー(株)
生体内移植器具	コラーゲンスポンジ		【真皮欠損用グラフト】452円/cm^2	ペルナック	グンゼ(株)/スミス・アンド・ネフュー(株)
				テルダーミス真皮欠損用グラフト	オリンパス テルモ バイオマテリアル(株)/アルケア(株)
				インテグラ真皮欠損用グラフト	センチュリーメディカル(株)
	脱細胞組織			OASIS細胞外マトリックス	Cook Japan(株)

注1：日本医療機器テクノロジー協会創傷被覆材部会(2017年6月14日改訂26版)において自主分類されたもの

(日本医療機器テクノロジー協会，2017より引用，一部改変)[1]

創傷用品：創傷被覆材　　89

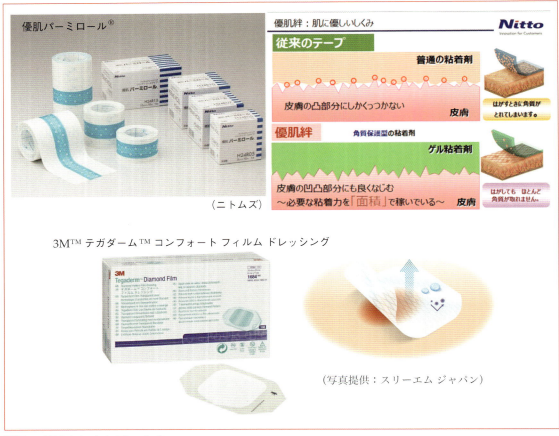

図1　ポリウレタンフィルム

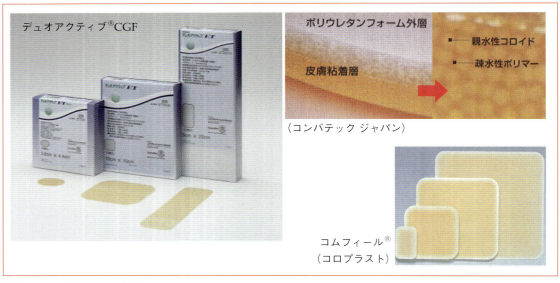

図2　ハイドロコロイド

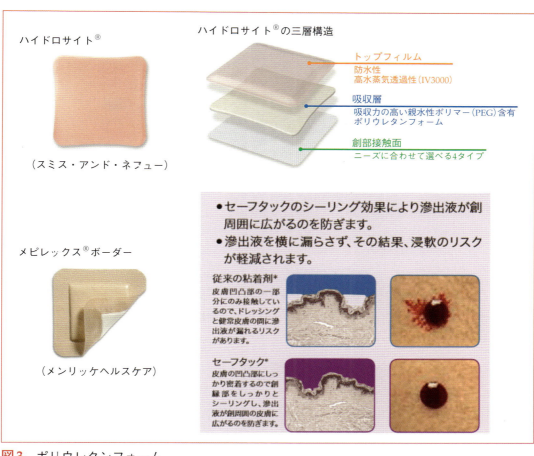

図3 ポリウレタンフォーム

に分散している状態である。ハイドロコロイドドレッシング材は，滲出液などの水分を吸収する親水性ポリマーと粘着性を有する疎水性ポリマーとが配合されているため，単体で創面を覆い固定することができる。滲出液を吸収しゲル化させ，適度な湿潤環境を形成する。

3．ポリウレタンフォーム（図3）

ポリウレタンフォームは，ポリオールとポリイソシアネートとを主成分として，発泡剤，整泡剤，触媒，着色剤などを混合し樹脂化させながら発泡させたものである。ポリウレタンフォーム自体に厚みがありクッション性が高く，親水性となっているため自重の10倍の吸水性を有する。

外層のフォームは過剰な水分を蒸散させ，蒸れや創周囲皮膚の浸軟を防ぐよう設計されている。

単体では粘着力がなく創面に固着しないが，外層に粘着テープを用いている製品もある。粘着剤の成分にシリコーン剤やポリウレタンジェル剤などを用いて，低刺激性となっているものもある。

4．親水性ファイバー（ハイドロファイバー）

1）アルギン酸塩（図4）

アルギン酸塩を昆布から抽出し繊維に絡ませて，シート状，リボン状に作製している。抗菌作用を有する銀イオン含有の製品もある。

自重の20倍（製品によって異なる）程度の吸水力があり，滲出液を吸収すると含有するカルシ

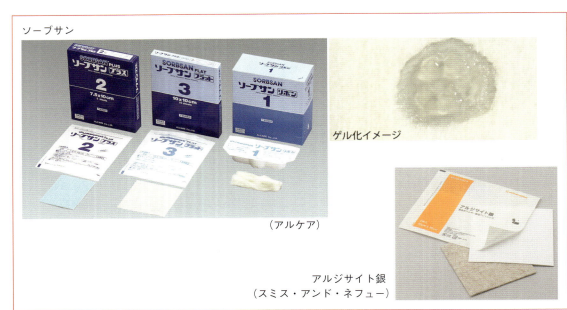

図4 親水性ファイバー（ハイドロファイバー）　アルギン酸塩

ウムイオンが滲出液中のナトリウムイオンとイオン交換し，ゲル化する。ゲル化する際にカルシウムイオン（止血凝固第Ⅳ因子）を放出するため，止血効果を伴う。また，ゲル化するため密閉せずに湿潤環境を維持することができる。

創面に固着せず，単体では粘着力がないため，フィルムドレッシング材などを用いて固定することもある。

2）CMCナトリウム（図5）

CMCナトリウムの繊維からつくられたシート状のドレッシング材である。抗菌作用を有する銀イオン含有の製品もある。

滲出液を吸収しゲル化するため創面に固着しない。吸水してもゲルが崩れにくい特徴があるため，創のポケットの中に充填し容易に除去することができる。自重の30倍の吸水力があり，縦方向に走る繊維に滲出液を吸収すると横方向に拡散しない構造になっている。吸水するとドレッシング材の大きさがわずかに縮小するため，創より大きく覆って用いるが，創周囲皮膚に滲出液が付着しないため浸軟を予防できる。

単体では粘着力を有しないため，フィルムドレッシング材などを用いて固定することもある。また，皮膚接着面にシリコーン層を備え，ハイドロファイバー層，フォーム層が重ねて作製され，多量の滲出液に対応できる製品もある。

5．親水性フォーム（図6）

1）親水性メンブラン（キチン質）

天然キチン（甲殻類の外骨格から抽出したムコ多糖類）からつくられたシート状のドレッシング材である。天然キチンの作用によって鎮痛効果，肉芽形成促進効果が期待できる。非常に薄いため，凹凸のある創面でも密着しやすい。ゲル化はしない。

吸水効果が非常に高いが保水力はないため，二次ドレッシング材を併用し滲出液をコントロールする。単体では粘着力がないため，フィルムドレッシング材などを用いて固定することもある。

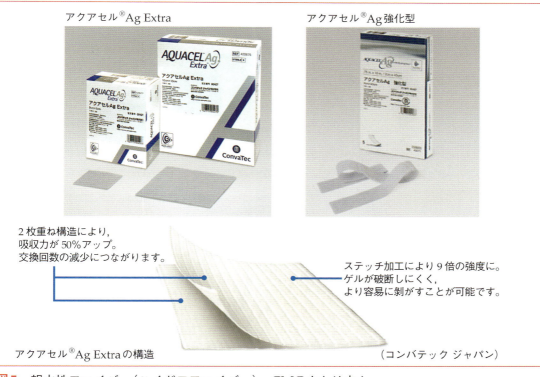

図5 親水性ファイバー（ハイドロファイバー） CMCナトリウム

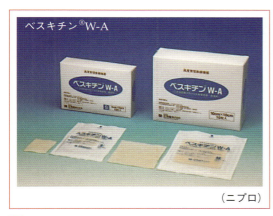

図6 親水性メンブラン

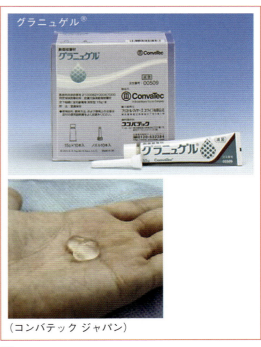

図7 ハイドロジェル

6．ハイドロジェル（図7）

　親水部分を有する不溶性ポリマーであり，70〜90％程度が水分で構成されるジェル状のドレッシング材である。シート状またはチューブなどの容器に入っているタイプがある。チューブ容器

創傷用品：創傷被覆材　　93

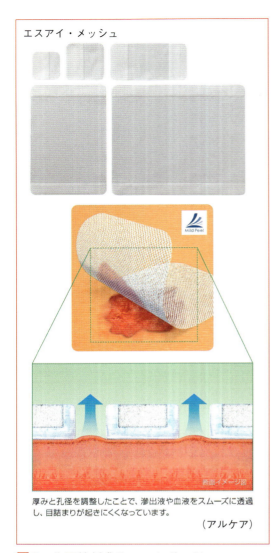

図8 非固着剤成分コートガーゼ

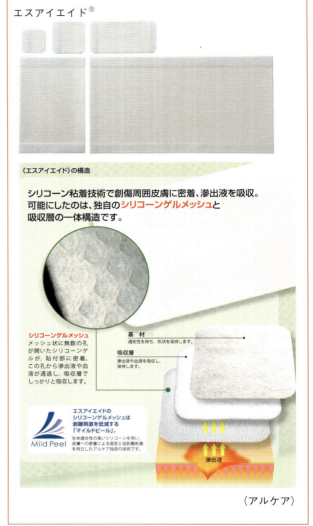

図9 その他の創傷用品

のものは、薬剤に間違われやすいので注意する。

　冷却作用や自己融解を促進し、壊死組織を除去するデブリードマン効果とともに、肉芽形成や上皮化を促進するための湿潤環境を形成する効果もある。したがって、壊死組織と肉芽が混在する創傷に使用できる。

7. 非固着剤成分コートガーゼ（図8）

　創面に固着しない非固着性シリコーンガーゼであり、メッシュ構造など多孔となる基材であるため、過剰な滲出液や血液成分などを孔から通過させる。トップドレッシングを用いて滲出液を吸収させることで、創傷治癒を促進する。大きさや形も自由にカットして使えるものが多い。

その他の創傷用品

　保険償還はないが、ガーゼに代わるドレッシング材として非固着性ガーゼやシリコーン粘着性のドレッシング材、ソフトシリコン・トランスファードレッシング材などがある（図9）。それ

ぞれ，滲出液の吸収力が高いもの，吸収する力はないが二次ドレッシング材に滲出液を移動させるものがある。

（田代 美貴）

引用文献
1) 日本医療機器テクノロジー協会：創傷被覆・保護材等一覧　https://plaza.umin.ac.jp/jspu-kan/pdf/jspu14.pdf　2018.8.15アクセス

参考文献
1) 溝上祐子 編，褥瘡・創傷のドレッシング材・外用薬の選び方と使い方，照林社，2018
2) 穴沢貞夫 監，倉本　秋，他 編，改訂ドレッシング—新しい創傷管理，へるす出版，2005
3) 日本褥瘡学会：褥瘡関連項目に関する指針　http://www.jspu.org/jpn/info/pdf/hosyukaitei2018_.pdf　2018.8.15アクセス

第4章

スキンケア

正常な皮膚の構造と機能	98
ストーマ患者のスキンケア	103
低出生体重児のスキンケア	111
肛門周囲皮膚炎のケア	119

第4章　スキンケア

正常な皮膚の構造と機能

　正常な皮膚のつくりと働きを理解し，健康な皮膚を維持するためのケアを実践することが「スキンケア」である。

　皮膚の表面と断面から構造を理解することでアセスメントしやすく，児の状態や状況に合ったケアにつなげることができる。

皮膚の構造

　皮膚は外層より表皮，真皮，皮下脂肪組織，そして皮膚付属器から構成され，人の体表面を覆う人体最大の臓器である（図1）。

1. 表皮

　表皮は厚さ0.06〜0.2 mmであり，基底層，有棘層（ゆうきょく），顆粒層，角質層からなる。基底層の細胞が上皮化する能力を有し，約20日ごとに絶えず細胞分裂して有棘層，顆粒層へと押し上げら

れ，角質層まですすむ。その過程は健康な成人で14日間といわれている。バリア機能をもつ角質層は15〜25層の厚みがあり，さらに14日間かけて角質層の外層から細胞が死滅し，「垢」となって剥がれ落ちる。このサイクルをターンオーバー（表皮の角化）という（図2）。

　妊娠30週未満で出生した早産児は，角質層の発達が未成熟であり，在胎週数によって角質層が2〜3層しか形成されていないため脆弱性が高い（図3，表1）。

　表皮真皮接合部には透明帯，基底板，係留線維（けいりゅう）など複雑な構造が存在する。基底板は基底細胞が産生するⅣ型コラーゲン，ラミリンなどのたんぱく質からなる。係留とは「つなぎ止める」という意味であり，Ⅶ型コラーゲンからなる係留線維は，真皮のコラーゲンと結合し表皮と真皮をつなぎ合わせている。

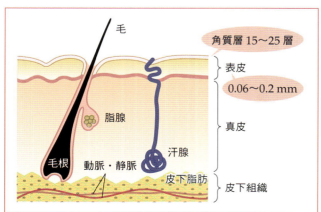

図1　皮膚の構造

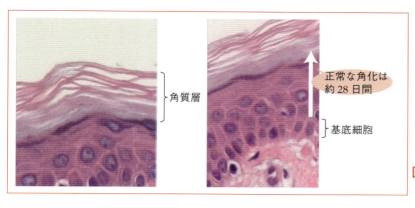

図2　角質層とターンオーバー

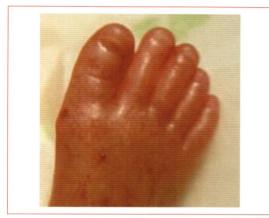

図3　角質層が形成される前に出生した早産児

表1　成人と早産児の皮膚の違い

	早産児	新生児	成人
皮膚の厚さ	0.9 mm	1.2 mm	2.1 mm
角層の厚み	5〜6層	15層以上	15層以上
真皮表皮接合部	構造は成人に類似するが接合は脆弱	構造・接合ともに成人に類似	

2. 真皮

　真皮は厚さ1〜4 mmであり，表皮の約40倍の厚みがある。毛細血管や知覚神経，血管や汗腺の機能を調節する自律神経に富む。細胞成分は，線維芽細胞，組織球（マクロファージ），肥満細胞，形質細胞などがある。線維芽細胞は，真皮の構成要素であるコラーゲンを産生し，コラーゲンが真皮の大部分を占める。組織球は免疫担当細胞であり，また蛋白分解酵素を産生するため，真皮の組織修復に関与する。

3. 皮下脂肪組織

　皮下脂肪組織のほとんどを脂肪細胞が占め，外力に対してクッションの役割を果たす。また脂肪組織が体温喪失を防ぎ，熱産生によって保温機能を有する。

4. 皮膚付属器

　毛包脂腺と汗腺を合わせて皮膚付属器という。脂腺（皮脂腺）は脂腺皮脂をつくる腺であり，毛包から皮膚表面へ出る。汗腺には，エクリン汗腺とアポクリン汗腺がある。エクリン汗腺は全身に分布し，1日に約1 Lの汗をつくっている。エクリン汗腺から分泌する汗は「弱酸性」である。アポクリン汗腺は，腋窩，乳輪，外陰部など限られた部位に存在し，分泌される汗は「弱アルカリ性」である。

　汗腺の数は一生，増減がない。つまり，新生児であっても成人と同じ数であるため，体表面積の狭い児ほど発汗量が多くなり，水分を喪失しやすい。

正常な皮膚の構造と機能

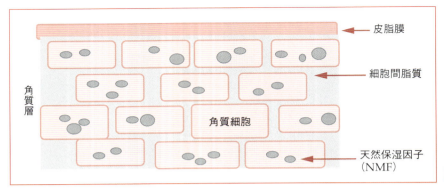

図4　角質層の構成

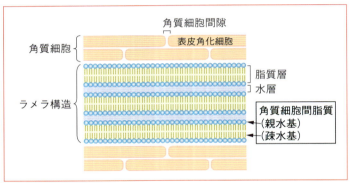

図5　ラメラ構造を有する角質細胞間脂質

皮膚のはたらき

皮膚の生理機能は，皮膚を保護するバリア機能と体温調節やpH緩衝作用などの重要な働きがある。

1．バリア機能

表皮の最上層である角質層は，外界からの細菌や異物，アレルゲンの侵入を防ぎ，体液水分の喪失を防ぐ大きな働きがある。脂腺から分泌される脂腺皮脂によって膜をつくり，皮膚の表面をコーティングする。この皮脂膜はpH 5.5〜7.0程度の弱酸性に保たれ，バリア機能を発揮している。角質層は，角質細胞をとり囲むように角質細胞間脂質で埋められ，角質細胞内には天然保湿因子（natural moisturizing factor：NMF）も存在する（図4）。これらすべてが正常な状態と機能を維持することで水分保持作用と外界からの防御機能を果たす。

1）水分保持機能の低下：ドライスキン

角質細胞間脂質は親水基と親油基からなるラメラ構造になっているため，水分保持能力が高い（図5）。また，角質細胞間脂質の約50％はセラミドであり，表皮細胞の角化の過程において生産される。すなわち正常な角化が行われないと必要なセラミドがつくられない。加齢によってセラミドの産生量は減少し，バリア機能が低下するため，皮膚表面からの水分が過剰に蒸散し異物も侵入しやすくなってしまう。角質がひび割れたような状態である（図6）。アトピー性皮膚炎においてもセラミドの減少を認める。セラミドを含有した皮膚保護剤を皮膚に貼付すると経皮水分喪失量（transepidermal water loss：

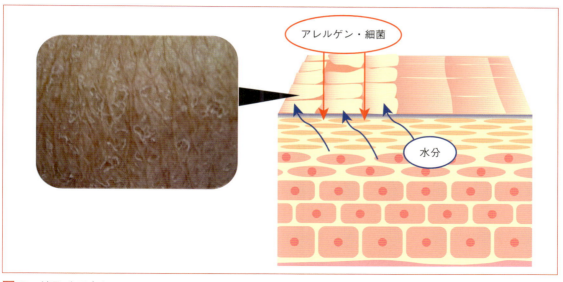

図6 ドライスキン

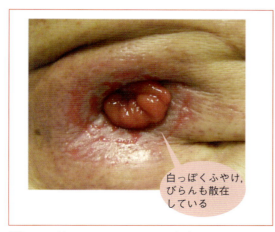

白っぽくふやけ、びらんも散在している

図7 浸軟したストーマ周囲皮膚

TEWL)値が低下し皮膚バリア機能の改善を示すことが知られている[1]。

2) 保湿

角質細胞間脂質，皮脂，NMFが整うことで角質層の水分保持機能が正常に働き，保湿機能も維持される。

3) 浸軟

角質層自体に水分を保持する力（保水能）はあるが，発汗量が多い，失禁や水様性の便が長時間にわたって皮膚に付着するなどの状況があると，一時的に一定の水分保持能力を超えて体内（表皮）に水分が吸収され，「ふやけた皮膚」状態になる（図7）。水分透過性が低い医療用粘着テープを貼付し，加えて発汗量が多い場合にも浸軟を招く。

浸軟した皮膚は，バリア機能が低下している状態であるため，外的刺激に弱い。超低出生体重児のスキントラブルは皮膚密着部に多く，角質層の未発達と浸軟しやすい状態が関連していると考えられている[2]。

2. pH緩衝作用

皮脂と角質細胞間脂質が汗や垢と混じってpH4〜6の皮脂膜を形成する。皮脂膜は有毒物質の侵入を防ぎ，抗菌作用を有する。皮膚にアルカリ性の物質が付着するとアルカリ中和能を発揮し，弱酸性の皮膚状態に戻そうとする重要な作用である。例えば，下痢便はアルカリ性の消化酵素を多く含み，皮膚に付着すると皮膚は一過性にアルカリ性に傾くが，pH緩衝作用によって

正常な皮膚の構造と機能

弱酸性の皮膚に戻る。

3. その他の働き

知覚作用，体温調節作用，感染防御，吸収作用，排泄作用，免疫機構，そしてボディイメージとしての役割がある。

（田代 美貴）

引用文献
1) 沼田 悟，他：セラミド含有皮膚保護剤によるス

トーマ装具貼付部皮膚のバリア機能改善効果．日本ストーマ・排泄会誌2007；23：9–18.
2) 保刈伸代，他：本邦における超低出生体重児のスキンケア実態調査報告（第一報）．日本創傷・オストミー・失禁ケア研究会誌2009；12：54–58.

参考文献
1) 日本看護協会認定看護師制度委員会創傷ケア基準検討会 編，スキンケアガイダンス 創傷ケア基準シリーズ③，日本看護協会出版会，2002
2) 内藤亜由美，他 編，Nursing Mook 46病態・処置別スキントラブルケアガイド，学研プラス，2008

第4章	スキンケア

ストーマ患者のスキンケア

小児の皮膚は，構造的には成人とほぼ同じであるが，発達によって皮膚の厚さ，水分含有量，皮脂量，バリア機能など大きく異なる。また，成長発達により，排便回数・排ガス量・便性の変化や運動機能・認知機能の発達，ストーマケア実施者の変化などがストーマケアにも影響を与える。

ストーマ周囲皮膚の特徴は，「排泄物や腸粘液で汚染されやすい」「ストーマ装具交換によって剥離刺激が繰り返される」「常時ストーマ装具を皮膚に装着した非生理的な環境下にある」などがあげられる。このため，スキンケアにおいても小児の特徴とストーマ周囲皮膚の特徴を踏まえて考える必要がある。スキンケアの原則は，皮膚を健常に保持することと，スキントラブルの要因(**表1**)[1]を理解し，その原因の軽減，予防することが大切である。

本項では，ストーマ患者のスキンケアと起こり得るスキントラブルとその対処について述べる。

ストーマ周囲皮膚の予防的スキンケア

ストーマ周囲皮膚の予防的スキンケアとして「皮膚の清潔保持」「化学刺激の軽減」「物理的刺激の回避または軽減」「感染予防」などがあげられる。

1. 皮膚の清潔保持

皮膚に排泄物が付着しやすい環境において健常な皮膚を維持するためには，皮膚を清潔に保つことが大切である。機械的刺激を最小限に排泄物や粘着成分などをとり除き，愛護的に洗浄する。洗浄剤は，通常の新生児，乳児であればとくに制限はないが，弱酸性で香料や防腐剤などを含まない洗浄剤が推奨される。これは，必要以上に皮脂が除去されることなくドライスキンを助長しにくいためである。泡状ではない洗浄剤の場合，十分に泡立てて使用し，汚れを浮き上がらせる。また，汚れを浮かして拭きとるタイプの洗い流し不要な洗浄剤も販売されてい

表1　ストーマ周囲スキントラブルの要因

外的要因	化学的要因	排泄物に含まれる消化酵素，アルカリ尿成分，粘着剤の成分など
	物理的要因	剥離刺激，不適切なスキンケア，面板や袋などによる損傷，固定具や凸面はめ込み具内蔵型装具などによる過度の圧迫など
	生理的要因	発汗阻害，細菌の繁殖，皮膚温の上昇など
内的要因	医学的要因	アレルギー体質，デルマドローム，自己免疫疾患，治療に伴うもの(放射線療法，化学療法，免疫力低下など)

(工藤，2016より引用，一部改変)[1]

ストーマ患者のスキンケア　　103

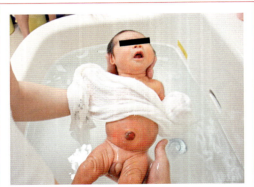

図1　沐浴時の洗浄方法(日野岡，2010)[2]

沐浴時での洗浄は，児が疲労しないよう手早く確実に汚れを落とす。家族の援助が受けられる状態で行ったほうがよいことを説明する。

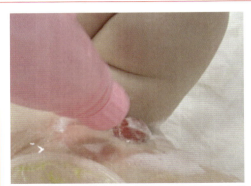

図2　ストーマ周囲皮膚の洗浄

十分に泡立てた洗浄剤で洗浄し，洗浄剤が皮膚に残らないように洗い流す。

る。沐浴時の洗浄でもよい(図1)[2]。

　粘着成分がとれにくい場合は，強くこすらず，洗浄前に粘着剥離剤を使用するとよい。熱すぎるお湯，目の粗いガーゼなどの使用，乱暴に水分を拭きとる，過度に乾燥させるなどの行為は，皮膚に過度な刺激を与えるため，慎むべきである。

2. 化学刺激の軽減

　ストーマ周囲皮膚に刺激となるのは，排泄物や皮膚保護剤，粘着テープ，溶剤，洗浄剤などがあげられる。洗浄剤の洗い残しも刺激となるため，微温湯でていねいに洗い流す(図2)。

　造設腸管によって排泄物の性状，pHが異なり，皮膚への影響も異なる。とくに上部小腸は水様であり，さまざまな消化酵素を含み，アルカリ性で皮膚への影響が強い。また，小児は軟便・水様便が多い，発汗が多いなどの特徴から皮膚保護剤も膨潤・溶解しやすい。

　排泄物の付着を防ぐためにはストーマサイズに合わせたストーマ孔の適切なカットまたはプレカットの選択，皮膚保護剤の溶解・膨潤に合わせた交換間隔の決定をし，定期的な装具交換を行う。さらに，発達により体位や体動，腹壁の変化により皮膚保護剤の密着性を得ることも難しくなる。このため，排泄物の量・性状，発達を考慮したストーマ装具の選択が必要であるとともに，スキンケアを適切に行いストーマ周囲皮膚に残留する皮膚保護剤の残留や排泄物，汗などの刺激物をとり除き，皮膚を健常に保つことが大切である。

3. 物理的刺激の回避または軽減

　ストーマ周囲皮膚はさまざまな物理的刺激を受ける。ストーマ装具貼付中に面板貼付部皮膚が受ける応力，面板外縁の体動による物理的刺激，剥離に伴う物理的刺激，凸面型面板などの過剰な圧迫などの物理的刺激を受けている[3]。皮膚保護剤の粘着力が強い時期に剥離すると強い剥離刺激が皮膚に生じるため，おのおのの皮膚保護剤の適した交換間隔と発汗量などの個人差を考慮した交換時期を決める必要がある。装具交換時には，細心の注意を払い，装具を強く引っ張らず，剥離刺激を最小限にすることが求められる。スキンケアにおいては，手早く行うことも必要であるが，可能な限り刺激(摩擦)を生じさせないように愛護的に実施する。

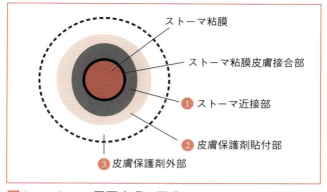

図3 ストーマ周囲皮膚の区分

4. 感染予防

ストーマ周囲皮膚は閉鎖環境におかれているため、蒸れやすい。皮膚が浸軟すると皮膚のバリア機能が破綻し細菌が繁殖しやすいため、皮膚を清潔に保ち、感染状態に移行するような皮膚炎、皮膚損傷をつくらないことが重要である。

ストーマ周囲皮膚障害とその対処法

ストーマ周囲皮膚は、①ストーマ近接部、②皮膚保護剤貼付部、③皮膚保護剤外部に区分する(図3)。

1. ストーマ近接部

1)特徴

ストーマ接合部からストーマ装具の皮膚保護剤までの範囲をいう。この部位は、皮膚保護剤が溶解し排泄物の接触により化学的刺激やときに用手成形皮膚保護剤の圧迫による物理的刺激を受け、発赤やびらん、潰瘍などを生じやすい。このため、この部位にみられるスキントラブルは、排泄物の接触による化学的刺激によるものが多い。とくに、小腸ストーマの場合は、刺激の強い消化酵素を含んだ水様便が多量に排泄されるため、皮膚保護剤の溶解が早く、皮膚炎を起こす危険性が高くなる。また、用手成形皮膚保護剤を併用している場合など、圧迫による刺激が加わる場合もある。

2)ケアの基本

ストーマ近接部では皮膚保護剤の溶解が早い。適切な交換時期が守れない場合は、ストーマ周囲に用手成形皮膚保護剤や板状皮膚保護剤を併用し、溶解を遅らせる管理が必要となる。装具選択も便性、便量を考慮し、適した皮膚保護剤の選択を検討する。

3)トラブルの対処

ストーマ近接部の表皮剥離やびらんが生じた場合は、汚染を避け上皮化を促すケア方法を選択する。表皮が欠損した部位は滲出液のため皮膚保護剤の粘着が著しく低下する。皮膚保護剤が浮いてしまい、その下に排泄物が潜り込むという悪循環に陥ることもある。皮膚の損傷部位に粉状皮膚保護剤を散布し、余分な粉を払い落としてから(図4)用手成形皮膚保護剤や板状皮膚保護剤を貼付し、装具を装着する。

小児は成人と比べて皮膚は脆弱であるが、再生が早く、原因が排泄物の接触であることが明

ストーマ患者のスキンケア

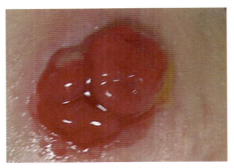
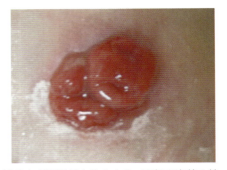

滲出液を伴う場合は，滲出液を吸収させる目的で粉状皮膚保護剤を散布する。面板の密着の妨げにならないよう余分な粉は払い落とす。
皮膚障害の程度や排泄物の性状に合わせ用手成形皮膚保護剤や板状皮膚保護剤を使用する。

図4 ストーマ近接部皮膚障害：びらん

確で確実に汚染を避けて管理することができれば治癒は早い。

2．皮膚保護剤貼付部

1）特徴

ストーマ装具の皮膚保護剤が接触していた範囲をいう。皮膚保護剤そのものの影響や剝離による物理的刺激によって発赤，小丘疹，表皮剝離，色素沈着，色素脱出などを生じやすい。また，皮膚保護剤貼付による閉鎖環境から感染や毛囊が詰まり，炎症を起こすことがあるので観察が必要である。さらに，皮膚保護剤の成分そのものが合わず，接触性の皮膚炎を起こす場合もある。

2）ケアの基本

愛護的ケアができているか，皮膚保護剤の特性を理解し，粘着力や装具交換間隔が適切であるか確認をする必要がある。面板の皮膚接触面と皮膚障害の位置関係やケア方法の確認を行い皮膚障害の原因を探索する。皮膚保護剤の成分以外にも洗浄剤など清潔ケア用品がアレルゲンとなっている場合もあるため注意が必要である。

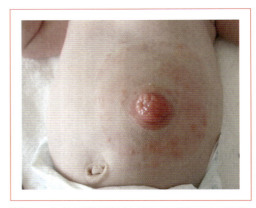

図5 皮膚保護剤貼付部の皮膚障害：汗疹

3）トラブルの対処

愛護的な面板の剝離，洗浄剤を使用した清潔ケアが基本である。小児は発汗量が多いため，面板の皮膚保護機能の低下，閉塞環境による汗疹（図5）を生じることもあり個々に応じた交換間隔を設定する。表皮剝離やびらんが生じた場合は，滲出液により皮膚保護剤の粘着が著しく低下する。このため，皮膚の損傷部位に粉状皮膚保護剤を散布し，余分な粉を払い落としてから装具を装着する。

皮膚保護剤成分による化学的刺激やアレルギー反応が原因である場合は皮膚保護剤を変更

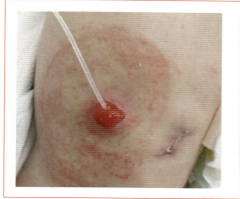
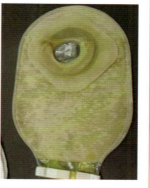

図6 濡れた不織布が原因となった皮膚保護剤外部の皮膚障害

する。同様に清潔ケア用品がアレルゲンとなっている場合もアレルゲン物質を含有していない用品に変更する。

3. 皮膚保護剤外部

1）特徴

医療用テープ、ストーマ袋、ベルトなどのアクセサリーが接触していた範囲をいう。

テープ付きの装具の場合、テープの粘着、剥離による皮膚刺激が生じやすい部位である。また、皮膚保護剤の辺縁部での刺激を受ける部位でもある。鼠径部など下肢の動きによって皮膚保護剤とこすれやすい部位に起こりやすいため観察を行う。

2）ケアの基本

度重なる漏れの経験は、不必要にテープを使用してしまう原因になりやすいため適切な装具選択、適切な時期の装具交換が大切である。テープを使用した場合は、愛護的に剥離する。発汗や沐浴により濡れたストーマ袋（不織布）が、長時間、皮膚に接触すると、皮膚が浸軟し皮膚障害が生じやすくなるため（図6）、十分に水分を拭きとる。

3）トラブルの対処

テープの使用状況やストーマ袋、ストーマベルトなどと皮膚障害の位置関係を観察し原因を追究する。面板外縁部による皮膚障害の場合、常に同じ部位に接触しないよう形状や貼付面積を小さくするなどの工夫をする。テープによる皮膚障害の場合、テープが必要かどうかアセスメントし、必要であればテープの種類を変更したり、テープ貼付前に皮膚被膜剤の使用を考慮する。ストーマ袋の不織布による皮膚障害の場合、パウチカバーなどで覆う。ストーマベルトによる皮膚障害の場合、不織布などを挟み、直接皮膚に接触をさせない工夫をする。皮膚障害の程度により医師の指示のもと、外用薬の使用を考慮する。

ストーマ周囲皮膚障害の重症度スケール

2012年日本創傷・オストミー・失禁管理学会よりストーマ周囲皮膚障害の重症度スケールとしてABCD-Stoma®が開発された（図7）。ABCD-Stoma®は、Adjacent：近接部、Barrier：皮膚保護剤部、Circumscribing：皮膚保護剤外部の頭文字をとってネーミングされた。これはス

ストーマ周囲皮膚障害の重症度評価スケール
ABCD-Stoma®の使用方法

©2012日本創傷・オストミー・失禁管理学会

1. ストーマ粘膜を除く、ストーマ周囲皮膚障害の部位と程度、ならびに色調の変化の有無によって評価する。

2. ストーマ周囲皮膚をA、B、Cの3部位に区分する。

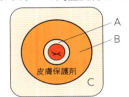

- A（Adjacent, 近接部）：ストーマ接合部からストーマ装具の皮膚保護剤までの範囲。皮膚保護剤が溶解していた部位はAの部位とする。
- B（Barrier, 皮膚保護剤部）：ストーマ装具の皮膚保護剤が接触していた範囲。
- C（Circumscribing, 皮膚保護剤外部）：医療用テープ、ストーマ袋、ベルト等のアクセサリーが接触していた範囲。

3. A、B、Cの3部位ごとに皮膚障害の程度を評価する。
- 障害なしは「0点」、紅斑は「1点」、びらんは「2点」、水疱・膿疱は「3点」、潰瘍・組織増大は「15点」。
- 紅斑、びらん、水疱・膿疱は急性の病態を示し、潰瘍・組織増大は慢性の病態を示す。
- 組織増大は、水疱・膿疱を除く皮膚より隆起した組織をさす。例：偽上皮腫性肥厚
- 同一部位に程度の異なる皮膚障害が混在する場合は、障害の範囲にかかわらず最も得点の高い障害の程度を採択する。
- Cの範囲がない場合は、評価ができないため「障害なし」とする。

4. D（Discoloration）の色調の変化は、A、B、Cの3部位に、色素沈着と色素脱失があるか、ないかで評価する。
- 色素沈着ありは「DP」、色素脱失ありは「DH」。
- DPのPは、Pigmentationの頭文字を示す。
- DHのHは、Hypopigmentationの頭文字を示す。
- この評価には、得点はない。

5. 皮膚障害を評価する時には、スケールの写真を基準に採点する。

6. 合計得点を算出する。
- 3部位の得点を合算する。
- 合計得点は、0～45点となる。

7. 「A○B○C○：○（点）D○」と表記する。
例： A2B3C0：5D0、A15B0C1：16DP、A0B0C1：1DPH

著作権は、日本創傷・オストミー・失禁管理学会に帰属します。
許可なく営利目的で使用することを禁じます。

図7 ストーマ周囲皮膚障害の重症度評価スケール　ABCD-Stoma®（日本創傷・オストミー・失禁管理学会学術委員会（オストミー担当）編, 2014)[4]

トーマ周囲皮膚の重症度を評価するスケールであるため、ストーマ粘膜の評価は行わず、ストーマ周囲皮膚障害の部位と程度、ならびに色調の変化の有無によって評価をし、同じ視点で客観的に皮膚障害を評価できるツールとして活用する。

その他の部位の合併症

1. ストーマ粘膜皮膚接合部

1) 特徴

ストーマ粘膜と皮膚が接合されている部位で

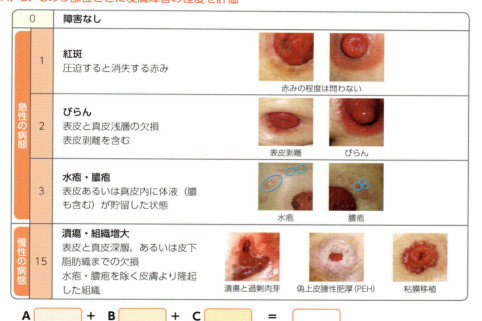

図7 つづき（日本創傷・オストミー・失禁管理学会学術委員会（オストミー担当）編, 2014）[4]

ある(図3)。このため，腸管と皮膚という異なる組織の癒合を図る創であり，通常の創治癒よりも時間を要する。また，粘膜と接しているため，少しの刺激で出血する可能性がある。さらに，腸粘液や排泄物による刺激を常時受けており，洗浄時にも便が残存しやすい。

2）ケアの基本

適切な創傷治癒環境を整えるため，清潔創への汚染防止，感染徴候の観察，過度な刺激を与えないケアが必要となる。洗浄時には腸粘液や排泄物が残らないように，ていねいかつ愛護的に洗浄する。

3）トラブルの対処

この部位では，ストーマ基部とストーマ周囲皮膚の縫合部である皮膚縁が離開するストーマ粘膜皮膚離開がある(図8)。これは，腸管の循環不全や粘膜と皮膚の接合部の感染，粘膜と皮膚の接合部の物理的な圧迫による血行不全などが原因となる。離開してしまった場合，創傷管理の原則に則りケアの方法を選択する。離開部は生理食塩液で十分洗浄し，粉状皮膚保護剤または創傷被覆材を離開の幅や深さに合わせて充填する。さらに排泄物が創面に付着しないように皮膚保護剤(用手成形，板状，練状)で保護する。離開部の状況により装具交換間隔を決定する。

皮膚障害を予防するために

新生児期に造設されたストーマが一時的に閉鎖期間を迎える頃には，児の身長は2倍，体重は2〜2.5倍になる。腹壁の状況も変化し，皮下脂肪が多くなり，また，動きも激しくなるため，

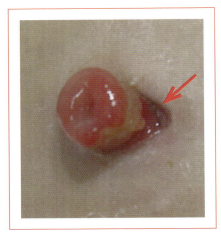

図8 ストーマ粘膜皮膚離開

成長に応じたケア方法のアセスメントが必要となる。ストーマケア外来では，成長に応じたケアの確認や学校などの社会生活の広がりに応じた調整を行っていく。

(阿部　薫)

引用文献
1) 工藤礼子：ストーマ周囲皮膚障害．ストーマリハビリテーション講習会実行委員会 編，ストーマリハビリテーション基礎と実際，第3版，金原出版，2016：234–242．
2) 日野岡蘭子：ストーマ患者のスキンケア．日本小児ストーマ・排泄管理研究会学術委員会，他 編，小児創傷・オストミー・失禁(WOC)管理の実際，照林社，2010：86–91．
3) 大村裕子：ストーマ皮膚の予防的スキンケア．ストーマリハビリテーション講習会実行委員会 編，ストーマリハビリテーション基礎と実際，第3版，金原出版，2016：115–120．
4) 日本創傷・オストミー・失禁管理学会学術委員会(オストミー担当)編，ABCD-Stoma®に基づくベーシック・スキンケア　ABCD-Stoma®ケア，2014

参考文献
1) 日本ストーマ・排泄リハビリテーション学会 編，ストーマ・排泄リハビリテーション学用語集，第3版，金原出版，2015

第4章　スキンケア

低出生体重児のスキンケア

低出生体重児の皮膚の特徴とスキンケアに影響する因子

　出生したばかりの超低出生体重児の皮膚は、透けるように薄く、ゼラチン状で湿潤している。浮腫を呈することも多く、容易に損傷する危険性が高い（図1）[1]。全身の機能が未熟な低出生体重児のスキンケアを行ううえでは、皮膚の特徴を理解することはもちろん、ケアに影響する皮膚以外の因子についても理解し、配慮する必要がある（「低出生体重児のストーマケア」の項参照）。

1. 皮膚の特徴

1）角質層の発育不良

　成人や正期産児の場合、皮膚の角質層は10〜20層あるが、在胎30週以前では2〜3層、在胎24週以前では全くないこともある。そのため在胎週数が短いほど、表皮の水分喪失は大きく、細菌・ウイルス、有害物質に対するバリア機能が低く、経皮吸収率も高いといえる。

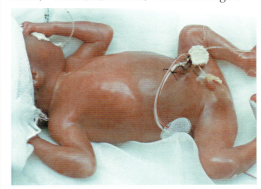

日齢2, 早産児（在胎22週台, 出生体重400 g台）

図1　超低出生体重児の皮膚（山﨑, 2010より引用, 一部改変）[1]

　また、早産児の角質層のバリア機能は日齢10〜14の間に急速に発達し[2,3]、在胎27週以前の児では、よりゆっくり発達する[4]。一方、経皮水分喪失や角質層の厚さは、在胎30〜32週の間に成人レベルまで成熟する[5]。このように在胎週数が短い児ほど、バリア機能の発達にも時間を要する。なお、新生児の分類に関する用語を**表1**[1]に

表1　新生児の分類に関する用語

出生体重による分類	低出生体重児	出生体重が2,500 g未満の新生児
	極低出生体重児	出生体重が1,500 g未満の新生児
	超低出生体重児	出生体重が1,000 g未満の新生児
在胎週数別による分類	過期産児	在胎42週以上で生まれた児
	正期産児	在胎37週以上42週未満に生まれた児
	早産児	在胎37週未満で生まれた児
	超早産児	在胎28週未満に生まれた児

（山﨑, 2010）[1]

示す。

2）表皮と真皮間の結合力の弱さ

早産で出生した児ほど表皮と真皮の結合力が弱い[6]。粘着力の強い医療用粘着テープ（テープ）では、真皮と表皮の接合よりもテープと表皮が強く接着するため、テープ剥離時に表皮剥離をきたしやすい。

3）真皮の不安定さ

コラーゲンは在胎28週以降に胎児の真皮に蓄積し、真皮内への体液貯留を防ぐ。しかし、それ以前に出生した児の皮膚はコラーゲンや弾性線維が少ないため、浮腫をきたしやすい[7]。

4）皮膚のpHがアルカリ性

出生直後の皮膚のpHは6.0前後のアルカリ性で、日齢とともに弱酸性に傾く。pHが5以下になるまでには、正期産児で4日以内[8]、在胎24～34週の児で21日間[9]とされている。健康な皮膚表面は弱酸性を呈し、細菌やウイルスを繁殖させないように作用するが、低出生体重児は弱酸性になるまでに時間を要する。

5）栄養の欠乏

在胎28週以降に脂肪や亜鉛が胎児の体内に蓄積される。必須脂肪酸の減少が重篤な場合には、頸部・鼠径部・肛門周囲の表皮剥離や炎症をきたし、さらには血小板の減少や止血機能の悪化をきたすこともある[10]。亜鉛欠乏は、粘着剤を剥離した際の紅斑、頸部・鼠径部・肛門周囲・口周囲の炎症（図2）[1]をきたす[11]。

2. スキンケアに影響する因子

1）免疫力が低い

在胎35週未満の児、とくに在胎28週未満の児や子宮内発達遅延児では、感染防御機構が低下している[12]。したがって、超低出生体重児では真菌感染などの皮膚感染症から全身感染症に至り重症化する危険性もある。局所に感染徴候があるときには、観察頻度を多くし、異常の早期発見に努める。

2）医療機器類の装着

在胎週数が短いほど生命を維持する機能が未熟であり、モニターの装着や気管内挿管チューブや点滴類が挿入される。これら医療機器や器具の使用に伴い粘着剤の貼付・剥離が繰り返さ

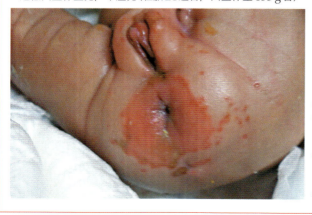

超低出生体重児、早産児（在胎24週台、出生体重400 g台）

- 日齢129、体重1,400 g台
- 肛門周囲皮膚炎の発生時、便の性状はゆるかったが、回数は多くても1日に2～3回程度であった。
- スキンケアでは軽快せず、肛門周囲以外に口周囲にも皮膚炎が確認され、血液検査により亜鉛欠乏が認められた。
- 亜鉛投与後、肛門周囲皮膚炎も治癒した。

図2 亜鉛欠乏による肛門周囲皮膚炎（山崎、2010より引用、一部改変）[1]

れ，脆弱な皮膚が機械的・化学的刺激にさらされる。近年は非侵襲的陽圧換気(NPPV)や高流量鼻カニュラ(HFNC)の普及により，鼻腔や鼻周囲に密着させるカニュラなどの機器の圧迫によるスキントラブル発生も多い。

3）高温多湿環境

超低出生体重児は体温調節機能が未熟で，低体温をきたしやすい。また，経皮的水分喪失も多いため，高温多湿環境の保育器に収容される。処置によって体温が低下する危険もあるため，処置前には保育器温度の調整をし，手際のよいケアを行う。また，児は鼠径部が密着しやすく，四肢を屈曲させた胎児姿勢をとることが多い。密着部では皮膚が浸軟し，スキントラブルを発生しやすい（図3）[1]。さらに，児の体動が激しくなると，浸軟した皮膚に摩擦が生じ，容易にびらんが生じることも多い。

4）脳神経が未発達 [13]

早産で生まれた児は脳神経が急速に発達している段階で出生し，母体と異なって過剰な刺激を受ける環境に置かれる。超早産児では自律神経がむきだしのような皮膚をしており，触れるだけで徐脈や低血圧を引き起こすこともある。

侵襲を受けた児は，高次脳機能障害をきたす危険性も高く，出生後は安静が保持される。体位変換ができないことも多く，体圧を低下させる寝具を用いる必要がある。後障害予防のために，ストレスの少ないケアを行い（図4）[1]，侵襲のあるケアでは，医師と相談して鎮痛薬の使用も検討する。

5）経腸栄養と便性

早産児は正期産児と比較して，全腸管通過時間が長い。しかし，早期に経腸栄養を開始した

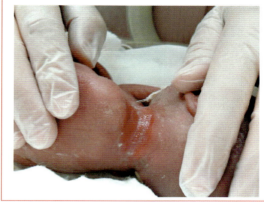

図3 超低出生体重児の皮膚密着部のスキントラブル（山﨑，2010より引用，一部改変）[1]

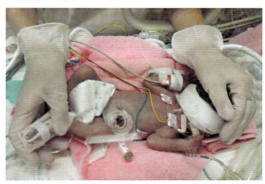

図4 スキンケア時のストレスを少なくする方法（山﨑，2010）[1]

場合は，そうでない場合より明らかに全腸管の通過時間が有意に短い [14]。

超早産児では経腸栄養が開始されると間もなく，水様のゆるい便が排泄され，その頻度も増し，肛門周囲皮膚炎が発生することが多い。

低出生体重児のスキンケアの実際

1. 皮膚の清浄

　低出生体重児の皮膚の清浄は，全身状態が安定した状態で実施する。けっして皮膚はこすらず，汚染部を微温湯で洗浄するか，微温湯を湿らせたコットンで愛護的に押さえ拭きする。

　やがて体温調節機能が確立すれば，入浴も可能である。正期産児がアルカリ性の洗浄剤を用いた入浴後に，皮膚表面の酸性膜を再生するのに1時間以上かかった[8]報告もあり，早産児では洗浄剤はできる限り添加物の少ない弱酸性のものを選択する。洗浄剤はよく泡立てたものを用い，洗浄剤を用いた全身洗浄は2〜3日ごとに行う。ただし，在胎30〜32週未満の児では，バリア機能が成熟する修正週数32週前後までは，洗浄剤の使用を控えることが望ましい。また皮膚の乾燥に対して用いる保湿剤も同様で，バリア機能が成熟するまでは，白色ワセリンなど，添加物の含まれない保湿剤を塗布する。ただし，高温多湿環境下では真菌感染症を発生する危険性もあるため，白色ワセリンは薄く塗布し，塗布部分の皮膚の観察を十分に行う必要がある。

2. 皮膚密着部のスキンケア

　超低出生体重児では，耳介・頸部・腋窩・鼠径部などの皮膚密着部にスキントラブルが高頻度に発生する（**表2**）。密着部はスキントラブルの好発部位として捉え，定期的に観察する。

3. 電極やプローブの装着

　心電図モニターの電極は，皮膚が脆弱なほど貼付面積を最小限にカットして使用する。皮膚がきわめて脆弱な超低出生体重児では，電解質異常がなければ，医師と相談し，皮膚が成熟す

表2　超低出生体重児のスキントラブルの関連要因

①湿潤したゼラチン状の脆弱な皮膚
②高温多湿環境
③minimal handling（できるだけそっとしておくこと）による同一体位
④胎児姿勢による皮膚と皮膚との密着
⑤体動による皮膚どうし，または皮膚と医療機器類との摩擦
⑥医療機器類の粘着・圧迫など

（山﨑，2010より引用，一部改変）[1]

るまで心電図モニターの電極を貼付しないこともある。

　心電図モニターを装着する場合には，ハイドロジェル（グラニュゲル®，「創傷用品：創傷被覆材」の項 図7参照）を用いて，電極を貼付することもある。またパルスオキシメーターのプローブは，超低出生体重児では，非固着性のシリコンガーゼ（トレックス®）を皮膚とプローブの間に挟んでテープで固定し（**図5**）[1]，2〜3時間ごとに巻き替える。皮膚が成熟したら自着性包帯（ワンタッチロール）で固定する。

4. 粘着剤の貼付と剥離

　粘着剤の貼付は必要最小限とする。気管内挿管チューブの固定などで粘着力の強いテープを使用する場合は，皮膚に非アルコール性の皮膚皮膜剤（3M™ キャビロン™ 非アルコール性皮膜）を塗布した上から，テープを貼付する。また，テープの巻き替え時は，非アルコール性の剥離剤（プロケアー® リムーバー，3M™ キャビロン™ 皮膚用リムーバー）を用いて剥離する（**図6**）[1]。テープを再貼付する場合には，皮膚を愛護的に清拭し剥離剤を除去する。

5. 医療機器類の圧迫防止

　点滴，胃管チューブ類，モニターのコード，NPPVやHFNCに用いるカニュラなどの機器な

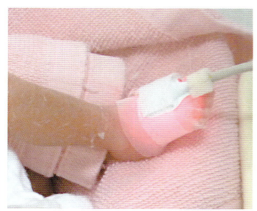
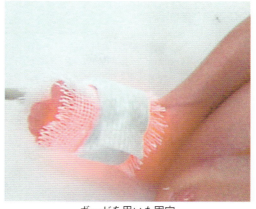

シリコンガーゼを用いた固定　　　　　　　ガーゼを用いた固定

- 非固着性のシリコンガーゼ（トレックス®）またはガーゼをカットしたものを爪膚とプローブの間に挟み，圧迫しないようにテープで固定する。
- 体動がある場合には，シリコンガーゼが滑ってプローブがはずれやすくなるため，ガーゼをカットしたもののほうがよい。

ポイント　テープが皮膚に直接粘着しないように注意する。

図5 超低出生体重児のパルスオキシメータープローブの固定（山﨑, 2010より引用，一部改変）[1]

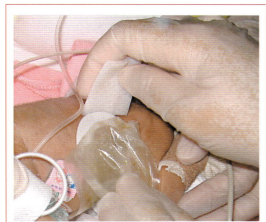

剥離剤は皮膚とテープの間に滑り込ませ，粘着剤をゆっくり溶かすようにすると，粘着剤が浮いてきて愛護的に剥離できる。

図6 剥離剤を用いた粘着剤の剥離方法（山﨑, 2010）[1]

ど，さまざまな医療機器や器具類が皮膚に接触し，圧迫する危険がある。チューブやコード類は体幹の下に潜り込ませないよう管理する。点滴針とカテーテルの接続部は小さなガーゼを皮膚との間に挟んで圧迫を防ぐ。点滴固定用シーネは必要時に用いるが，テープ固定時に関節や骨突出部を圧迫しすぎないよう注意しながら，テープで固定する。超低出生体重児では市販されている固定用カバーはなく，手作りのものを用いることが多い。カバーのエッジで皮膚を損傷しないようテープなどで保護する。NPPVやHFNCに用いるカニュラなどの機器の圧迫によるスキントラブルの予防としては，その児の鼻腔や鼻に適したサイズを選択することが重要である。

6. 褥瘡予防寝具

保育器内で使用できる市販の体圧分散寝具はベビーズマットレスやNケア®マットレスなどがある。超低出生体重児ではそうしたマットを使用するか，クッション性があり皮膚に固着しないポリウレタンフォーム（ハイドロサイト®）を使用している例もある。

低出生体重児のスキンケア　　115

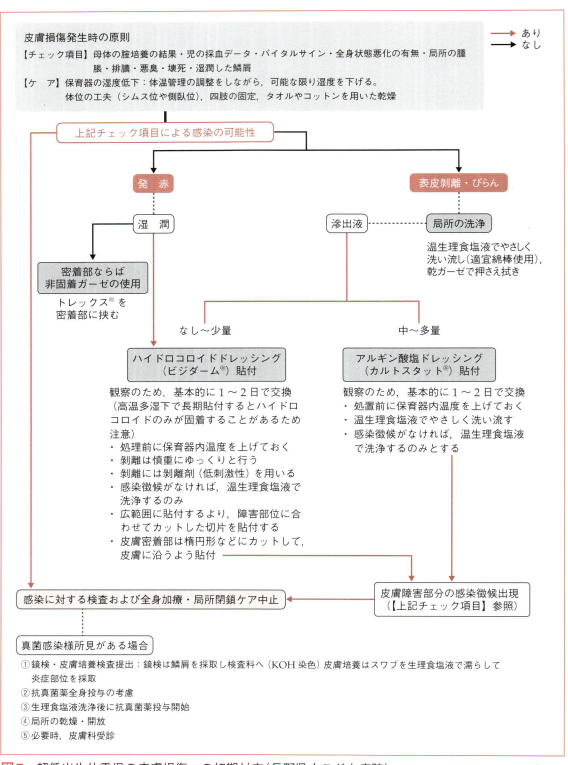

図7 超低出生体重児の皮膚損傷への初期対応(長野県立こども病院)(山崎, 2010より引用, 一部改変)[1]

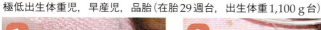
極低出生体重児，早産児，品胎（在胎29週台，出生体重1,100g台）

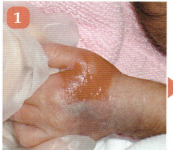
絆創膏剥離により生じた表皮剥離。感染徴候はない。

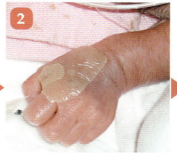
温生理食塩液で洗浄後，創傷被膜材（ビジダーム®）を貼付した。

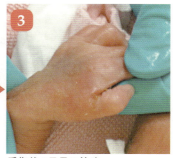
受傷後4日目に治癒。

図8 絆創膏による皮膚損傷部のケア（山﨑，2010より引用，一部改変）[1]

7. 皮膚損傷部のケア

超低出生体重児の皮膚損傷への初期対応を**図7**[1]に示す。感染の可能性の有無，損傷の程度，滲出液の量などを観察し，ケアの方法を決定する。低出生体重児では適切な創傷治癒環境が整えば治癒も早い（**図8**）[1]。しかし，感染した場合には感染経過も早いため，異常が早期発見できるよう十分な観察を行う必要がある。

8. 肛門周囲皮膚炎

バリア機能が未熟な超早産児の生体への安全面を考慮すると，スキンケア用品の使用は，超早産児ならば修正週数30〜32週前後，在胎28週以降に出生した早産児では2週間を目安に，開始するのが望ましいと考える。しかしスキントラブルが著しい場合には，医師と相談のうえ，ケア方法を決定する。軟膏で対応できない場合は，皮膚への影響を注意深く観察しながら，粉状皮膚保護剤やスキンケア用品を用いる（「肛門周囲皮膚炎のケア」の項参照）。

9. 超低出生体重児の真菌感染

超低出生体重児のカンジダ皮膚感染では，背

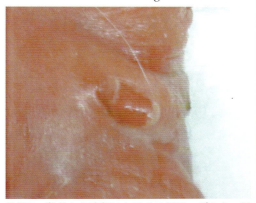
早産児（在胎22週台，体重500g台）

日齢5　鼠径から陰部にかけての紅斑，びらん，浸軟した鱗屑を確認。

図9 超低出生体重児のカンジダ皮膚感染（山﨑，2010より引用，一部改変）[1]

部や陰臀部など浸軟する部位に紅斑・びらんと湿潤した鱗屑がみられることが多く（**図9**）[1]，鱗屑の顕微鏡検査や細菌培養検査により診断される。

真菌感染のリスクが高いのは，①母体の腟培養でカンジダが検出された経腟出生児，②超低出生体重児，③粘着剤貼付部，④背部から腰部や密着部などの浸軟しやすい皮膚である。高温多湿環境は，カンジダの繁殖に好条件なため，皮膚の成熟度と体温調節能に応じて湿度を下げる。

低出生体重児のスキンケア　117

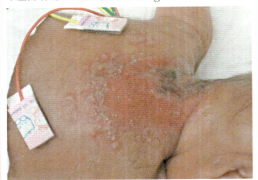

早産児(在胎23週台，体重500g台)

日齢7 壊死組織の発生後に周囲にびらんが広がり，びらん辺縁部に膿疱を形成した。

図10 超低出生体重児のアスペルギルス皮膚感染(山﨑，2010より引用，一部改変)[1]

　感染した場合は全身感染も危惧されるため，抗真菌薬が全身投与されることもある。局所は温生理食塩液による洗浄後に抗真菌薬の塗布を開始する。また局所の通気改善と摩擦防止を図る。頻回な水様便の排泄を伴う肛門周囲の真菌感染では，抗真菌薬を塗布した上から，肛門周囲皮膚炎に準じたケアを行う。

　また，アスペルギルスの皮膚感染では，感染経過が早く，局所は特徴的な所見を示す(**図10**)[1]ため，早期に診断をつけ治療を開始できるか否かが救命を左右する。

備　考

　スキンケアに用いるスキンケア用品を予防で使用する場合は，コストを算定できない。スキンケア用品を使用する際は，適応や必要性など使用する基準を考慮したうえで使用することが必要である。

(山﨑 紀江)

文　献

1) 山﨑紀江：低出生体重児のスキンケア．日本小児ストーマ・排泄管理研究会学術委員会，他 編，小児創傷・オストミー・失禁(WOC)管理の実際，照林社，2010：92–99.
2) Evans NJ, et al：Development of the epidermis in the newborn. Biol Neonate 1986；49：74–80.
3) Sedin G, et al：Measurements of transepidermal water loss in newborn infants. Clin Perinatol 1985；12：79–99.
4) Nonato LB, et al：Evolution of skin barrier function in neonates. Unpublished doctoral dissertation, University of California, Berkeley. UMI Publication Number AA 9817176, 1983
5) Kalia YN, et al：Development of skin barrier function in premature infants. J Invest Dermatol 1998；111：320–326.
6) Holbrook KA：A histologic comparison of infant and adult skin. In Maibach H, et al (eds), Neonatal Skin：Structure, and Function, Marcel Dekker, 1982：3–31.
7) Dietel K：Morphological and functional development of the skin. In Stave U(ed), Perinatal Physiology, 2nd ed, Plenum Medical, 1978：761–773.
8) Peck SM, et al：The buffering capacity of infants'skins against an alkaline soap and a neutral detergent. J Mt Sinai Hosp NY 1964；31：134–137.
9) Fox C, et al：The timing of skin acidification in very low birth weight infants. J Perinatol 1998；18：272–275.
10) Friedman Z：Essential fatty acids revisited. Am J Dis Child 1980；134：397–408.
11) Esterly N, et al：Neonatal skin problems. In Moschella SL, et al(eds), Dermatology, 2nd ed, WB Saunders, 1985：1882–1903.
12) 志村浩二：超低出生体重児の感染予防と感染症の治療．周産期医 2001；31：1335.
13) 篠原公一，他：新生児の消化管機能の発達―早期授乳は消化管機能の発達を促進．周産期医 2005；35(増刊)：278.
14) 仁志田博司：個別的発達促進ケア(ディベロップメンタルケア)．新生児学入門 第3版，医学書院，2004：106.

第4章　スキンケア

肛門周囲皮膚炎のケア

肛門周囲皮膚炎は小児の排泄ケアにおいて経験することが多い皮膚障害である。痒みや疼痛を伴うため身体的苦痛を生じる。皮膚炎の発生機序を理解したうえで予測的・予防的ケアを行うことが重要とされる。

乳幼児の皮膚の厚さは成人の1/2程度しかなく、成人に比べて角質細胞は小さく、構造的に脆弱である。また、細胞間脂質、セラミド、皮脂の量が少なく皮膚バリア機能が弱い。そのため小児の皮膚は成人より乾いており、乾燥もしやすい[1]。このように脆弱な皮膚をもつ小児の臀部皮膚においても愛護的なケアが求められる。

肛門周囲皮膚炎の発生機序

おむつの中は排泄物中の水分や汗により湿潤環境となる。通気性に欠けるおむつを使用した場合は、さらに高温多湿な環境となり皮膚は浸軟する。皮膚浸軟とは「過剰な水分に曝露された皮膚において、角質細胞間脂質や角化細胞間接着などの構造的変化により、皮膚バリア機能および外力耐久性が低下した状態」と定義されている。浸軟した皮膚では高分子の物質の経皮流入が可能となり皮膚障害の発生リスクが高まる[2]。また、物理的刺激に対しても弱く、おむつ表面やお尻拭きによる摩擦が加わると容易に皮膚障害を起こす。

消化管ストーマ閉鎖術後や原疾患による消化

吸収能力の低下、二分脊椎など脊髄神経の障害により膀胱直腸機能障害がある場合、頻回に排便がみられることがある。排泄のたびに洗浄剤を使用して肛門周囲皮膚を洗浄すると皮脂膜を過剰に奪い、さらに角質水分量が低下するとドライスキンとなる。浸軟や乾燥により皮膚バリア機能が破綻し、そこに排泄物中の消化酵素やアンモニアなどの化学的刺激が加わること、おむつ交換ごとの洗浄や清拭による機械的刺激が繰り返されることで肛門周囲皮膚炎が発生する（図1）[3]。

肛門周囲皮膚炎の予防

皮膚障害が起きてからケアを開始するのでは児の身体的・精神的苦痛が増すばかりでなく、ケアを行う者も多くの労力を要する。臨床で発赤を見つけたときにはすでにその組織内部に消化酵素や細菌が侵入しており、「時すでに遅し！」[4]と峰松が述べているように、肛門周囲皮膚炎の発生要因を理解し、予測的・予防的にケア介入することが重要である。

1.　機械的刺激の除去

1日に頻回な排便を認める場合でも洗浄は1日1〜2回とし、このとき十分に泡立てた洗浄剤を用いてこすらずに洗う（図2）[5]。

皮膚への機械的刺激がもっとも強い清拭には、

肛門周囲皮膚炎のケア　　119

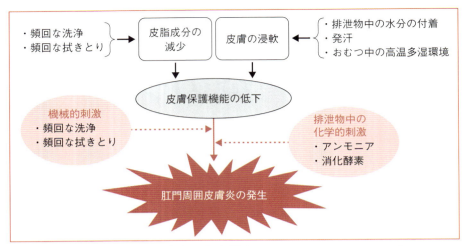

図1 肛門周囲皮膚炎の発生機序(加藤,2003より引用,一部改変)[3]

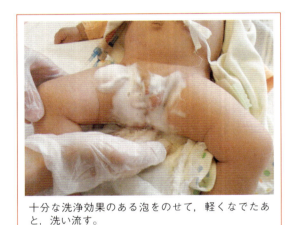

十分な洗浄効果のある泡をのせて,軽くなでたあと,洗い流す。

図2 肛門周囲の洗浄(奥田,2010より引用,一部改変)[5]

便を摘みとるようなイメージで愛護的に拭く方法が推奨される。便が皮膚に固着している場合には,ベビーオイルや清浄剤(**図3**)を柔らかい材質のティッシュやお尻拭きにしみ込ませ,こすって汚れを落とすのではなく,オイルで汚れを浮き上がらせて落とす。

2. 皮膚浸軟の除去

皮膚の浸軟を予防するには,皮膚被膜剤(**図4**)や撥水性のスキンケア用品(**図5**)を使用して尿や便が長時間皮膚に付着するのを防ぐこと(**図6**)[5],

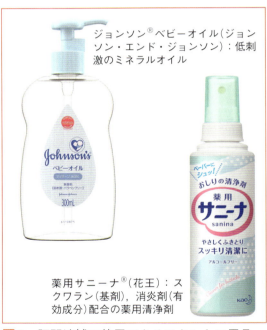

ジョンソン®ベビーオイル(ジョンソン・エンド・ジョンソン):低刺激のミネラルオイル

薬用サニーナ®(花王):スクワラン(基剤),消炎剤(有効成分)配合の薬用清浄剤

図3 肛門清拭に使用できるスキンケア用品

通気性や吸収性に優れた高品質なおむつを使用し交換頻度を増やすことが推奨される。おむつは品質も大切であるが,正しく使用しなければその特徴を発揮できない。尿や便が脇漏れするからという理由で尿とりパッドを何枚も重ねて使用すると通気性は低下し,皮膚の浸軟を助長してしまう。脇漏れの原因の多くは不適切なお

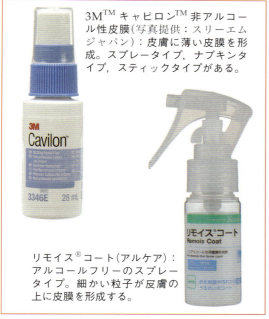

図4 皮膚被膜剤

むつのフィッティングである。児の体型に合ったサイズのおむつを正しく使用することが重要である。

3. 化学的刺激の除去

化学的刺激とは便の付着であり、皮膚に便が付着するのを防ぐ撥水性のスキンケア用品や皮膚被膜剤を活用する。粉状皮膚保護材を肛門周囲に散布することで便のpHを弱酸性に緩衝させる方法も化学的刺激の除去につながる。

肛門周囲皮膚炎のケア

1. 発生原因のアセスメント

皮膚炎を生じた場合、まずはじめに行われなければならないのは発生原因をつきとめるアセスメントである。排便回数や便性だけでなく、原疾患の治療経過や全身状態（栄養状態）、便性を悪化させる薬剤使用の有無や、栄養剤の濃度

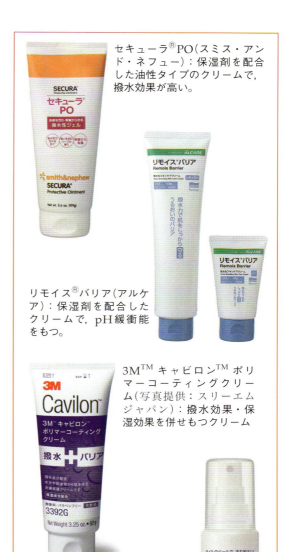

図5 撥水効果のあるスキンケア用品

や速度など総合的に評価する。排便回数が落ち着いているにもかかわらず皮膚炎が改善しない場合がある。間違ったケア方法や栄養状態の不良が治癒を遅らせている場合もあるため、安易

肛門周囲皮膚炎のケア　121

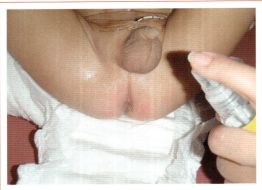

撥水効果のあるオイルを散布して，排泄物の付着を予防する。

図6 皮膚の浸軟の除去(奥田，2010)[5]

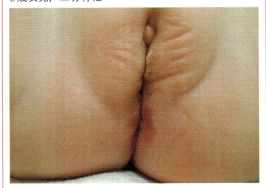

0歳女児，二分脊椎

膀胱直腸障害による失禁から常に肛門周囲に便が付着。この排泄物の付着が関与している。

図7 肛門周囲の皮膚炎(奥田，2010)[5]

にケア方法を変更するのではなく，皮膚炎が改善しない原因のアセスメントが重要なのである。

2．局所のアセスメント

1）皮膚障害の位置

　皮膚炎の位置から発生要因を推測する。肛門周囲に限局している場合には，便の付着が関与していることが推測される。図7[5]は二分脊椎の児である。便が常に肛門周囲に付着して皮膚の保護機能が低下したところに化学的刺激が加わり，皮膚炎を生じている。一方，肛門周囲に限局せず全体に皮膚障害を認めるものは便の付着に加えて，おむつやスキンケア方法に問題があることが推測される。図8[5]はストーマ閉鎖後で頻回に排便を認めていたが，排泄ごとに皮膚を洗浄・清拭していたために皮膚炎を生じた例である。皮膚障害部位は，ケアプラン選択の際に必要な情報でもある。例えば，肛門周囲の細かなしわには硬いシート状の皮膚保護材は密着しないため，パテ状の皮膚保護材や軟膏を選択するなどを考慮しなければならない。

2）皮膚障害のサイズと深さ

　皮膚障害の程度は重要な情報である。とくに

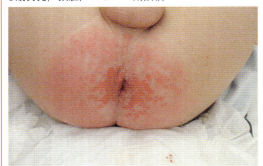

1歳男児，鎖肛，ストーマ閉鎖後

頻回な排便ごとに臀部を洗浄・清拭するというスキンケア方法が関与している。

図8 臀部に広がる皮膚炎(奥田，2010)[5]

皮膚の保護機能をもつ表皮が存在するか否かで，そのあとの治癒経過が左右される。また，真皮に至る損傷では滲出液のコントロールや痛みに配慮したケアプランを立てる必要がある。

3）皮膚カンジダ症との鑑別

　特有の皮膚症状(境界明瞭な紅斑，細かい落屑，周囲に丘疹や膿疱を伴う)により皮膚カンジダ症を疑う場合は，直接鏡検法や分離培養法による診断が必要である。皮膚カンジダ症の場合，抗真菌薬が必要となる。

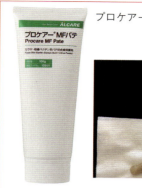
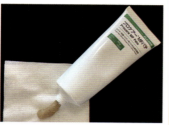

プロケアー®MFパテ（アルケア）

図9　パテの使用

3. 肛門周囲皮膚炎の改善方法

1）皮膚保護材含有軟膏の使用

　アルコールを含まず，湿った肛門周囲皮膚に密着しバリア効果が得られるものとして，パテ（図9）がある。パテは柔らかくおむつに付着しやすいため，剥がれるのを防止するためにパテの上から粉状皮膚保護材を散布するとよい（図10）[5]。

　粉状皮膚保護材と油性軟膏を3：7の割合で混ぜて，混合軟膏として使用する方法も以前から用いられてきた（図11）[5]。排泄物のアルカリ性を弱酸性に緩衝させる皮膚保護材の効果と，皮膚に密着保持できる基材として軟膏を選択した方法である。配合の比率や基材となる軟膏は施設ごとに異なる。厚く塗ることで皮膚のバリアが可能であるが，パテ同様におむつに付着しやすいため，軟膏の上から粉状皮膚保護材を散布するとよい。いずれの方法も排便ごとに拭きとらず，剥がれ落ちた部分のみ塗り重ねることで機械的刺激を軽減する。軟膏を除去する際にはオイルや清浄剤（図3）を使用し，愛護的に落とす。

2）粉状皮膚保護材の使用

　粉状皮膚保護材（図12）は排泄された便のpHを弱酸性に緩衝させ，滲出液を伴う湿った部分に密着してバリア効果を果たす。しかし，表皮

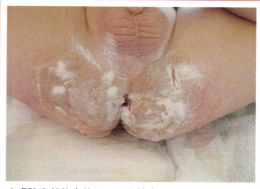

図10　パテの剥がれを予防する方法（奥田，2010より引用，一部改変）[5]

皮膚障害部位全体にパテを塗布したのち，おむつへの付着を防ぐために粉状皮膚保護材を散布する。

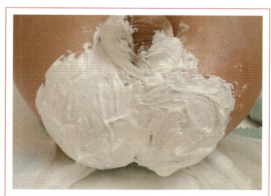

皮膚障害部位全体にバリアをつくるように，軟膏を厚く塗布する。

図11　皮膚保護材含有軟膏の使用例（奥田，2010より引用，一部改変）[5]

に欠損がない発赤のみの場合には密着しないという欠点をもつ。滲出液を伴う皮膚障害には軟膏や皮膚保護材は密着しないため，ベースに粉状皮膚保護材を使用すると滲出液を吸水し，貼付を可能にする。

　おむつ交換時には上皮化途中の新生組織を傷つけないためにも障害部位に固着した粉状皮膚保護材を無理に剥がすことはせず，上から重ねて散布する。皮膚洗浄時にもゲル化して固着した粉状皮膚保護材を無理に除去しなくてもよい。

肛門周囲皮膚炎のケア　　123

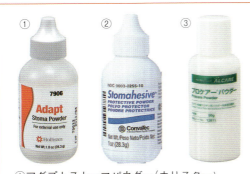

①アダプトストーマパウダー（ホリスター）
②バリケア®パウダー（コンバテック ジャパン）
③プロケアー®パウダー（アルケア）

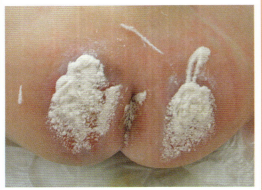

- 粉状皮膚保護材は親水性ポリマーを粉末にしたもの。水分を吸収してゲル状になる。
- 滲出液を伴う湿った部位にのみ密着するが、発赤部位には密着しない。

図12 粉状皮膚保護材と使用例

バリケア®ウェハー（コンバテック ジャパン）

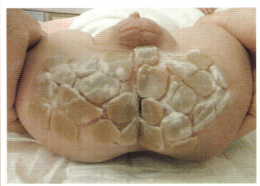

貼付する面積が大きいほど、保護材を細かくカットして貼付し、隙間に粉状皮膚保護材を散布する。

図13 板状皮膚保護材と使用例（奥田，2010より引用，一部改変）[5]

3）板状皮膚保護材の使用

　皮膚保護材はストーマケアに用いる材料であるが、便のアルカリ性を弱酸性に緩衝させる特性をもつ。肛門周囲、臀部に使用する場合には、皮膚への追従性が高い、薄くて柔らかいタイプが適している。貼付する面積が広い場合、局面は細かくカットして貼付する（**図13**）[5]。保護材の間の露出した皮膚には粉状皮膚保護材を多めに散布し、剥がれた部分のみ交換する。皮膚障害部位を十分に覆い、頻回に交換せずにすめばバリア効果のもっとも得られる方法であるが、乳幼児では児の協力が得られず人手を要すること、貼付できる平面が限られていることから貼付にはテクニックを要する。

4）皮膚被膜剤の使用

　皮膚被膜剤は皮膚の上に被膜をつくり、皮膚呼吸を妨げず、排泄物の付着を防ぐ方法として利用できる（**図4**）。少量の滲出液を伴う皮膚障害であれば、粉状皮膚保護材を散布したあとに皮膚被膜剤を2〜3回交互に重ねて保護する方法も可能である。

4．肛門周囲皮膚炎の改善方法の選択

1）皮膚炎の程度

　発赤のみの場合には、皮膚保護材含有軟膏、パテ、皮膚被膜剤の単独使用で皮膚をバリアする。滲出液を伴うびらん・潰瘍には粉状皮膚保

護材で滲出液を抑え，そのあとにバリア効果の高い皮膚保護材含有軟膏かパテを塗布する。滲出液が少量の場合には，粉状皮膚保護材を散布した上から皮膚被膜剤でカバーする方法も有効である。

2）ケア能力

　ケアを行う者の能力を判断してケア方法を選択する。入院中であれば病棟スタッフの人数やケア能力を評価し，簡便で継続可能な方法を選択する。一方，在宅であれば家族の理解力や清潔概念，確保できるケア時間などを評価し，ケアプランを立てる。家族の精神的負担とならないような方法を一緒に考えていくことが重要である。

3）経済力

　本項で紹介したスキンケア用品や皮膚保護材は家族に購入してもらい使用するため，経済的負担は適切なケアが継続されない原因となる。使用に際しては使用目的と効果，予測される経済的負担を説明し，同意を得ておく必要がある。場合によっては治療に時間を要しても経済的負担が少ない方法を考えることも必要である。

　出生直後からおむつ部位を含めた全身の皮膚にスキンケアを行うことが新生児の肛門周囲皮膚炎を予防するという報告[5]や，新生児期から保湿スキンケアを行うことで皮膚バリア機能の改善と新生児のおむつ皮膚炎の予防に有効であったという報告[7]もあり，肛門周囲皮膚炎のケアにおいては予防的スキンケアが重要である。そのためには児をトータルにアセスメントし，早期にケアプランを立てることで児の苦痛軽減に努める。肛門周囲皮膚炎が発生した場合には，皮膚のバリア効果，簡便性，経済性の3つの視点からケアプランを選択することがきわめて重要である。

（奥田 裕美）

文　献

1) 野﨑　誠：皮膚の構造（小児と成人の違い）．村松恵，責任 編，小児の状態別スキンケア・ビジュアルガイド，中山書店，2012：10–15.
2) 峰松健夫，他：浸軟皮膚における組織構造とバリア機能の変化．日創傷オストミー失禁管理会誌 2011；15：278–281.
3) 加藤好美：ストーマ閉鎖後のケア．山崎洋次，他 編，小児のストーマ・排泄管理の実際，へるす出版，2003：137.
4) 峰松健夫：発赤を見たときにはもう遅い！　IADで知っておきたい新しい「発生メカニズム」．Expert Nurse 2017；33：64–73.
5) 奥田裕美：肛門周囲皮膚炎のケア．日本小児ストーマ・排泄管理研究会学術委員会，他 編，小児創傷・オストミー・失禁（WOC）管理の実際，照林社，2010：100–106.
6) 山本一哉，他：新生児肛囲皮膚炎は予防できる．日小児皮会誌 2005；24：75–76.
7) Yonezawa K, et al：Effects of moisturizing skincare on skin barrier function and the prevention of skin problems in 3-month-old infants：A randomized controlled trial. J Dermatol 2018；45：24–30.

第5章

ストーマケア

消化管ストーマの術前ケア 128

消化管ストーマの術後ケア 135

低出生体重児のストーマケア 139

尿路ストーマケア 145

第5章 ストーマケア

消化管ストーマの術前ケア

　小児のストーマ造設は新生児期に緊急で行われることが多い。直腸肛門奇形の高位型や中間位型などにより出生後早期に手術となる場合や，早産児・低出生体重児の治療経過の中で，壊死性腸炎や特発性消化管穿孔などを発症し，救命のための緊急手術が行われる場合がある。また，頻度は低いものの悪性腫瘍や炎症性腸疾患により乳幼児期・学童期に予定のストーマ造設となる場合もある。

　どちらの場合であっても，万全の手術準備をすすめつつ，ストーマを保有しての生活が少しでもスムーズにいくように，ストーマケアが少しでも簡便であることを目標に，ストーマに関する術前準備も併せて整えていく。大きくは，術前オリエンテーションとストーマサイトマーキングがあげられるが，どちらも医療者からのマニュアル通りの一方的なケアとならないように，児と家族の様子をみながらすすめていく必要がある（**図1**）。

術前オリエンテーション

　ストーマの術前オリエンテーションは，成人ではストーマに関して知識を提供することで，おもに患者本人に心の準備をしてもらうために行われる。小児での大きな違いは児の年齢や理解力によりおもな対象が本人ではなく家族となる場合が多い点である。

　医師からどの程度ストーマに関する説明がさ

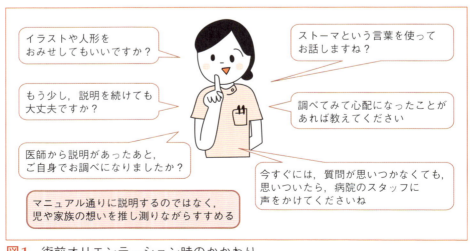

図1 術前オリエンテーション時のかかわり

表1　術前オリエンテーションのおもな項目

- ・排泄のコントロールができない（便意/尿意がない）
- ・装具（ストーマ袋）を装着し排泄物に対応する
- ・ストーマケアが必要，ケア習得のための練習が必要
- ・ストーマ用品の購入に費用がかかる
- ・社会保障制度
- ・日常生活（服装・食事・入浴・集団生活など）
- ・ストーマ外来での継続的フォロー　など

れているかを確認したうえで，**表1**のような項目を説明する。すべての項目を術前に話さなければいけないわけではなく，一方的な説明にならないよう相手の反応を確認しながら行う。気持ちの動揺から説明を十分に理解できていないことも多いが，1回の説明で理解を得ようとするのではなく，術後の指導やかかわりの中で理解を深めていくよう努める。

1．新生児期の緊急手術

新生児期の緊急手術では，母親は入院中であることも多く，産科施設から児のみが救急搬送され母子分離状態の場合もある。病状や手術の説明を受けるのは父親となることが多い。急な事態で混乱している中で手術の準備をすすめるが，術前オリエンテーションでは押し付けの説明にならないように注意し，父親の様子をみながら説明を行う。同時に母親がどのような身体・心理状態にあるか情報を得る。母親にどのように説明したらよいかわからずにいる父親もいるため，その気持ちに共感し支援する。状態が許せば，医療者側からタッチングや抱っこ，母親に児の頑張っている姿をみせるための写真撮影などをすすめるが，どれも無理強いするのではなく父親の反応をみつつ，すすめていく。

術前に母親が児との面会が可能な状態であれば，その時間や環境の調整は重要であり，多くの説明を行うのではなく静かに触れ合うことが

できるように配慮する。

低出生体重児の治療経過の中で，ストーマ造設を必要とする疾患を発症することもある。小さく産んだことを悔やみ，母親が自分を責めるような発言が聞かれることもあり，受け止め，気持ちを表出できるようにかかわる。

2．予定手術

多くはないものの悪性腫瘍や炎症性腸疾患により，予定のストーマ造設術が行われる場合がある。小児であってもその児なりに自分の身体に対するイメージをもっていると思われ，そのイメージと異なる状態になんらかの感情をもつことは当然である。

幼児や学童の場合には，本人・家族の了承を得たうえで，児本人に対しても術前オリエンテーションを行う。家族と一緒に行うほうがよいか，児と家族それぞれに行うほうがよいかは，その児と家族の状況や気持ちを聞いたうえで判断する。イラストや人形を用いての説明を提案してみてもよい。

オリエンテーションの最中だけでなく，そのあとの言動や表情などの様子も慎重に観察し，どのように受け止めているか把握する努力をする。

ストーマサイトマーキング

ストーマ造設部位は，そのあとの生活や治療に大きな影響を与える。ストーマ周囲のしわ・瘢痕の存在やストーマと肋骨・腸骨の位置が著しく近いなどの状況は，装具装着を不安定にさせ排泄物の漏れにつながる。傍ストーマヘルニアやストーマ脱出などのストーマ合併症は日々のケアを難渋化させ，時には手術が必要となる場合がある。これらの結果，児や家族がストーマに対する負担感を過度に大きく感じてしまう可能性がある。そのほか，低出生体重児のストー

消化管ストーマの術前ケア　　129

表2　ストーマサイトマーキングの目的

・装具の安定した貼付
・(セルフ)ケアがしやすい
・合併症の予防
・児と家族がストーマについて具体的なイメージをもつ機会
・児と家族と医療者の信頼関係を築く機会

表4　小児のマーキングで意識すべき特徴

・下腹部に深いしわが入る
・腹部が緊満している場合があり，腹直筋がわかりにくい
・新生児の場合，臍からの感染の危険がある
・成長発達に伴い動きが活発になる
・身体状況や生活環境が変化する
・長期にストーマを保有する場合，ケアは本人に移行される
・心疾患などを併せもつ場合，将来の手術・治療の妨げにならないよう配慮が必要

表3　クリーブランドクリニックのストーマ位置決定の基準

・臍より低い位置
・腹部脂肪層の頂点
・腹直筋を貫く位置
・皮膚のくぼみ，しわ，瘢痕，上前腸骨棘の近くを避けた位置
・本人がみることができ，セルフケアがしやすい位置

ストーマリハビリテーション講習会実行委員会 編：第9章ストーマの位置決め．ストーマリハビリテーション 基礎と実際，第3版，金原出版，2016：138.[1]より引用，一部改変

表5　人工肛門・人工膀胱造設術前処置加算施設基準

・人工肛門または人工膀胱造設に関する十分な経験を有する常勤の医師が配置されていること
・5年以上の急性期患者の看護に従事した経験を有し，急性期看護または排泄ケア関連領域における適切な研修を修了した常勤の看護師が配置されていること

(厚生労働省)[2]

マ造設後に肛門側腸管を利用して栄養の吸収を促すような治療・ケア(低出生体重児のストーマケアの項参照)を行う場合があり，そのような治療・ケアを選択・実施できるようにするためにも，装具の安定した装着は重要である。**表2**にストーマサイトマーキングのおもな目的を示す。永久ストーマ造設となる場合には，小児の特徴として成長発達により身体状況や生活環境が変化することを念頭に置いたうえで実施することが大切である。

1.　ストーマサイトマーキングの原則と小児での特徴

ストーマサイトマーキングの際，クリーブランドクリニックの「ストーマ位置決定の基準」(**表3**)[1]が参考にされることが多い。小児のストーマサイトマーキングでは特徴があるため，**表4**に示す「小児のマーキングで意識すべき特徴」を併せて参考にし，マーキングを実施する。

2.　ストーマサイトマーキングに関する診療報酬

平成24(2012)年の診療報酬改定で，「人工肛門・人工膀胱造設術前処置加算」が保険収載された。診療報酬算定のためには施設基準(**表5**)[2]を満たす必要があり，基準を満たしたうえで，厚生局への届出を行い，はじめて450点の算定が可能となる。「～術前の画像診断や触診等により，腹直筋の位置を確認した上で，適切な造設部位に術前に印をつけるなどの処置を行うことをいい，人工肛門のケアに従事した経験を5年以上有する看護師などであって，人工肛門のケアにかかる適切な研修＊を修了したものが，手術を実施する医師とともに術前に実施した場合に算定すること」[3]とされている。文中の適切な研修＊とは，現時点では日本看護協会認定看護師教育課程「皮膚・排泄ケア」および日本ストーマ・排泄リハビリテーション学会の周手術期ストーマケア研修(20時間以上)の研修が該当する[4]。また，医師とともに行うことが定められており，マー

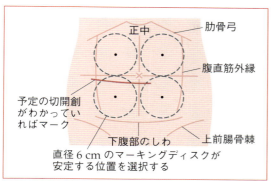

図2 消化管ストーマのマーキング

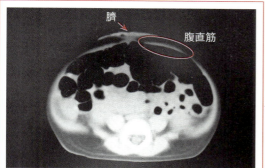

腹部に痛みがあったり，腹部膨満が強い場合には，腹部CT検査が施行されていれば，検査画像を参考に腹直筋の位置を判断する方法もある。

図3 腹部CT画像を用いて腹直筋を確認（保刈ら，2010より引用，一部改変）[5]

表6 得ておくべき患者情報

- ・疾患
- ・予定術式
- ・ストーマ造設予定の腸管
- ・腸管拡張の有無
- ・栄養状態
- ・皮膚状態（アトピー性皮膚炎などの有無）
- ・体格
- ・臍脱の有無
- ・今後の治療計画：例えば，悪性腫瘍の場合，放射線治療の予定があるか？ できるだけ照射予定位置からずらす

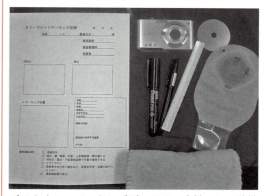

バスタオル，マーキングディスク，水性ペン，油性ペン，定規，使用予定の装具，カメラ，記録用紙

図4 マーキングの必要物品

キングに医師が参加しない場合は算定できない。

3．疾患によるマーキング位置

　疾患により，ストーマ造設に使用する腸管は異なる。直腸肛門奇形の場合であれば，S状結腸・左横行結腸・右横行結腸のいずれかの場合が多い。壊死性腸炎や限局性消化管穿孔の場合には，術前に病変部位の特定ができないことが多く，腸切除が必要かどうかやストーマ造設部位の選定は開腹所見により決まることが多い。

4．ストーマサイトマーキングの実際（図2）

1）準備

　児の情報（疾患，体格など）（表6）を収集する。術前に腹部CT検査が行われている場合は，画像から腹部の筋肉（腹直筋の幅）や脂肪の厚さを確認しておく（図3）[5]。必要物品を用意する（図4）。

2）基本ラインをマークする

　仰臥位で腹部を露出する。体温管理や露出を抑えるために，バスタオルなどで不要部位をカバーする。肋骨弓・上前腸骨棘・予定の切開線・腹直筋外縁・腹部の瘢痕・しわ・くぼみなどを

消化管ストーマの術前ケア　　131

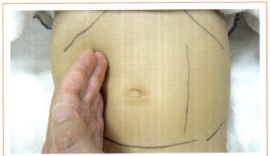

腹直筋外縁部を触診にて確認する。
児が啼泣したり、笑ったりしたときに、腹部に力が入るため確認しやすい。

図5　腹直筋の確認(保刈，2010より引用，一部改変)[5]

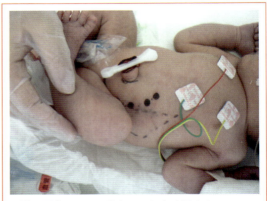

下肢を屈曲させ、下腹部のしわを確認する。

図6　下肢を曲げた状態での腹部

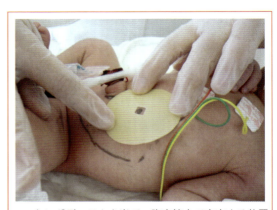

マーキングディスクを当て、腹直筋内で安定する位置を選択する（写真では直径6.3 cmの面板をマーキングディスク代りに当てている）。

図7　マーキングディスクを当てる

水性ペンでマークする。腹直筋外縁は触診にて確認する（図5）[5]。幼児・学童であれば，「お腹に力を入れてみてください」「寝たままで頭を起こしてみましょう」などの声掛けにより協力を得られる場合もある。新生児・乳児の場合は，児の啼泣時に腹部を確認すると腹直筋に触れやすい。ただし，腹部に痛みがあったり，腹部膨満が強いと触診での腹直筋確認は難しいため，腹部CTを撮影している児であれば，画像により腹直筋を確認するのもよい（図3）。

　小児では坐位や下肢を屈曲させた姿勢で，下腹部下方に深いしわが生じる。状態が許せば，坐位や仰臥位で下肢を曲げた状態での腹部（図6）を観察し，下腹部下方に生じるしわもマークする。

3）マーキングディスクを当てる

　直径6 cmのマーキングディスクを手のひらで軽く温めたあと，腹部に当てて，安定する部位にマークする（図7）。

　あらかじめマークしておいた腹直筋外縁より内側で，そのほかのラインにかからない位置を探しながらディスクを動かしていく。加えて，低栄養・腸穿孔・腸閉塞・そのほかの合併疾患などを情報として得ておき，創部離開のリスクやストーマの浮腫が強い可能性など，ある程度の予測を立てながらマーキングを実施する。ある程度安定した位置が選択できたら仮のマークを行う。

4）装具を当てる

　児や家族が装具を見たり触れたり体に当てることに抵抗がない様子であれば，使用予定の装具をマーキング位置に合わせてみて安定感を確認する。位置が最終決定したら油性マジックにてマークし，不要なラインは拭きとる。

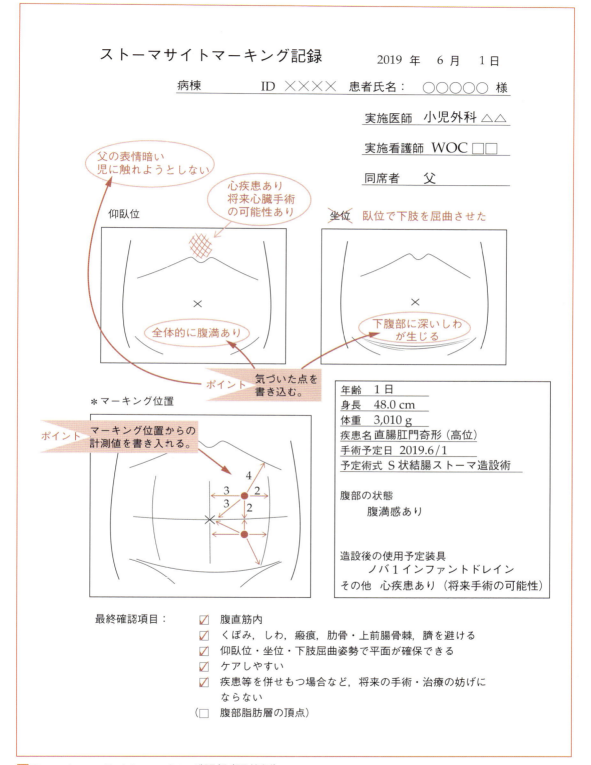

図8 ストーマサイトマーキング記録（記載例）

5) 計測と記録（図8）

　ストーマサイトマーキングを実施した場合，記録用紙もしくは電子カルテに，日時や実施した医師・看護師の氏名を残す。

　マーキング位置と，肋骨や腹直筋外縁までの距離を計測した値や，児や家族の了解を得た上で腹部の写真を撮影し記録に残す。そのほかの腹部の状態や視力・手先の巧緻性・好む衣類・皮膚の状態（アトピー性皮膚炎や汗疹ができやすいなど）などを確認し，併せて記録に残す。児や家族の表情や反応にも気を配り，気になる言動があれば記録に付け加え，今後のかかわりにつなげる。

（保刈 伸代）

引用文献
1) ストーマリハビリテーション講習会実行委員会 編，第9章ストーマの位置決め．ストーマリハビリテーション 基礎と実際，第3版，金原出版，2016：138.
2) 厚生労働省：特掲診療料の施設基準など及びその届け出に関する手続きの取り扱いについて，保医発0305第3号，平成30年3月5日

3) 厚生労働省：診療報酬の算定方法の一部改正に伴う実施上の留意事項について，保医発0305第1号，平成30年3月5日
4) 厚生労働省保険局医療課：疑義解釈資料その1（問(171)K939-3人工肛門・人工膀胱造設術前処置加算の看護師の要件にある「5年以上の急性期患者の看護に従事した経験を有し，急性期看護又は排泄ケア関連領域における適切な研修」とは，どのような研修か，平成24年3月30日
5) 保刈伸代：消化管ストーマの術前ケア．日本小児ストーマ・排泄管理研究会学術委員会，他 編，小児創傷・オストミー・失禁（WOC）管理の実際，照林社，2010：108–113.

参考文献
1) 日本ストーマ・排泄リハビリテーション学会 編，ストーマ・排泄リハビリテーション学用語集　第3版，金原出版，2015
2) 平林紀江，他：排泄管理に必要なケア技術；ストーマケア．小児看護1999；22：1605–1611.
3) 平林紀江：小児のストーマケア．伊藤美智子 編，ストーマケア，学研メディカル秀潤社，2003：136–150.
4) 日野岡蘭子：消化管ストーマのケア．山﨑洋次，他 編，小児のストーマ・排泄管理の実際，へるす出版，2003：35–44.

| 第5章 | ストーマケア |

消化管ストーマの術後ケア

　ストーマの造設直後は，手術侵襲による全身状態の急激な変化に十分に注意しながらストーマケアを行わなければならない。局所ケアの手順・根拠を十分に把握し，速やかなケアを行うことが重要である。

　本項では，術後急性期から退院へ向けての具体的なストーマケアの方法について述べる。

術直後ケア

1. 乾燥・汚染の予防

　ストーマは，乾燥を避けるため，術直後に手術室でストーマ用具を貼付するのが望ましい。小児は体表面積が大きく体温や水分の消失が著しいうえ，粘膜が乾燥すると摩擦による粘膜損傷・出血のリスクが高くなる。そのため，粘膜や周囲皮膚の保護のためにも露出時間を最小限にする必要がある。

　また，ストーマからの粘液や排泄物が周囲の皮膚に触れることで，脆弱な皮膚への化学的刺激や浸軟を引き起こし，スキントラブルを生じる危険性がある。さらに，狭い腹部と術創・ド

レーン挿入部などが密着しており，便汚染を防ぐためにもストーマ袋を装着しておく必要がある。

2. ストーマ装具の選択

　手術直後に使用するストーマ装具の条件を**表1**に示した。ストーマ装具は，単品系・二品系装具があり，大きさや皮膚保護剤の成分による粘着力の違いにも十分考慮して選択する必要がある（**図1**）[1]。術直後は，静菌作用が高く粘着力の弱いカラヤ系の皮膚保護剤が推奨されてきた。しかし，アメリカの新生児スキンケアガイドラインにてカラヤ使用による炎症報告があるため，早産児の脆弱な皮膚などへの使用には注意が必要である。

3. 両親への説明

　新生児期にストーマを造設する場合，児は専門病院に搬送され，母親と離れて治療を受けることが多い。児と離れた母親は，児の病気に衝撃を受け自責の念を感じていたり，混乱の中，児の情報を待っていることが多い。そのため，児の正確な情報が適宜伝わらないことは，不安

表1　術直後の小児に使用するストーマ装具の条件
- 袋が透明で貼付したまま便やストーマ袋の観察が容易なもの
- 皮膚保護剤を貼付した状態でストーマ周囲のケアができるよう，袋の下方が開放型のもの，もしくは二品系装具
- 防臭性が期待できる袋
- ストーマ袋から離れた状況で便がたまるような大きさのストーマ袋
- 交換回数が多くても，経済的負担を軽減できる安価なもの　など

消化管ストーマの術後ケア

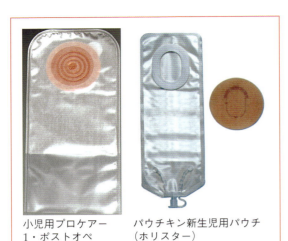

図1 術後用ストーマ装具の例（小児用）（渡部，2010より引用，一部改変）[1]

（左）小児用プロケアー1・ポストオペ（アルケア）
（右）パウチキン新生児用パウチ（ホリスター）

や孤独感を助長させることから，母親へのサポートは重要である。児の状態は父親を介して説明されることから，医療者はていねいな説明を心がけるとともに，医療機関からも早期に母親へ情報提供をしていく工夫が求められる。

指導に当たっては，母親の体調や精神状態が整っているのか確認しつつ，児の全身状態に合わせたケアを行っていく必要がある。ストーマを肯定的に受け止め，今後の手技獲得に意欲をもてるようなかかわりを行っていく必要がある。

ストーマ装具交換

基本的なストーマ装具交換の手順を図2に示す。
術後早期の装具交換時には，とくに以下の3点に注意する必要がある。

1）装具を剥がす際は，愛護的に剥がし，皮膚への剥離刺激や創への緊張を最小限とする

対応方法として，皮膚保護剤は不織布などに含ませた微温湯で湿らせ，創部を引っ張らないように手で周囲の皮膚を押さえながら剥がす。皮膚保護剤が剥がれにくい場合などは，リムーバーを使用して剥がし，指先や爪でこするなどの摩擦を加えないように注意する。

2）周囲の創やドレーン挿入部などへの汚染を予防する

創部やドレーン挿入部などの感染経路となるリスクが高い部分はあらかじめガーゼやフィルム材で保護しておく。また，洗浄した湯やケア中に抽出された便などが流れ込まないよう体位を整えてからケアを行う。

3）腹部露出による体温放出を避け，短時間でケアできるようにする

使用物品の準備は十分に行う。また，可能であればケアは2人で分担して行い，ケアが中断しないようにする。

退院に向けて

1. 退院後のサポート体制の確認

母親がメインでケアを行っていくことが多いが，一人で抱え込まないよう，父親やその他の家族の協力体制を確認し，退院までには母親以外にもケアの見学・実施を行っておくことが望ましい。

2. 退院に向けての装具選択

退院後の生活を考慮して，①排便量から袋の大きさを選択する。②便性や皮膚保護剤の溶解の程度から，皮膚保護剤を選択する。③ストーマ装具費用の負担が最小限になるようランニングコストを検討する。④利用できる社会制度を確認し，医療ソーシャルワーカーなどと連携しながら情報提供を行う。

① 必要物品を整える。
② 全身状態が安定していることを確認する。
③ 面板を剥がす前に面板の貼付状態を確認する。
④ 機械的刺激を最小限に愛護的に剥がす。

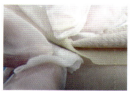

⑤ 剥がした面板の裏を確認し膨潤・溶解の程度と部位を確認する。

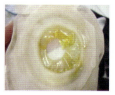

⑥ ストーマ周囲皮膚を洗浄し，水分を拭きとる。

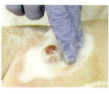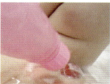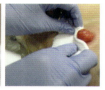

> **ポイント** 使用する洗浄剤の種類に合わせ使用する。

⑦ ストーマサイズを計測し，ストーマ・ストーマ周囲の観察をする。
⑧ ストーマのサイズに合わせ面板をカットする。

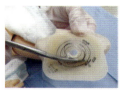

> **ポイント** 術直後の浮腫が強いときはストーマの大きさよりも3mm程度大きく開ける。
> 浮腫が落ち着いたらストーマより1〜2mm程度大きく開ける。

⑨ 面板を貼付する。

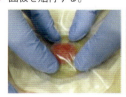

⑩ 観察した内容，使用装具，次回交換日，指導内容などの記録をする。

図2 ストーマ装具交換の手順

3．ケアの指導

　ストーマケアを母親に指導する際は，児の全身状態が落ち着いてからすすめ，ストーマケアは「傷の消毒」のような特別なことではなく，お風呂やおむつ交換と同じ排泄・清潔ケアであることを伝えていく。ストーマへの不安や恐怖を和らげるためにも，まずは医療者が自信をもっ

消化管ストーマの術後ケア　　137

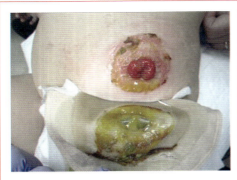
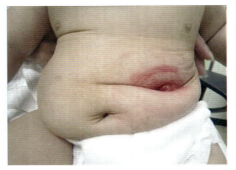

図3 成長に伴う腹壁の変化が原因の漏れ（8か月）

てケアを行ってみせる。その際はカーテンやパーテーションなどを使用し，プライバシーの保護に十分留意する。

4. 成長発達による変化への対応

児の成長や発達によって，ストーマケアにも変化が起きることを両親に伝えておくことは非常に重要である。身体の成長によって食事内容が変わり，便の性状の変化やガスの量も増加するため，装具の袋の大きさを変更する必要性が出てくる。場合によっては成人用装具の皮膚保護剤部分を小さく切って使用することもある。また，発達に伴う寝返りや，お座りなどによりできる腹部の深いしわが原因となり漏れを生じることもある（図3）ため，ストーマ装具の変更やストーマ用アクセサリーの併用で対応していく。自らストーマや装具に興味をもちはじめる幼児期では，大人が見ていないときに装具を剥がしてしまうなどの行動がしばしばみられる。その際は腹巻の使用などで対応するが，反対にセルフケアの導入も検討できる時期となる。変化が予測され対応できることを知らないと，親の精神的負担が大きくなるため，成長発達において予測される状況を情報提供し，心構えができるように支援する。成長発達によるストーマケアの変化を「トラブル」として悲観的に捉えるのではなく，予測でき対応可能な変化として認識し，退院後の親子関係や医療者との信頼関係にも重要である。

退院後は，ストーマケア外来などの相談窓口を紹介し，ケアの実施者が成長に伴い変化していくことや，集団生活などの社会生活上の注意点やサポート調整も含め，児の成長に合わせ多角的視点で支援していくことが必要である。

本項執筆にあたり転載許可をいただいた2010年照林社発行『小児創傷・オストミー・失禁（WOC）管理の実際』初版著者である渡部寛子先生に深謝する。

（阿部　薫）

引用文献
1) 渡部寛子：消化管ストーマの術後ケア．日本小児ストーマ・排泄管理研究会学術委員会，他編，小児創傷・オストミー・失禁（WOC）管理の実際，照林社，2010：114-117.

参考文献
1) 鎌田直子：ストーマ装具の装着手技とスキンケア．藤本かおり編，はじめてでもやさしいストーマ・排泄ケア　基礎知識とケアの実践，学研メディカル秀潤社，2018：38-43.
2) 日本ストーマ・排泄リハビリテーション学会編，ストーマ・排泄リハビリテーション学用語集　第3版，金原出版，2016

第5章　ストーマケア

低出生体重児のストーマケア

低出生体重児は，体が小さいだけでなく皮膚そのものが脆弱である。とくに超早産児（在胎週数28週未満）・極低出生体重児（出生体重1,500 g未満）・超低出生体重児（出生体重1,000 g未満）では，ストーマケアに難渋することが多い。そのうえストーマケアにおいては，排泄物による刺激や粘着物を貼付するという負担が加わる。

低出生体重児の場合，体温調節などが未熟であることから閉鎖型保育器に収容されることが多く，とくに超早産児や超低出生体重児の場合は，高温多湿な環境下でのストーマ管理が必要

となる（**表1**）[1]。

ストーマサイトマーキング

低出生体重児の場合，手術の緊急性から必ずしもマーキングが実施できるわけではない。また，マーキングを実施したとしても手術中の所見によりマーキング位置へのストーマ造設が困難なことも多い。とくに超早産児や超低出生体重児は，全身状態や手術の緊急性からストーマサイトマーキングの実施が難しい場合が多い。そのような状況下でも「腹直筋を貫く」「肋骨や上

表1　低出生体重児のストーマケア上の問題となる特徴

身体的特徴	・皮膚が脆弱	
	・腹部の面積が狭い	
	・皮下脂肪が少ない	
	・便性が軟らかい	
	・呼吸・循環動態が不安定	
	・体温が不安定	
	・外的ストレスの影響が大きい	
環境	・高温多湿な保育器内環境	
ストーマ用品	・小児用ストーマ装具が少ない	
	・剥離剤・粘着剤などの刺激が懸念される	
ストーマの特徴	・ストーマ粘膜が脆弱	
	・緊急手術が多い	創上にストーマ造設される場合がある
		ストーマサイトマーキングが不可能な場合がある
	・ストーマの高さがない場合がある	
	・腸脱出が起こりやすい	
	・小腸ストーマの造設が多い	排泄物が水様で刺激が強い
		排泄物が多く消化吸収が不良となる場合がある

（保刈，2010より引用，一部改変）[1]

低出生体重児のストーマケア　　139

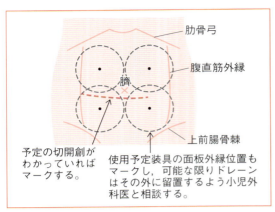

図1 低出生体重児のストーマサイトマーキングの実際（保刈，2010より引用，一部改変）[1]

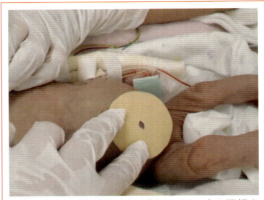

パウチキン未熟児用パウチ（ホリスター）の面板をマーキングディスク代わりに使用している。
直径5 cmの面板でも安定した平面は得にくい。

図2 マーキングディスクを当てる

前腸骨棘，鼠径，しわなどの凹凸がない」「手術による横切開創，臍，ドレーン挿入部を避ける」ことを考慮する。少しでも条件のよい部位への造設を目指してもらえるよう，日頃のケアを通して術者である小児外科医と話し合っておく。

1. 低出生体重児のストーマサイトマーキングの実際（図1）[1]

基本的には「消化管ストーマの術前ケア」の項のストーマサイトマーキングの実際と同様であるが，異なる点としては，低出生体重児ではストレスとなる外的な刺激を少なくすることが推奨されており，マーキングのために触れることで，児に長時間ストレスを与えないよう注意する。実際には保育器のフードの外からでも，児の腹部の様子はある程度観察可能であり，直接触れる時間をできるだけ短くするよう心がける。

ほかにも，成人では腸管手術の切開創は通常臍の上下にかけて正中切開を置くが，低出生体重児の場合は，上腹部や下腹部に横切開を置くことが多い。また，術者の考えによって異なるが，横切開創の上にストーマが造設される場合がある。その場合，術前に予定される横切開の位置を術者に確認しておくことで，ストーマ造設可能な範囲が限定されるため，その範囲の中でのマーキングとなる。ほかに循環動態が不安定な場合や，腸管の壊死や穿孔が予測される場合には，基本ラインのひとつである腹直筋を触診で確認することはせず，大体の予測で腹直筋を把握するにとどまることもある。

使用するマーキングディスクに関しては，低出生体重児の腹部には，小児用の直径6 cmのマーキングディスクでも大きく使用しにくいため，未熟児用装具として販売されている二品系装具の面板（図2）や直径5 cm程度の円形にカットした固めの紙やプラスチックを利用する。実際に腹部に当ててみて，安定する面積が得られない場合には，用いた面板などの外縁をさらに切り落とし実施している。

面板貼付範囲内にドレーンが留置されると，ストーマケア・ドレーン管理の両方に難渋するため，使用する予定装具の面板外縁位置もマークし，可能な限りドレーンはその外に留置，もしくはストーマより2 cm程度離して留置することを術者に依頼する。また，超早産児など角質形成が未熟な場合，過度の経皮吸収が懸念されるため，マークの書き入れは最小限とする。通

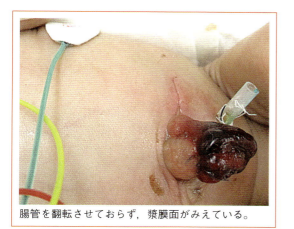

図3 腸管を翻転させていない状態
(腸管を翻転させておらず、漿膜面がみえている。)

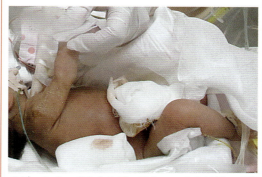

図4 ドーナツガーゼでの保護
(さばいたガーゼを丸めて、ストーマの上に置いて管理する。ストーマに固着しないように、触れる面にはワセリンを塗っておく。)

常，書き入れた下書きのマークは拭きとって落とすが，超早産児の場合には摩擦やズレに対して非常に脆弱であることから，拭きとること自体にもリスクがあることを理解しておきたい。

脆弱なストーマ粘膜の保護

低出生体重児は腸管そのものが薄く脆弱であるうえ，翻転させず腸管を腹壁にもち上げている場合もある（図3）。ストーマ部をガーゼ類で覆うことでの損傷を避けるため，早期にストーマ袋での管理としたいが，術直後は全身状態の安定が第一優先であり，すぐに排便がみられないような場合や，循環動態が不安定で触れるだけでストレスが加わり心拍数の低下や血圧低下が起こるような場合，必ずしも装具の装着にこだわる必要はなく，数日はドーナツガーゼ（図4）などでストーマ部を保護することもある。その場合には，ガーゼがストーマ粘膜や漿膜に固着し除去の際に損傷することがないよう，ストーマに触れる部分のガーゼに白色ワセリンなどをたっぷりと塗った状態としてから，ストーマに当てるように配慮する。

とくに術直後は出血により，ガーゼがさらに固着しやすく危険であるため注意が必要である

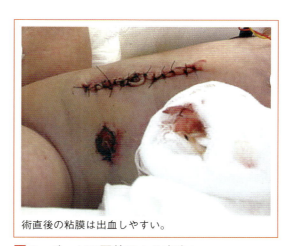

図5 ガーゼの固着による出血 (保刈, 2010より引用, 一部改変)[1]
(術直後の粘膜は出血しやすい。)

（図5）[1]。

ストーマ装具交換

早産児・低出生体重児の皮膚は表皮（角質層）・真皮・皮下組織のすべてにおいて未熟である。角質層の発育不良によりバリア機能が低いため，微生物やアレルゲンが侵入しやすい，経皮水分喪失が大きい，洗浄剤などの過度の経皮吸収が懸念されるなどの問題がある。さらに表皮と真皮の結合が弱く，真皮の弾性線維が少ないため，ずれ・摩擦や粘着剤の剥離に弱く，容易に水疱

低出生体重児のストーマケア　　141

を生じる．本来弾力性のあるクッションのように体を守ってくれる皮下脂肪が少ないことで，圧迫の影響を受けやすい．加えて，体が小さくストーマ装具を安定して装着するための面積を得ることが容易ではない．これらの問題点を念頭に置きつつ，ストーマ管理方法を考えていく．

1. 剝離剤と洗浄剤

　剝離剤は，アルコールを含むものやシリコン性のものなど，多くの種類が販売されているが，ほとんどの製品が低出生体重児は使用対象外とされており，とくに超早産児ではその角質の薄さから過度の経皮吸収が懸念されるため使用しにくい．洗浄剤も同様である．温生理食塩液（温生食）で皮膚保護剤をゆっくりと湿らせながら剝離し，ストーマ周囲皮膚の洗浄も温生食で流す（図6）か，温生食に浸した綿球で，こすらないようにやさしくパッティングするように付着した便を除去する．皮膚の成熟度に合わせて剝離剤や洗浄剤の使用をはじめるが，その場合も限られた狭い範囲から使用を開始し，異常がないことを確認し徐々に使用範囲を広げていく．剝離剤を使用しにくい状況を鑑みると，剝離時の負担が大きい粘着力の高い皮膚保護剤は選択しない．

2. ストーマ装具

　低出生体重児では腹部の面積は狭く，その狭い腹部の中に手術創・臍・ドレーン挿入部・ストーマが密集している（図7）．装具の貼付面積が得られず苦慮することも多いが，ストーマからの排便がみられはじめる頃には，手術創・ドレーンの便汚染を防ぐことや，消化酵素を含んだ便が脆弱な皮膚に付着することでの皮膚トラブルを予防する目的で，ストーマ装具による管理を目指す．装具装着のための面積が得られないようにみえても，面板の開孔を中央部からずらし

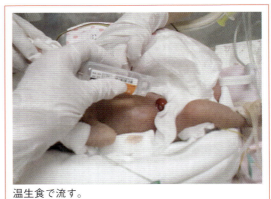
温生食で流す．
図6　ストーマ周囲皮膚の洗浄

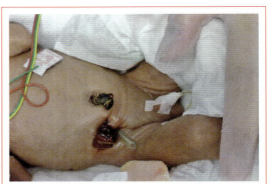
狭い腹部に，手術創・臍・ドレーン挿入部・ストーマが密集しており，装具装着のための平面が得にくい．
図7　低出生体重児の腹部

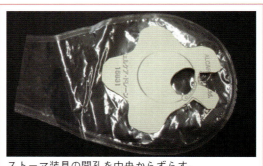
ストーマ装具の開孔を中央からずらす．
写真の装具はドレーン用装具．
図8　装具装着のための工夫

て行い，面板外縁部を切り落とす（図8）ことで，ストーマと汚染したくない部位（臍やドレーンなど）を別管理とできる場合もある（図9）．

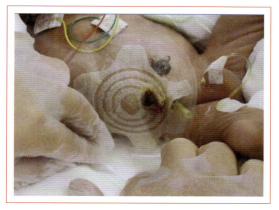

図9　開孔をずらした装具の装着

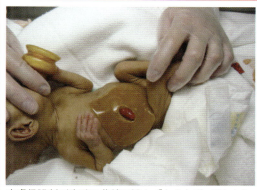

皮膚保護剤が腹壁の曲線に沿わずもち上がってしまう。

図10　硬い皮膚保護剤を貼付した例(保刈，2010より引用，一部改変)[1]

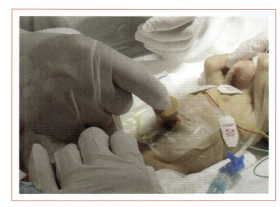

図11　間欠的注入

　低出生体重児の狭い腹壁では，硬い皮膚保護剤を貼付すると腹壁のカーブに沿わずに皮膚保護剤がもち上がってしまい（図10）[1]，皮膚に緊張をかけてしまうことがある。前述した特性から皮膚の緊張は容易に水疱やびらん形成につながる。柔らかく腹壁のカーブに沿うような皮膚保護剤を選択する。

　また腹部の観察も重要なケアとなる。腹部の広い範囲を面板で覆ってしまうと，腹壁が隠されてしまい観察がしにくくなるため，不要な部分は切り落として貼付する。

肛門側腸管への便や栄養剤の注入

　低出生体重児のストーマ造設では，双孔式（ループ式，二連銃式，分離式）のストーマ造設が多く，口側腸管につながる便の排泄孔と肛門側腸管につながる粘液瘻が存在することになる。小腸ストーマでは，栄養開始後も消化吸収が十分ではなく，ストーマから水様性の便が多く排泄されることがある。ストーマ造設部位までの口側腸管が短ければ短いほど，このような問題が生じる。このことが原因で体重増加がすすまず，ストーマ閉鎖の予定が立たず時間が経過してしまうことがある。このような体重増加不良の問題や，粘液瘻である肛門側の残存腸管の萎縮を予防し，ストーマ閉鎖術（口側腸管と肛門側腸管をつなぐ手術）の際の腸管どうしの極度な口径差を解消することを目的とし，口側腸管から排泄された便や栄養剤，プロバイオティクスなどを粘液瘻から肛門側腸管に注入することがある。注入は間欠的注入（図11）と，カテーテルを留置しポンプを用いた持続的な注入があるが，どちらの場合も各施設で難渋しながら管理を工夫している。図12のように，窓付きドレナージ用装具の面板外縁をできるだけ切り落として貼付し，窓部分を開放し注入する方法や，皮膚への面板の貼付を利用して持続注入用のカテーテルの固定を行い（図13，図14）注入する方法，

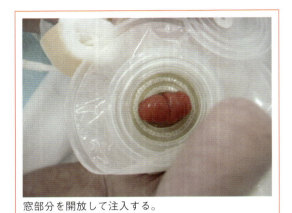

窓部分を開放して注入する。

図12 窓付きドレナージ用装具の装着

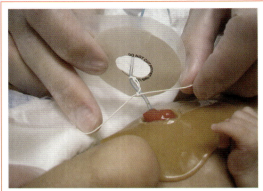

持続注入用カテーテルに固定のための糸を結んだ状態で，肛門側腸管に留置する。

図13 持続注入用カテーテル留置の一例

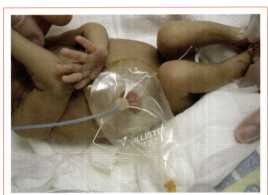

カテーテルに結んだ糸をあらかじめ皮膚に貼付しておいた皮膚保護剤と，装具の面板で挟んで固定する。

図14 持続注入用のカテーテル固定の一例

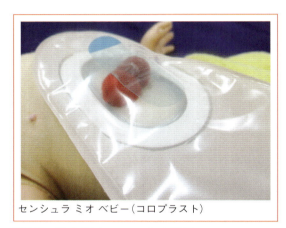

センシュラ ミオ ベビー（コロプラスト）

図15 注入用ホールのある装具

そのほかに装具の袋部分に小さな孔（注入用ホール）が開けられており，テープ（注入用ホールカバー）で開け閉めして操作ができるような装具（**図15**，**図16**）が販売されている。

（保刈 伸代）

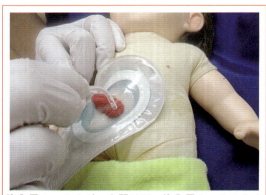

注入用ホールカバーを開けて，注入用ホールからカテーテルを挿入し，注入を行う。

図16 注入用ホールからのカテーテル挿入

引用文献
1) 保刈伸代：低出生体重児のストーマケア．日本小児ストーマ・排泄管理研究会学術委員会，他 編，小児創傷・オストミー・失禁（WOC）管理の実際，照林社，2010：118–122．

参考文献
1) 山﨑紀江：新生児のストーマケア．Neona Care 2007；20：261–268．
2) 日野岡蘭子：低出生体重児のストーマケア．臨看 2008；34：1612–1619．

第5章	ストーマケア

尿路ストーマケア

小児に造設される尿路ストーマには，禁制導尿路ストーマ，膀胱皮膚瘻，回腸導管・結腸導管，尿管皮膚瘻がある。ストーマ造設が必要となる疾患や年齢，術式を考慮したケアが必要となる。

本項では造設される尿路ストーマの特徴を踏まえたケア方法を述べる（尿路変向術と合併症については「尿路管理における手術療法と合併症」の項参照）。

術前のケア

1. 術前オリエンテーション

オリエンテーションを行う前にはどのように医師から説明されているかを確認しておく。児と家族が術後の状態やケア，日常生活についてイメージできるようにオリエンテーションを行う。

禁制導尿路ストーマを造設する児の場合，術後には導尿が必須となるため，その点についても十分説明する。児が適切に導尿を行えるか，手技習得は可能かなど自己管理能力について検討する必要がある。同様の手術を行っている児に実際に見せてもらう，話を聞く機会をつくるなども考慮する。また，家族や学校の支援体制についての確認もしておく。

回腸導管・結腸導管は悪性腫瘍により造設されることが多い。疾患についての家族，本人の理解度や受容過程に合わせた援助が必要である。

ストーマ装具を使用する尿路ストーマ（回腸導管・結腸導管，尿管皮膚瘻）を造設する場合は，装具についても説明する。使用予定のストーマ装具や術後がイメージできるパンフレットや写真などを用いて説明を行うとイメージしやすい。

2. ストーマサイトマーキング

1）禁制導尿路ストーマ

本人のみえる位置，導尿しやすい位置を選択する。左右下腹部もしくは臍部に造設される。本人の希望も確認しながら術者とともに造設可能な位置を確認する（図1）。

2）膀胱皮膚瘻

膀胱皮膚瘻は膀胱脱の予防のために膀胱の頂部に作製されることが多い。通常は臍と恥骨を結んだ中央のやや頭側に造設される。造設部位が限られるため，マーキング部位は特定できない。

3）回腸導管・結腸導管

消化管ストーマに準ずる。長期化することが考えられるので，本人がセルフケアしやすい位置を考慮したマーキングを行う（図2）。小児では下腹部面積が狭く，安定した装具貼付面積が確保できない場合は上腹部を選択することもある。

尿路ストーマケア　　145

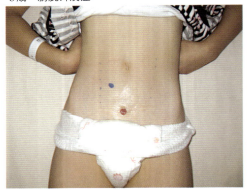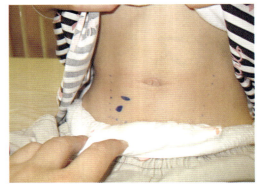

- 膀胱皮膚瘻で管理してきたが，入学前に禁制導尿路ストーマ造設予定となり，術者とともにマーキング。
- 坐位での腹壁の状態も確認し，児がみえやすく，セルフケアしやすい位置を選択した。

図1 禁制導尿路ストーマのマーキング

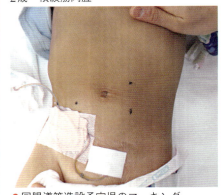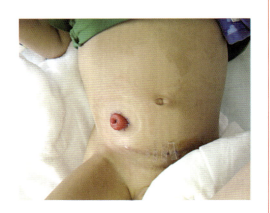

- 回腸導管造設予定児のマーキング。
- 幼児であるが，下腹部にストーマ装具貼付面積が得られそうであったため，鼠径部よりなるべく距離を離した右下腹部を第一選択としたマーキングを術者とともに行った。

図2 回腸導管のマーキング

4）尿管皮膚瘻

尿管は可動性が乏しく，造設できる位置は限られてくる。医師と相談のうえ，使用する尿管の過度な緊張や屈曲がない位置を選択する。ストーマ装具を使用する場合は，平坦な装具貼付面積が得られ，ケアの行いやすい位置にマーキングを行う。

術直後のケア

1. 禁制導尿路ストーマ

1）カテーテル管理

禁制導尿路ストーマでは，導尿路カテーテルが術後2〜3週間留置される。カテーテルからの尿流出状況の観察とカテーテルの自然抜去，屈

曲，閉塞の有無の観察を行う。カテーテルが抜去しないように固定には注意が必要である。術直後，ストーマ周囲は浮腫により粘膜や皮膚の損傷をきたしやすいため，挿入部に緊張がかからないように気をつける。少しゆとりをもたせてテープで固定し，体位によってカテーテルが引っ張られないかどうか確認する。

2）ストーマの観察

ストーマ粘膜，ストーマ粘膜皮膚接合部，ストーマ周囲皮膚の観察を行う。

2. 膀胱皮膚瘻

膀胱皮膚瘻の場合も術直後は数日間カテーテルが留置される。カテーテルが抜去しないように注意する。

3. 回腸導管・結腸導管
1）カテーテル管理

術直後は吻合部のリークを予防する目的で尿管からのステントが留置されている。尿流出状況の観察とストーマから体外へ出ているカテーテルが抜去しないように注意する。造影検査にて吻合部のリークがなく，尿管の蠕動が良好であることが確認できれば，カテーテルは1本ずつ抜去となる。

2）ストーマの観察

ストーマ粘膜，ストーマ粘膜皮膚接合部，ストーマ周囲皮膚の観察を行う。

3）装具選択

尿路系ストーマは排泄物が尿であり，皮膚保護剤には耐水性が求められるので合成系が主体の皮膚保護剤を用いる。カテーテルが留置されていることが多く，管理のしやすさから二品系

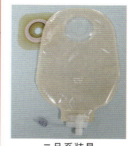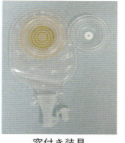

二品系装具　　　　窓付き装具

図3 術直後のストーマ装具

の装具，窓付き装具が選択される（図3）。また，尿路感染防止のため逆流防止機構付きの装具を使用する。

4）ストーマ装具の交換

カテーテルを清潔なガーゼで包み，ケアを行う。ケアの方法は消化管ストーマに準ずる。装具装着時にカテーテルの先端は採尿袋の逆流防止機構よりも上になるように留意する。

4. 尿管皮膚瘻
1）カテーテル管理

カテーテルが皮膚瘻から腎盂内に1週間程度留置される。尿流出状況の観察と，カテーテルが抜去しないように注意する。

2）ストーマの観察

ストーマ粘膜，ストーマ粘膜皮膚接合部，ストーマ周囲皮膚の観察を行う。

3）装具選択・ストーマ装具交換

ストーマ装具を使用する場合は，回腸導管・結腸導管に準ずる。

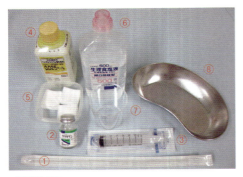

＜必要物品＞
①カテーテル，②潤滑剤，③注射器，④消毒薬，⑤消毒用綿花，⑥洗浄液（生理食塩液または水道水），⑦洗浄液を入れる容器，⑧排液を入れる容器

1 洗浄液を人肌程度に温める。

2 物品を用意する。

3 容器に洗浄液を入れる。

4 導尿を行い，膀胱内を空にする。

5 注射器に洗浄液を吸う。

6 カテーテルから注射器で洗浄液を注入する。

7 排液する。

> ポイント
> ● 排液中の浮遊物，洗浄液の注排水がスムーズかを観察する。
> ● 注入した液が全量回収できないときは，カテーテルを少し動かし，注射器でゆっくり吸引してみる。

8 5 ～ 7 を排液がきれいになるまで繰り返す。

9 後片付けをする。

図4 膀胱洗浄の手順

社会復帰時のケア

1. 禁制導尿路ストーマ

1）自己導尿の指導

詳細は「清潔間欠的自己導尿のケア」の項を参照。

2）膀胱洗浄手技の指導

腸管利用の膀胱拡大術後は，尿に腸粘液が混入する。通常の尿より粘性があり，浮遊物が混入して結石や感染の原因となるため，膀胱洗浄が必要となる（図4）。禁制導尿路（腹壁）の場合は，尿排出路が膀胱底部よりも頭側にあるため腸粘液がたまりやすく，結石形成のリスクも高くなるため，1回/日 膀胱洗浄を行うことが望ましい。洗浄には生理食塩液を使用する。在宅療養においては水道水を使用している施設もある。粘液の量や生活に合わせて医師と相談のうえ膀胱洗浄の回数を調整する。浮遊物が多い場合やカテーテルが詰まる場合などは，カテーテルサイズが大きいほうが排出しやすい。

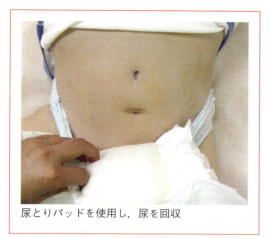
尿とりパッドを使用し，尿を回収

図5　膀胱皮膚瘻1

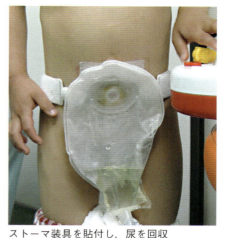
ストーマ装具を貼付し，尿を回収

図6　膀胱皮膚瘻2

2．膀胱皮膚瘻

　膀胱皮膚瘻は下腹部に造設されることが多い。そのため，ストーマ装具の貼用は困難であることが多い。ストーマ部におむつや尿とりパッドを当てて尿を回収する（図5）。ストーマ周囲皮膚に撥水性クリームや皮膚被膜剤を用い，皮膚障害を予防する。年齢が増してくると尿量が多くなるとともに活動性も高くなり，ストーマ部に当てたおむつや尿とりパッドの固定が難しくなることがある。次の段階の手術を検討する時期にもなるが，ストーマ装具の使用を検討する場合もある（図6）。

3．回腸導管・結腸導管

　装具交換時は消化管ストーマ同様，ストーマ周囲皮膚を石鹸で十分に洗浄する。尿路ストーマの場合は，感染予防の点から，まずストーマ近接部の皮膚から洗浄をはじめ，内側から外側に向かって洗浄を行う。短い間隔で尿が排泄されるために，交換時にはロール状にしたガーゼを用いるとケアしやすい（図7）。尿をガーゼに吸収させながら皮膚の洗浄を行い，皮膚を乾燥させたのちに装具を装着する。装具は型紙に合わ

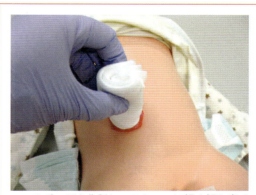
ロールガーゼを作製し，ストーマに軽く押し当てて尿を吸いとりながら行うとケアがしやすい。

図7　尿路ストーマの交換時のポイント

せて切ったものをあらかじめ用意しておき，尿の排泄がみられないときに速やかに貼付する。

　装具は単品系・二品系などさまざまな種類がある。術直後に使用していたものを継続して使用する場合もあるが，ストーマや腹壁の状態，皮膚の状態，尿による溶解，膨潤程度，経済性などを考慮して選択する。

4．尿管皮膚瘻

　ストーマ装具を貼付して管理する場合は，回

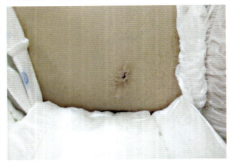
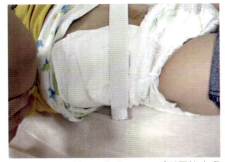

5歳男児　総排泄腔外反症

膀胱皮膚瘻あり。右尿管拡張が強く，尿路感染を繰り返す児に対し1歳時にループ型尿管皮膚瘻を造設。尿とりパッドをベルトで固定して尿を回収させている。

図8　尿管皮膚瘻

腸導管・結腸導管に準ずる。小児の尿管皮膚瘻はおむつやパッドを当てて尿を回収させることもある（図8）。その場合は膀胱皮膚瘻のケアに準ずる。

     *

　小児の尿路ストーマは現疾患に対する治療だけでなく，児の成長発達，社会への適応などQOL向上のための尿路変向として造設される場合も多い。術式や手術時期決定の際には，管理面も考慮し，児や家族に適した方法が選択できるように術前から十分かかわる必要がある。術後は適切にケアができるように成長に合わせた継続的なかかわりが必要である。

　本項執筆にあたり転載許可をいただいた2010年照林社発行『小児創傷・オストミー・失禁（WOC）管理の実際』初版著者である鎌田直子先生に深謝する。

（松尾　規佐）

参考文献

1) 鎌田直子：尿路ストーマのケア．日本小児ストーマ・排泄管理研究会学術委員会，他 編，小児創傷・オストミー・失禁（WOC）管理の実際，照林社，2010：123-126.
2) 杉多良文：尿路変向（変更）術と合併症．日本小児ストーマ・排泄管理研究会学術委員会，他 編，小児創傷・オストミー・失禁管理の実際，照林社，2010：41-48.
3) 安蔵早苗：尿路変児のケア．山崎洋次，他 編，小児ストーマ・排泄管理の実際，へるす出版，2003：77-81.
4) 鈴木万里：尿路ストーマを要する疾患と造設．ストーマリハビリテーション講習会実行委員会 編，ストーマリハビリテーション基礎と実際，第3版，金原出版，2016：89-94.
5) 作間久美，他：ストーマの位置決め．ストーマリハビリテーション講習会実行委員会 編，ストーマリハビリテーション基礎と実際，第3版，金原出版，2016：134-146.
6) 市六輝美：下部尿路再建術後の子ども．田中純子，他 編著，すぐにわかる！使える！自己導尿指導BOOK，メディカ出版，2012：148-154.

第6章

失禁のケア

排便コントロールと便失禁の治療　152

強制排便法　162

清潔間欠的自己導尿のケア　173

第6章　失禁のケア

排便コントロールと便失禁の治療

便失禁を主とする排便障害は児のQOLを著しく低下させる。小児の排便障害には二分脊椎・直腸肛門奇形・ヒルシュスプルング（Hirschsprung）病などの先天性疾患，あるいは直腸肛門部の外傷や手術後の肛門機能の低下，脊髄損傷を含む神経疾患，さらに心理的な問題に起因する遺糞症などがみられる。便失禁・排便障害に悩む児はけっして少なくなく，小児の排便障害外来の必要性は高い。

便失禁が発生する原因を評価し，その病態に対応する治療法・処置法を適切に選択できる医師と看護師によって診療される。とくに，児の生活様式を詳細に分析・評価して，生活の中での装具や排便方法の具体的な工夫を助言できる看護師の役割が重要である[1]。

直腸肛門の構造と正常排便のしくみ[2]

1. 直腸肛門の構造

排便障害を評価するためには，直腸肛門の基本構造を理解しておく必要がある[3]（図1）[4]。

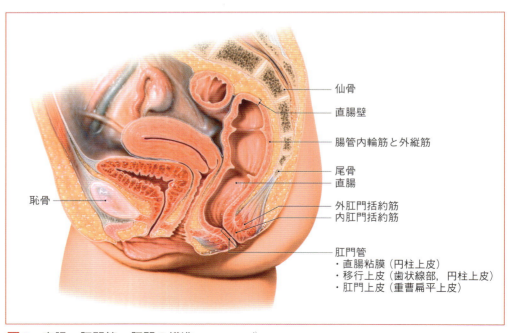

図1　直腸・肛門管・肛門の構造（西島，2010）[4]

表1 排便の4相の各要素と治療処置

排便相	要素	治療処置
1. 便塊形成	1)結腸の蠕動・分節運動 2)便の性状	・腸管蠕動調整薬 ・大腸刺激性下剤 ・塩類下剤 ・止痢薬 ・乳酸菌酪酸菌製剤
2. 便意出現	3)直腸内への便塊の移送 4)直腸壁・骨盤壁への伸展刺激 5)便意	・食事により胃大腸反射を誘発させる。 ・大腸刺激性下剤・浣腸・洗腸 ・定期的な直腸の空虚化(伸展センサー鋭敏化) ・浣腸,洗腸液の注入による直腸,結腸の刺激 ・綿棒による肛門管刺激 ・直腸刺激性坐剤
3. 排便抑止	6)意識しない排便抑止反射 7)外肛門括約筋・肛門挙筋の意識的収縮 8)糞便閉塞(結果として成立する)	・直接対処ない(直腸内の便をなくすことで対処) ・バイオフィードバック法で収縮訓練・収縮力増強 ・大腿薄筋巻き付け術などの括約筋力増強手術 ・オリーブオイルの直腸内注入による硬便の軟化 ・硬便軟化を待って浣腸 ・摘便
4. 便排出	9)内肛門括約筋の弛緩 10)外肛門括約筋の弛緩 11)腹圧上昇(いきむ,仕上げのいきみ) 12)肛門管と肛門部皮膚の知覚	・内肛門括約筋の部分切除,用手拡張 ・異常収縮があれば除去する。 ・腹筋の強化,いきみ練習,腹部の圧迫・マッサージ ・知覚欠失には対処法なし,肛門部皮膚の正常化 ・便座の水流による肛門・肛門管の刺激(排便誘発) ・皮膚保護軟膏塗布

(西島,2010より引用,一部改変)[4]

肛門管とは,肛門挙筋より遠位の外肛門括約筋(括約筋群ともいわれる)に囲まれた腸管の最遠位部で,豊富な知覚神経終末がみられる。

内肛門括約筋は肛門管部の腸管壁内の肥厚した内輪筋をいう。これは平滑筋で不随意筋(自律神経支配)であり,常に適度な収縮状態にあり,肛門管の安静時の締めつけ力を維持している。歯状線レベルで近位に2/3,遠位に1/3が存在する。

外肛門括約筋は横紋筋で,随意筋である。最浅層は肛門部皮下を尾骨に向かって走り,浅層から深層は肛門管を垂直方向にとり囲むように走り(垂直線維部ともいわれる),最深層は恥骨直腸筋と癒合して直腸を前方へ吊り上げるように走り,常に適度な収縮状態にある。随意的に収縮させることで肛門管の圧を上げて閉じ,肛門を挙上して便の排出を止めることができる。

肛門挙筋は恥骨直腸筋,恥骨尾骨筋,腸骨尾骨筋,および坐骨尾骨筋からなるとされる横紋筋群で随意筋である(陰部神経S2〜4支配)。おもに恥骨直腸筋の収縮により直腸と肛門管の境界部を腹側・頭側に牽引して直腸肛門角を鋭角化する(直腸会陰曲の形成)。これにより便の排出を防止する。

排便時はこれらの筋肉を弛緩させて,肛門が尾側にやや突出し,直腸肛門角も直線化され,直腸内の便は肛門管に進入しやすくなる。

2. 正常排便のしくみ

排便障害に対して治療する際には,正常の排便のどの要素を治療対象としているか,治療によりどのような効果を期待できるかを意識して区別したほうが効果を判定しやすい[5,6](**表1**)[4]。

1)便塊形成相

食物は口で咀嚼され,嚥下されて胃に運ばれ,胃液と混和されたのち,幽門から小さな塊状に

排便コントロールと便失禁の治療 153

なってひと塊ずつ十二指腸へ運ばれる。この運動は副交感神経(迷走神経)で促進される。

小腸の口側4割を空腸，肛門側6割を回腸と区分する。腸内容は空回腸では分節運動で混和され，蠕動運動により肛門側へ運ばれる。この間に消化と吸収(水分・電解質・炭水化物・たんぱく質・脂質など)が行われる。成人では盲腸に到達する腸内容は1～2L/日で，盲腸・上行結腸で水・電解質が吸収されて腸内容は半固形から固形となる。左側結腸と直腸では，通常の分節・蠕動運動以外に，大蠕動と呼ばれる強い収縮を伴う蠕動が1日1～2回発生して腸内容が一気に直腸へ送られる。

2) 便意出現相

下行結腸やS状結腸に滞留した便塊が，大蠕動で直腸内に運ばれると，直腸内圧が高まり，直腸は拡大して直腸壁は伸展される。直腸壁・直腸をとり囲む骨盤壁にはこの直腸の拡張と伸展を感知する伸展受容体がある(直腸壁にはS2～4の骨盤内臓神経から副交感神経が到達している)。

正常直腸の拡張能(壁の伸展能)(便の貯留能でもある)とセンサー機能は禁制の重要な要素である。大蠕動により便塊が直腸に進入すると，直腸内圧が高まり，内肛門括約筋は反射的に弛緩する(直腸肛門反射または直腸肛門抑制反射ともいわれる)。この反射は直腸の壁内神経節細胞と仙髄によって調節されている。直腸の拡張および壁の伸展は伸展受容体によって感知されて，骨盤神経を介してS2～4の脊髄排便中枢から大脳皮質や視床下部へと伝達させて便意を出現させる。便塊は弛緩した肛門管内に入り込み，強い便意を発生させる。

3) 排便抑止相

睡眠時には内肛門括約筋が適度な緊張状態に

あり，肛門管を閉鎖して便の漏れを防いでいる。一方，急激な腹圧上昇時には外肛門括約筋は随意的にも反射的にも収縮して，予期せぬ便の排出を防ぐ。肛門管の移行上皮は敏感な感覚をもち，到達した内容が，固形便なのか，あるいは液状便かガスのみかを識別できる。

直腸の収縮が加わると直腸内の便塊は肛門管に移動して便意が増強する。一方，直腸内に便塊が到達して便意を生じても，排便・排ガスをがまんしていると便意は徐々に消失する(慣れ反応)。これは，直腸壁の弛緩し拡張した状態に適応してしまうことと，一部はS状結腸への逆流の結果と考えられる。

4) 便排出相

直腸内の便塊が肛門管に下降してくると便意が増強し，これに合わせてトイレで有効な腹圧をかける(いきむ)と，スムーズに排便できる。ほぼ完全に排便して直腸が空虚になると直腸の拡張は消失し，内肛門括約筋は反射的に収縮して肛門管も閉じる。この肛門閉鎖反射とともに，残便感が消失し，排便終了感をもたらす。

3. 排便機能の評価方法

排便機能を評価するためには，排便状態を数量化して比較が可能となるように一定の標準方式が有用である。疾患や術式の異なる児ごとの比較ばかりでなく，同じ児の経時的な比較にも有用である。

1) 臨床的排便機能評価

直腸肛門奇形研究会で，直腸肛門奇形の術後排便機能の臨床的評価法が提案されている(表2)[7]。評価項目として，便意，便秘，便失禁，および便汚染の4つをあげ，便秘または便失禁に高い点数を与え，なおかつ便秘よりは便失禁を重視し

表2 臨床的排便機能評価

直腸肛門奇形術後排便機能の臨床的評価法試案

便意	ない	0
	常にある	2
	上記以外のもの	1
便秘*	洗腸，摘便を要する	1
	毎日浣腸，坐薬を要する	2
	なし	4
	上記以外のもの	3
失禁*	毎日失禁あり	0
	週2回以上	1
	下痢時のみ失禁	3
	失禁なし	4
	上記以外のもの	2
汚染	毎日汚れるもの	0
	汚染なし	2
	上記以外のもの	1

本評価法は4歳以上の症例に適応することが望ましい。
* 各項目の得点を合計する。ただし，便秘と失禁の2項目は両者の得点のうちいずれか低い方のみを得点とする（最高合計点は8点となる）。

（直腸肛門奇形研究会，1982）[7]

表3 客観的排便機能評価

注腸造影検査	直腸拡大	拡大率*60％未満	1
		拡大率*60％以上	0
	直腸会陰曲	良好	2
		中間	1
		不良	0
	造影剤の漏れ	なし	1
		あり	0
内圧測定	肛門管最高圧	40 cmH$_2$O以上	2
		20 cmH$_2$O以上 40 cmH$_2$O未満	1
		20 cmH$_2$O未満	0
	直腸肛門反射	定型的陽性	2
		非定型的陽性	1
		陰性	0

* 拡大率＝同線上の直腸の横径 / 小骨盤の横径×100

（西島，2010）[4]

て点数は配分されている。

便意とは，「便がしたい」「便が出そう」という感覚をいう。「おなかが痛い」「下腹が張る」などは本来の便意の代替となる感覚といえる。便秘とは，便がしたくなくて出ない状態，あるいは便はしたくなるが硬くて容易には出せない状態で，便を出すために，下剤，排便用の坐剤，グリセリン浣腸，洗腸，摘便などの処置を要するものをいう。便失禁とは，無意識に（不随意に）便が出てしまう状態をいう。便汚染とは，少量の便塊，軟便，便汁が出て下着を汚してしまうことをいう。

臨床的排便機能評価には，便意という児の主観を評価項目に入れているために，言葉を理解できる知能の発達を待つ必要がある。また，排便機能が発達して自立に向かう4～5歳までは使用できないことが欠点となっている。

2）客観的排便機能評価

注腸造影検査や肛門内圧検査に基づいて客観的な数値で排便機能を評価する方法が提案されている[8]（**表3**）[4]。評価項目として，直腸の拡大の程度，直腸会陰曲の角度，造影剤の漏れ，肛門管最高圧，直腸肛門反射の有無があげられている。

便失禁のしくみと分類（表4）[4]

1. 直腸肛門奇形の術後[8]

直腸肛門奇形の根治術後の排便機能に強く影響するのは，仙骨奇形の合併，病型，手術続発症，児の年齢，精神発達遅延などである。低位型ほど内外の肛門括約筋の発達が良好で，手術続発症も少ない。したがって排便障害の程度は軽く，むしろ便秘傾向となる。高位型では内外の肛門括約筋の発育が良好でなく，手術難易度も高くて吻合部狭窄，粘膜脱などの続発症も伴いやすく，仙骨奇形も合併しやすい。排便障害の程度は強く，便秘と便失禁の両方に悩むことが多い。合併する尿路の疾患の治療と連動して排便管理

排便コントロールと便失禁の治療　　155

表4 小児の便失禁の分類

1. 排便神経・腸管・括約筋の 異常による便失禁	1）神経因性 　①二分脊椎，脊髄損傷 　②脊髄・神経疾患 2）直腸肛門奇形術後 3）ヒルシュスプルング病術後 4）直腸肛門部術後・外傷後（分娩含む）
2. 排便神経・腸管・括約筋の 器質的異常のない便失禁	1）心理要因の強い遺糞症（非便秘型遺糞症） 2）精神疾患による便失禁 3）糞便閉塞に続発する溢流性便失禁（便秘型遺糞症） 　①硬便排出による肛門裂（激痛）による排便恐怖の強い型 　②習慣性便秘による便意喪失・糞便閉塞型

（西島，2010より引用，一部改変）[4]

をしていくことになる。

肛門からの排便がはじまれば，まとまった量の便が1回で排出されるように毎日の浣腸で強制的に排便を誘発させる。定期的浣腸法には，少量ずつの頻回排便を防ぐ意味と，残便の蓄積による直腸内の大きな便塊形成を防ぐ意味とがある。肛門形成部の狭窄を防ぐために6か月程度は肛門ブジー（指またはヘガール拡張器）を定期的に実施する。2〜3歳ぐらいより，食後30分ぐらいにトイレに入り，いきむことで排便することを促していく。便意がなく，いきんで排便できないときには躊躇なく浣腸や坐剤などで排便のきっかけを与えていく。硬便気味のときには酸化マグネシウム，ラクツロースなどの塩類下剤・糖類下剤を使用する。酸化マグネシウムを年少者に使用する場合，血清マグネシウム値が上昇する傾向にあるため長期投与する際には注意が必要である[9]。近年，小児の慢性便秘症に適応をもつポリエチレングリコール製剤（モビコール®）の使用が可能になった。

2. ヒルシュスプルング病の術後

根治術では神経節細胞のある正常腸管が肛門管と吻合される。どの術式でも吻合される肛門管には意図的に内肛門括約筋の一部が残されている。歯状線レベルで吻合された場合には，内

肛門括約筋の1/3が残存するとされている。この残された内肛門括約筋は無神経節腸管で正常の弛緩反応は起こらない。したがって，術後も児はこの無神経性の内肛門括約筋の抵抗を，腹圧で突破することで排便・排ガスを行う必要がある。直腸は病変部として切除されていることが多く，便意も出現しにくい。手術続発症の肛門狭窄も起こる。

直腸肛門奇形の場合の排便管理と考え方は同じである。ただ，十分に腹圧をかけないと便・ガスの排出が困難であることがこの疾患の特徴で，強制排便法として定期的浣腸を1日1〜2回実施する。とくに，内肛門括約筋の無弛緩が強く残る場合には，便とガスのうっ滞による中毒性の腸炎を警戒する。排ガスを促すためには肛門部にネラトンチューブを挿入することで，内肛門括約筋の無弛緩状態に起因する排ガス困難に有効に対処できる。このような内肛門括約筋の無弛緩が常に存在する場合には，肛門アカラシア（無弛緩症）として全身麻酔下で内肛門括約筋を用手的に拡張する。用手拡張が繰り返し必要なときには内肛門括約筋を部分切除する適応がある。

3. 二分脊椎[6]

二分脊椎では，直腸肛門を支配する神経路の障害のために本来の便意は出現せず，外肛門括

約筋の随意的な弛緩と収縮ができない。神経因性膀胱と同じ意味合いで，「神経因性直腸肛門」というべき病態であり，この機能障害を直接に手術的に修復することは現在のところ不可能である。S2より高い二分脊椎では外肛門括約筋と肛門挙筋群は麻痺しており，直腸肛門管と肛門周囲の皮膚知覚も障害されている。便とガスは腹圧の上昇と直腸の蠕動により，不随意的に出てしまい，しかも便が出ていることを皮膚感覚では意識できない。通常は，結腸の蠕動の低下によりコロコロの小さな便塊が左半結腸や直腸に貯留しており，腹圧がかかるたびに肛門近傍の貯留便が小量ずつ溢れ出ることになる。

この病態に対抗する排便管理の原則は，「漏れる便そのものを直腸からなくしてしまうこと」，つまり，直腸内の便を定期的に，可能な限り排出して空虚にすることである。漏れるべき便が直腸になければ，漏れない。便の性状を軟下剤などで調整し，浣腸で直腸に大きな蠕動を誘発し（下腹部痛が出現），腹圧をうまくかけて直腸内の便を排出する。洗腸法では，体重当たり20 mL程度の微温湯または微温生理食塩液を直腸・S状結腸・下行・横行・上行結腸内まで注入して，便を泥状に溶かしたのちに一気に腹圧をかけて肛門ストッパーでゆるんだ肛門から排出させる。仕上げには浣腸法でマスターした上手ないきみを加えて（腹圧をかけて）直腸内の泥状便を完全に排出する。摘便も含めて，自分の排便をすべて自分でできること，つまり排便の自立を目標にする。

4. 糞便閉塞に続発する溢流性便失禁（便秘型遺糞症）

慢性便秘症での硬便の排出による排便痛（肛門が裂ける痛み）や，硬便貯留時（便秘時）の最終手段として用いられた浣腸による激痛（誘発された直腸の蠕動痛および硬便の排出時の肛門が裂ける痛み）による排便恐怖の体験は，ますます排便をがまんする習慣をもたらす。

まずは，閉塞している硬便をオリーブオイルの直腸内注入（1～2 mL/kg）によって軟化させて（注入後8時間以上おいて），肛門から排出可能な程度に軟化した便を浣腸による刺激で排出させる。オリーブオイル注入と浣腸をセットにして数回繰り返せば，直腸内の硬便をすべて排出することは可能である。

ただし，オリーブオイル注入法で硬便を完全に排泄させるまでには数日から数週間かかる場合がある。一挙に硬便を除去するには，入院して全身麻酔下に摘便を行う。いったん，硬便が排泄されて糞便閉塞が解除されれば，適切な量の酸化マグネシウムの内服と毎日の定期的な浣腸により，定期的な痛みのない排便を体験させる。遺糞症は劇的に消失し，数か月から数年の経過で便意を獲得して便意とともに排便できるようになり，定期的な浣腸が不要となる。

5. 濃厚な心理因子のある遺糞症[10]（非便秘型遺糞症）

心理的な葛藤により便漏れ（失禁）が独特の意味のあるメッセージになって，直腸肛門の圧センサーや括約筋が作動しなくなってしまった状態である。心理的な葛藤は児童精神科医によって分析・調整される。通常の排便外来では，まずは漏れてしまう便を直腸からなくしてしまうために，強制排便法を用いる。定期的な浣腸により，集団生活の前には直腸を空虚にしておくことで便失禁はほとんど消失する。遺糞症（便失禁）が実際に改善することと心理的な調整による効果とが相乗して改善に向かう。

排便コントロールと便失禁の治療　　157

表5 排便コントロール要素の比較（4疾患）

要素	二分脊椎	直腸肛門奇形	ヒルシュスプルング病	遺糞症
便意	・便意を感じない ・腹痛を感じる	高位型では感じにくい	感じにくい	出現するはず
意識されない排便の準備	あり（便失禁しやすい）	低位型ではあり	ない（内肛門括約筋の無弛緩）	あり
排便動作	・上手にできない ・訓練必要	可能	・可能 ・強い腹圧が必要	できるはず
排便のがまん	不可能	・可能 ・高位型では弱い	可能	できるはず
排便の終了	感じにくい	高位型では感じにくい	感じにくい	感知できるはず
意識されない排便防止機能	ない	高位型では不十分	ない	あり

（西島，2010より引用，一部改変）[4]

便失禁の治療

疾患別の便失禁の原因と治療を**表5**[4]，**表6**[4]に整理した。考え方としては直腸肛門の括約機能の再建強化方法と漏れる便を消失・減少させる方法とに大別できる。

1. 括約筋群の再建強化

1) 肛門括約筋再建手術法

大腿薄筋を肛門管へ巻き付けたり，生体材料や人工材料で肛門管周囲に線維構造物を作製したり，人工括約筋を装着したりする方法が試みられたり，開発されたりしている。今のところ常に満足できる方法が確立されているわけではない。

2) 外肛門括約筋・肛門挙筋の筋力強化（バイオフィードバック療法）

直腸肛門奇形やヒルシュスプルング病の術後の便失禁には，肛門管内に圧センサーを置き，括約筋の収縮を圧波形や図柄で示して目で見ながら括約筋収縮の感覚を修正して，有効な括約筋収縮法を練習で強化する方法がある程度有効とされている。

2. 一時的肛門閉鎖法（アナルプラグ法）

直腸最下端から肛門管にかけて一時的に栓をはめ込むことで，挿入中の便漏れを一定程度に防止することができる。わが国で使用可能なペリスティーン アナルプラグはポリウレタン製でSとLの2サイズがあり，使用前は水溶性フィルムで円柱状に圧縮（直径S：12 mm，L：13 mm）されており，直腸内に挿入するとフィルムが溶けて逆円錐形に膨張する（最大直径S：37 mm，L：45 mm）。二分脊椎の児では直腸最下端から肛門管にかけての知覚が消失・減少していることを利用して，水分を含むと膨大する材質の逆円錐形の栓を肛門から直腸最下端へ挿入することができる。直腸がほぼ空虚であれば水泳時間程度なら肛門の栓として有効に作用するため製品化されている（「失禁用品」の項参照）。

3. 強制排便法（直腸空虚法）とその補助治療

直腸内の便を強制的に排出する方法である。腹圧をかけて便を排出する方法と用手的に便を摘出する方法とがある。浣腸などで便意を誘発して，自力で便を排出する方法では，排便は間違いなく自分でいきんで実施している。

表6 便失禁をきたす小児疾患の原因別の治療法一覧

疾患名	排便異常の原因	対処法
直腸肛門奇形	・外肛門括約筋の発育不良 ・内肛門括約筋の機能低下 ・仙骨奇形・神経障害 ・直腸貯留能力の低下 ・肛門管上皮の欠如（知覚低下） ・便意を感じにくい ・手術合併症（狭窄，粘膜脱） ・糞便閉塞（低位型で出現）	・新肛門の計画的ブジー ・定期的浣腸による強制排便 ・坐剤などによる強制排便 ・軟下剤 ・いきむ練習
膀胱腸裂（総排泄腔外反症）	・肛門括約筋の高度形成不良 ・短結腸の合併 ・二分脊椎の合併	・永久ストーマ ・定期的浣腸
ヒルシュスプルング病 （内肛門括約筋の弛緩不全）	・内肛門括約筋の過剰残存（便・ガス貯留） ・内肛門括約筋の過剰切除（夜間便失禁） ・直腸貯留能の低下 ・便意を感じにくい	・吻合部ブジー ・定期的浣腸による強制排便 ・ネラトンチューブガス抜き ・内肛門括約筋用手拡張術
二分脊椎	・排便神経路の障害 ・肛門括約筋の随意収縮不能 ・便意なし ・排便感覚の欠失 ・肛門部皮膚感覚の欠失・低下 ・結腸の蠕動低下による硬便貯留	・定期的な直腸の空虚化 ・定期的浣腸による強制排便 ・定期的洗腸（順行性洗腸療法含む） ・摘便 ・塩類下剤による便性の調整 ・蠕動運動調整薬
糞便閉塞・慢性便秘症	・排便習慣の獲得ができていない ・太くて固い便（肛門裂の原因） ・適切でない食習慣・生活習慣	・塩類下剤による便性の調整 ・定期的浣腸による強制排便 ・糞便閉塞時は特別な治療 　（オリーブオイル1〜2mL/kg注入） 　（8時間以上待機して軟化後に浣腸） ・塩類下剤による便性の調整
遺糞症	・心理的な分析（児童精神科医）	・カウンセリング ・定期的浣腸による強制排便 ・塩類下剤による便性の調整

（西島，2010より引用，一部改変）[4]

児や家族に浣腸を用いた強制排便法を提案すると，「自分で排便できなくなる」との危惧がしばしば表明される。実際には自分で排出できなくなることはない。むしろ，いきんで排便するコツをつかむことが多い。適当な便意が獲得されれば，浣腸なしでいきんで排便できるようになる。一方，他人に実施してもらう摘便は自立に向かう排便方法とはいえない。

1）肛門への綿棒刺激

肛門部の皮膚・粘膜を機械的に刺激して，便意と直腸の収縮を誘発させ，直腸内の便をいきんで排出させる。乳児に排便を促す簡便な方法として，しばしば用いられる。肛門粘膜を傷つけないように注意する。

2）直腸への刺激

①グリセリン浣腸（50％グリセリン，浸透圧5,430 mOsm）

わが国では浣腸とはこのグリセリン浣腸を指す。体重kg当たり0.5〜2.0 mL程度を直腸内に5秒程度で注入する。50％グリセリン液による直腸粘膜への直接刺激（主として高張浸透圧刺激によるといわれている）と，一定量が直腸に注入されることによる直腸壁の伸展効果とが重なって便意を誘発する。同時に発生する直腸の収縮

排便コントロールと便失禁の治療　159

表7　排便異常の治療薬

1. 塩類下剤・糖類下剤	・酸化マグネシウム ・クエン酸マグネシウム液(マグコロール®など) ・ラクツロース(モニラック®など) ・ポリエチレングリコール(モビコール®)
2. 大腸刺激性下剤	・ピコスルファートナトリウム(ラキソベロン®など) ・センノシドA・B(プルゼニド®など) ・ひまし油(小腸と大腸を刺激,強い下痢を惹起) ・ビサコジル(テレミンソフト®坐薬) ・炭酸水素ナトリウム・無水リン酸二水素ナトリウム(新レシカルボン®坐剤)
3. 漢方製剤 (蠕動運動を亢進あるいは調整する)	・大建中湯 ・小建中湯 ・黄耆建中湯 ・桂枝加芍薬大黄湯 ・潤腸湯 ・麻子仁丸
4. 蠕動調整剤	・セロトニン受容体作動薬(ガスモチン®など)
5. 整腸薬	・耐性乳酸菌製剤(エンテロノン®-Rなど) ・ビフィズス菌製剤(ビオフェルミン®,ラックビー®など) ・ラクトバチルス生菌剤(ビオラクチス®など) ・酪酸菌(宮入菌)製剤(ミヤBM®)
6. 止痢薬	・天然ケイ酸アルミニウム(アドソルビン®) ・タンニン酸アルブミン(タンナルビンなど) ・ロペラミド(ロペミン®など) ・ポリカルボフィルカルシウム(ポリフル®,コロネル®など)

(西島,2010より引用,一部改変)[4]

に合わせていきむことで便が排出される。

直腸や肛門の感覚が障害されている児では排便の終了感は感知されにくいので,排便の終了は十分な量の便が排出されたかどうかで判定することになる。

②坐剤

直腸内へ坐剤を挿入することで便意を誘発する。テレミンソフト®坐薬は挿入後に体温で溶けて,ビサコジルが直腸や肛門管の粘膜を刺激して便意を誘発し,いきむことで排便される。新レシカルボン®坐剤は挿入後に体温で溶けて水分と反応して炭酸ガスが発生する。直腸内にこのガスが充満することで直腸壁が伸展され便意が発生し,いきむことで排便される。

③水流付き便座による水流の直腸内への導入

正常成人では便座から噴出する水流を肛門管経由で直腸内に誘導すると,容量効果により残便感が出現し,便意を誘発することができる。直腸や肛門管の知覚に障害がある場合や,十分に知恵が発達していない場合には大量の泡状の水が直腸に送り込まれる危険があるので注意がいる。

④大腸全体の洗浄(洗腸療法)

微温湯や生理食塩液程度の塩を混入させた微温食塩水を直腸と結腸の全体に注入して,便を泥状に溶かして一挙に排出する方法である。直腸から蠕動とは逆行性に注入する場合と,手術によって盲腸や結腸に液を注入するルートを直視できる腹壁に作製して順行性に注入する場合がある(「強制排便法」の項参照)。自然肛門からの洗腸は自分で実施するには姿勢保持能や手先の器用さなどが条件となるが,腹壁に注入路が作製してある場合には装具で姿勢を保持しながら,目で見て注入路から操作ができるというメ

リットが大きい。

3) 便性および腸管蠕動運動の調整 (表7)[4]

　消化管の蠕動運動を調整する薬物と便の硬さを調節する薬物をうまく紅み合わせることで排便コントロールが成功しやすくなる。蠕動調整剤，小腸・大腸刺激を刺激する下剤類，便の水分量を調節する便軟化剤，止痢薬，整腸薬などがある。食物の種類や水分の摂取量も便性に大きく影響するため，食事にも十分な注意がいる。

*

　排便に関与する直腸肛門に機能障害をきたす異常がある場合も，異常がない場合にも，排便機能は生活習慣や心理，学校生活や社会生活に強く関連する。つまり，生活自体に強い影響を与え，生活自体から強い影響を受ける。便失禁がコントロールされない場合には児のQOLを低下させる重大な要因となるため，この領域を扱う医師と看護師には根気強い対応と生活全般にかかわる広い関心とが求められる。

（西島 栄治・髙見澤 滋）

文　献

1) 溝上祐子：失禁ケアの現状と課題. 田中秀子，他監，失禁ケアガイダンス，日本看護協会出版会，2007：7–8.
2) 山名哲郎：排便機能のメカニズム. 田中秀子，他監，失禁ケアガイダンス，日本看護協会出版会，2007：28–34.
3) 林　奐：ストーマ閉鎖後およびストーマ造設を回避した児のケア. 中條俊夫，他監，臨牀看護セレクション05 小児のストーマ・ケア，へるす出版，1997：252–262.
4) 西島栄治：排便コントロールと便失禁の治療. 日本小児ストーマ・排泄管理研究会学術委員会，他編：小児創傷・オストミー・失禁(WOC)管理の実際，照林社，2010：128–136.
5) 西島栄治：排便に障害をきたす疾患 治療とフォローアップ. 小児看護1999；22：1568–1574.
6) 西島栄治：二分脊椎症児に対する総合的診療. 小児看護2002；25：964–971.
7) 直腸肛門奇形研究会：直腸肛門奇形術後排便機能の臨床的評価法試案. 日小外会誌1982；18：1458–1490.
8) 西島栄治：ストーマ閉鎖後のケア/排便コントロール. 山崎洋次，他編，小児のストーマ・排泄管理の実際，へるす出版，2003：127–135.
9) 日本小児栄養消化器肝臓学会，他編，小児慢性機能性便秘症診療ガイドライン，診断と治療社，2013：60.
10) 西島栄治：遺糞症. 田中秀子，他監，失禁ケアガイダンス，日本看護協会出版会，2007：133–141.

第6章　失禁のケア

強制排便法

　強制排便法とは，人為的な操作を加えて排便させること，と定義され，肛門や直腸を刺激することで，便意または便意に代わる排便感覚を誘発して，排便を誘導することをいう。肛門から微温湯や生理食塩液（生食）などを多量に注入して洗浄する逆行性洗腸療法や，腹部に虫垂などを利用して注入口を造設し，そこから洗腸する順行性洗腸療法も，自然に発生する便意による排便と区別するために，強制排便法に含める。

　強制排便の目標は，直腸（結腸全体）の空虚化であり，まとまった量の便を一度に排出し，残便をなくすことである。小児で便失禁があるとスキントラブルが発生したり，便の処理のセルフケアが煩雑であったり，プール授業に参加できない，便臭によるいじめやそれによる不登校などの問題を生じる。肛門括約筋が機能不全であっても，腸管内が空虚であれば便失禁は回避できる。

　本項では強制排便法として，浣腸，逆行性洗腸療法，順行性洗腸療法について解説する。

グリセリン浣腸

1. 効果

　グリセリン浣腸の利点は，施行してからすぐに排便刺激があること，直腸，S状結腸，半下行結腸以下の排便が期待できること，さらに便失禁防止効果の高い後述の洗腸に移行が容易なこ

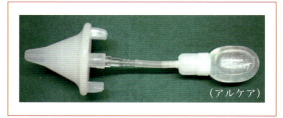

図1　洗腸液注入アダプター（（特注）肛門ストッパー）とディスポーザブル浣腸液の接続

とである。

　グリセリン浣腸液は，直腸内への注入によって腸管壁の水分を吸収することに伴う刺激作用により腸管の蠕動を亢進させ，また，浸透作用により糞便を軟化，膨潤化させることにより糞便を排泄させると考えられている。

2. 浣腸の実際

　直腸粘膜を刺激するためにグリセリン浣腸液を注入後，便意または便意に代わる排便感覚，腹痛などを感じるまで，直腸に浣腸液が留まる時間（注入後1〜3分程度）が必要である。二分脊椎児など肛門括約筋が弛緩している状態では，自分の意志で肛門を締め，浣腸液を留めることは難しい。そのような場合は洗腸液注入アダプター（「失禁用品」の項参照）である肛門ストッパーを使用する（図1）。注入時から使用することで浣腸液が漏れることなく注入でき，注入後も肛門ストッパーが弛緩した肛門の栓の役割をし，

浣腸液が留まるためグリセリン浣腸液の効果が適切に発揮される。

1）実施時間

実施時間は気分不良を生じる可能性があるため，空腹時，食事摂取直後は避ける。胃大腸反射を合わせて浣腸を実施すると，大きな腸蠕動を起こすことができ，より高い排便効果が期待できるため，食後30分程度で実施することをすすめている。

2）腹痛対策

浣腸は注入後腸蠕動を誘発するため，浣腸注入直後から腹痛を生じる。そのため児は浣腸を嫌がることが多い。強い腹痛の原因として，便が多量に結腸内に貯留していることや便が硬いため，便を排出しにくいことがあげられる。浣腸を嫌がるからと浣腸の頻度を下げると，結腸で便が停滞し便中の水分が吸収されることで便が硬くなり貯留するので，逆効果である。対策として，定期的（毎日）に浣腸を実施し，必要であれば便を軟らかくするために食事の工夫や緩下薬を使用する。ただし浣腸後の腹痛や腹部不快感はグリセリン浣腸液により腸が反応（腸蠕動）したサインであり，排便開始（いきみをはじめる）のタイミングでもある。排便後には腹痛は消失するため，効果的にいきむ方法を指導し，排便時間の短縮を図る。

逆行性洗腸療法

逆行性洗腸療法は灌注排便法，経肛門的洗腸法ともいう。経肛門的な洗腸で定期的に直腸と左側結腸を空虚化することによって，便失禁を防ぐ治療法である。欧米で1996年頃より，二分脊椎児に対して行われはじめた強制排便法である。肛門から注入した水を盲腸まで到達させ，結腸

表1 逆行性洗腸療法の適応

1. 洗腸療法を行う意思がある。
（小児においても継続するにはその必要性を理解し，自己の排泄管理として受け止められていることが必要である。本人にとって，つらい処置と認識されると，その経験は長期化するほど精神発達に影響を及ぼす可能性が高い）
2. 医師の許可を得ている。
3. 消化管に病変がなく，全身状態が安定している。
4. 約1時間程度の坐位がとれる。
5. 生活の中で介助を含めて，洗腸療法を行う時間や場所が確保できる。

（溝上，2007より引用，一部改変）[1]

全体の便を一気に排泄させる。

1. 適応と不適応

1）適応

逆行性洗腸療法の適応は肛門括約筋の機能不全が認められるもので，二分脊椎などの神経障害，直腸肛門奇形やヒルシュスプルング病など，先天性に肛門機能に問題があるもの，手術や外傷などで肛門括約筋機能低下を認めるものなどである。適応条件（**表1**）[1]と指導管理料の算定基準（**表2**）を示す。

2）不適応

逆行性洗腸療法の不適応条件を**表3**[1]に示す。

逆行性洗腸療法を行うためには，洗腸に関する知識や技術に加え，洗腸に耐えるだけの体力や気力も要求される。この点で精神疾患や視力に障害を有する児や年齢の低い児は不適応と考えられる。しかし，家族の協力などが得られれば実施は可能である。とくに小児の場合は家族の理解と協力が不可欠である。また，物理的条件として1時間程度トイレを使用する必要性が出てくるため，日常生活の中で可能かどうかの判断も重要となる。

なお，結腸に病変（潰瘍性大腸炎や憩室など）がある場合は穿孔や腹膜炎など重篤な合併症を

強制排便法　163

表2 在宅経肛門的自己洗腸指導管理料（950点）

- 在宅で経肛門的に自己洗腸を行っている入院中の患者以外の患者に対して，経肛門的洗腸療法に関する指導管理を行った場合に算定する。
- 経肛門的自己洗腸を初めて実施する患者について，初回の指導を行った場合は，当該初回の指導を行った月に限り，導入初期加算として，500点を所定点数に加算する。
- 対象は3月以上の保存的治療によっても十分な改善を得られない，脊髄障害を原因とする排便障害を有する患者（直腸手術後の患者を除く）。
- 脊髄障害を原因とする排便障害を含めた大腸肛門疾患の診療について5年以上の経験を有する常勤の医師と脊髄障害を原因とする排便障害を有する患者の看護について3年以上の経験を有する専任の看護師が経肛門的自己洗腸の適応についての可否についての評価を行い，指導計画を作成する。指導計画及び実施した指導内容は診療録等に記載する。
- 在宅自己導尿指導管理料とは重複して算定可能。
- 実施に当たっては，関係学会の定める経肛門的自己洗腸の適応及び指導管理に関する指針を遵守する。

表3 逆行性洗腸療法の不適応

1. 腸穿孔などの危険性がある。
   （結腸に消化管病変がある。例：炎症性腸疾患や憩室など）
2. 結腸の切除などで十分な長さがない。
3. 学童期に達しない年少児や体力がない児。
4. 洗腸療法を受け入れない。
5. 介助を要する場合，介助を行う家族などに理解力がない，または協力が得られない。
6. 精神的に不安定，または知的障害がある。
7. 不安が強く，過度に緊張しやすい。
8. 生活のなかで介助を含めて，洗腸療法を行う時間や場所が確保できない。

（溝上，2007）[1]

表4 逆行性洗腸療法の指導開始時の条件

- 体調に問題がない。
- 結腸全体に便が貯留していない。
- 1時間程度の坐位がとれる。
- 逆行性洗腸療法の習得を希望している。
- 食直後ではない。
  （注水により腹部膨満が起こり，吐き気や腹痛などを起こすことがあるため，食後1時間は経過していることが望ましい）
- 口渇がみられない。
  （発汗などで口渇があるなど水分を欲した状態で行うと注入した洗浄液を腸管が吸収してしまうことがあり，効果が減弱することがある）

（溝上，2010より引用，一部改変）[2]

引き起こす可能性がある。また，結腸に十分な長さや機能が得られない場合も絶対的禁忌となる。小腸は栄養の吸収という重要な役割を担っており，結腸に長さがない場合は小腸への洗腸液の注入の可能性があり，栄養吸収に影響を及ぼす。

2．逆行性洗腸療法の実際

1）洗腸療法指導開始前の確認事項

指導を開始する際，児がスムーズに洗腸という排泄管理法を受け入れるためには条件を整える必要がある（**表4**）[2]。当日の体調が思わしくない，あるいは精神的に不安定な場合，苦痛を伴うなど期待通りの効果が得られないことがある。初回にマイナスのイメージを経験すると，洗腸の習得を阻むことがある。通常便失禁から解放されるという期待感をもって洗腸療法に挑むことが多く，はじめての試みで失敗するとその落胆は大きい。そのような失敗を回避するためにも準備が必要である。

確認事項でもっとも重要なのは医師の許可が得られているかどうかである。圧をかけて結腸内に洗浄液を注入する処置は身体に負担がかかるため，とくに消化管の機能や循環動態などに問題がある場合は禁忌となる。

2）必要物品

①洗腸用具（「失禁用品」の項参照）

洗腸用具は洗腸液注入アダプターと，吊り手と容量目盛のついた洗腸液袋と注入アダプターにつなぐチューブ（流管）からなる。チューブには流量監視器と流量調節器が付属している。洗腸液注入アダプターは，肛門専用のものがあるが，洗腸液袋はストーマから行われる灌注排便法用に市

販されているものを代用することが多い。新しい洗腸用具としてペリスティーン®アナルイリゲーションシステムがある。直腸カテーテルとウォーターバッグ，コントロールユニットからなる。直腸カテーテルは親水性コーティングにより直腸への挿入を容易にし，内壁の損傷を低減・防止し，バルーン機能により，挿入カテーテルの安定・注入のリークを防止する。コントロールユニットはマニュアル式のポンプ機能により洗浄液を注入するので，ウォーターバッグは吊り下げる必要がなく床に立てて使用できる。直腸カテーテルは単回使用，コントロールユニット90回使用，ウォーターバッグは15回使用で新しいものと交換する。

②その他

その他の必要物品としては，洗腸液袋をかけるフック（自宅では壁などにとり付けて使用する。病院施設では点滴スタンドなどを代用），時計やタイマーなどがある。

3）逆行性洗腸療法の手順

逆行性洗腸療法の手順を**図2**[2]に示す。

3．留意点

1）洗浄液の内容と量

注入液については，これまで成人のコロストミーに行われてきた洗腸療法では水道水で全く問題がないとされてきた。小児も就学期以降であれば問題はない。

注入量については注腸造影検査の結果から，6歳児では約400 mL，成人では約800 mLで肛門から盲腸まで達する。この量を目安に1,000 mL程度を限度に設定するとよい。

2）実施時のトラブル

洗腸法のトラブルで多いのは腹痛，嘔気，冷汗などの身体症状に加え，十分な排便が得られ

ないなどである。原因と対策を**表5**[1]に示す。これ以外に，洗浄量が多い，注入の圧が高いなどの場合は小腸に逆流し，排便後もしばらく水様便の排出が認められることがある。

順行性洗腸療法

順行性洗腸療法（antegrade continence enema：ACE）は，1990年にマローン（Malone）が腹部の注入口と結腸をつないで，上行結腸へ洗腸液を注入する排便管理方法として発表したものである。

順行性洗腸療法には2つの大きな利点がある。1つは，直腸やS状結腸などの部分的な腸洗浄ではなく，全結腸を洗浄でき，失禁が回避できる点である。2つ目は，逆行性洗腸療法のように自分でみえない肛門からのアクセスではなく，注入口が腹部でみやすいために，容易に洗浄液を注入できる点である。肛門ストッパーを自分で支えられない症例が逆行性洗腸療法を継続するには，思春期以降でも保護者の介助を要する。児が成長すれば保護者の負担は増大し，児の自立の機会を失うという成長発達上の問題も引き起こされる。そのような症例に腹部に注入口を造設することによって，排便管理が自立できるとすれば，大きな成果を得ることになる。

近年では，小児領域の泌尿器科医や外科医によって，これらの手術が行われる例が多くなってきた。それは，小児期に治療を要する二分脊椎は膀胱直腸障害を呈するため，排尿障害だけでなく便失禁が社会的問題となる症例が少なくないためである。

1．適応と不適応

順行性洗腸療法の適応と不適応は，前述した逆行性洗腸療法と同様である。しかし，順行性洗腸療法は手術が必要であり，術後の注入口の狭窄などの合併症（後述）の発生も高率である。

強制排便法　　165

1 微温湯を準備する

ロールクランプ（流量調節）が閉じていることを確認し、洗腸液袋に微温湯（医師の指示量＋200～300 mL）を入れる。終了後の洗浄に使用したり注入中に漏れることがあるため、微温湯は多めに準備する。

ポイント　腸粘膜の熱傷の原因となるため、使用する洗浄液は36～38℃（人肌程度）にする。夏場は常温の水でもよい。

2 洗腸液袋を適切な高さに固定する

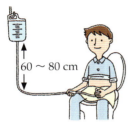

洗腸液袋を目の高さよりやや高め（肛門から60～80 cm高い位置）になるように設定して、フックやスタンドにかける。

ポイント　洗腸液袋を高く設定しすぎると、高い圧がかかり、多量の液が注入されてしまうため注意する。

3 肛門にストッパーを挿入する

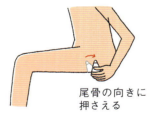

尾骨の向きに押さえる

肛門にストッパーをゆっくり挿入する。肛門に向かってまっすぐ挿入すると直腸の壁に当たり、注水できなくなるため、挿入したら向きを尾骨に向けるように固定する。

ポイント　肛門周囲の知覚麻痺がある者は指で肛門の位置を押さえ、そこにストッパーの先を当てがうとよい。また、知覚がないために強く押さえすぎて、直腸粘膜を傷つけることがないように注意する。

4 微温湯を注入する

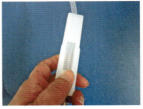

肛門にストッパーを固定したら、ロールクランプをゆっくり開き、指示量を1分間に100 mLくらいの速さで注入する。

ポイント　注入を開始し、漏れる場合はストッパーの位置をさらに尾骨のほうに向かってずらしてみるとよい。液漏れがない場所で注入がスムーズになったところで、クランプを固定する。

ドリップチャンバー内の水滴が一筋の流れに変化したときが、1分間に約100 mL注入している目安。

5 肛門をストッパーで押さえる

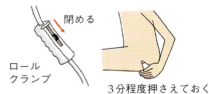

閉める
ロールクランプ　　3分程度押さえておく

指示量の洗浄液注入後、ロールクランプを閉め、注入を終了する。そのままの状態で保持できれば3分程度肛門をストッパーで押さえておく。

ポイント　我慢ができない場合は、無理をして押さえておかなくてもよい。

6 ストッパーを抜き、排便する

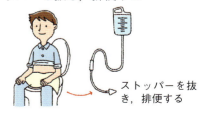

ストッパーを抜き、排便する

肛門からストッパーを抜き、排便する。便はガスとともに30分程度かけて、断続的に排便される。

図2 逆行性洗腸療法の手順（溝上、2010より引用、一部改変）[2]

表5 逆行性洗腸時に起こるトラブルの原因と対策

症状	原因	対策
腹痛	注入速度が速い 微温湯の温度が冷たい	注入速度を100 mL/分に調節する 微温湯の温度を36℃程度に調節する
嘔気 嘔吐	注入量が多すぎて小腸まで到達 食事摂取時に実施 過度の緊張	注入量を減量する 食事摂取2時間以降に実施 リラックスするよう環境を整える
冷汗	過度の緊張	リラックスするよう環境を整える バイタルサインを確認する
顔面紅潮 顔面蒼白	過労，発熱，睡眠不足 注入速度と微温湯の温度	発熱や倦怠感がある場合は中止 注入速度や微温湯の調整
注入できない	ストッパーの先が腸粘膜の壁や便塊に当たっている	ストッパーの位置を調整する 身体を動かしてみる 便塊を摘便する

(溝上，2007より引用，一部改変)[1]

継続されず，施行しないことによってさらに注入口の狭窄を招き，結果的には不必要な手術となるケースも想定される。まずは逆行性洗腸療法を施行し，その効果とQOLを比較したうえで十分な話し合いのもとに選択されるべきである。

2. 順行性洗腸療法の実際

わが国で順行性洗腸療法が普及したとはいいがたい。そのため，現状は各施設がそれぞれの方法で行っていることが多い。そこで，本項では症例数や報告数の多い欧米の文献からその実際を紹介する。

1）順行性洗腸療法の導入前の確認

手術後7〜14日は腹部に作製された注入口にフォーリーカテーテルが留置される（図3）[2]。創部の安静を保ち，注入口であるストーマが成熟し，完成するのを待つためである。

完成したら注入口より注腸造影を行い，吻合部などの縫合不全の有無を確認したうえで指導が開始される。

2）必要物品
①カテーテル
カテーテルはディスポーザブルのネラトンカ

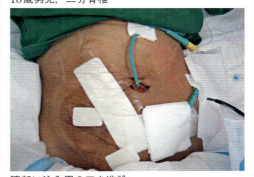

図3 手術後のフォーリーカテーテルの留置
(溝上，2010より引用，一部改変)[2]

テーテルを使用することが多い。太さは8〜12Frの間で選択する。

腸管に挿入するカテーテルのため，滅菌や消毒の必要はない。また，このカテーテルは基本的には自己負担となるため，使い捨てにする必要はなく，使用後に洗浄し，乾燥させて2〜3回の使用が可能である。ただし，材質が塩化ビニル樹脂で粘膜には低刺激性であるが，シリコンなどに比較すると劣化しやすいので注意を要する。

②洗浄液バッグ
洗浄液量が200 mLを超えるようであれば，逆行性洗腸療法で使用した洗浄液バッグを使用す

強制排便法　167

る。逆行性と比較して，圧をかける必要はないため，トイレに着座し，洗浄液バッグの下端が肩に接する程度の高さの設定でよい。

③シリンジ

洗浄液が50％グリセリン浣腸液や少量の水道水の場合はシリンジを使用し，カテーテルに接合させ注入する。

④その他

潤滑剤：術後間もなくは腹部に造設された注入口にカテーテルを挿入することに疼痛や戸惑いを感じるケースは少なくない。そのような場合は挿入の手助けとして，キシロカイン®ゼリーや潤滑効果のあるゼリーなどをカテーテルの先端に付けて試みるとよい。

ドレッシング材：個人差があるが注入口の粘膜から腸粘液が分泌されることもあり，吸収パッドの付いたドレッシング材を保護のために必要とすることがある。ガーゼは粘膜を傷つける可能性があるため，非固着性のパッドが望ましい。

3）順行性洗腸療法の手順

順行性洗腸療法の手順を図4[2)]に示す。

3．留意点

1）洗浄液の内容と量

洗浄液の種類，量についてはさまざまな報告がある。例えば水道水を60 mLからはじめて効果が得られるまで増量し，それでも効果が得られない場合は50％グリセリン浣腸液を60 mLからはじめて最大300 mLまで，効果の得られるまで増やす方法が提案されている[3)]。ほかにも生食を300〜2,500 mLまでの間で適量を調節する方法などがある。

順行性洗腸療法は腸管の動きに順行して注入できるため，逆行性洗腸療法よりも時間が短時間で洗浄液も少量で効果が得られる。逆行性洗腸療法から順行性洗腸療法に変更した10例を対象にアンケート調査を行ったところ，全例で時間の短縮と満足が得られたという結果が報告されている。

わが国では，洗浄液は各施設によって異なるが，生食は腸管からの再吸収が起こりやすいため，水道水が洗浄液として選択されることが多い。100〜300 mLから開始し，効果をみながら増量していき，500 mL程度で効果が得られることが多い。順行性であるため少量で済むが，腸管の長さや容量が多い例や，動態が不良な例は十分な量を要することもある。それまで慢性便秘の期間が長かったものほど腸管の拡大や動態不良が認められる例が多い。

そのほかの洗浄液としては，50％グリセリン浣腸液が選択される。30〜100 mLの範囲内で効果をみながら，量を決定するとよい。とくに，腸管に刺激を与えることができるために動きの悪いものには効果があるようである。また洗浄液バッグや水道水の準備などが不要で，物品をコンパクトにできるため，旅行先などで簡便に施行できるメリットがある。

2）実施時のトラブル

洗腸法のトラブルで多いのは腹痛，嘔気，冷汗などの身体症状に加え，効果がなくなってきた，などである。原因と対策は，逆行性洗腸療法と同様である（表5[1)]）。洗浄量が多かったり，グリセリン浣腸液の量が多い場合は腸管への刺激が残り，排便後もしばらく腹痛が続くことがある。

3）合併症

合併症でもっとも多いのは，注入口（盲腸瘻）からの便の漏れと肉芽組織の増生である。注入口からの漏れには吸収パッド付きのドレッシング材の貼付が必要である。不良肉芽は硝酸銀な

1 微温湯を準備する
ロールクランプ(流量調節)が閉じていることを確認し、洗腸液袋に微温湯(医師の指示量＋200〜300 mL)を入れる。

ポイント 腸粘膜の熱傷の原因となるため、使用する洗浄液は36〜38℃(人肌程度)にする。夏場は常温の水でもよい。

 2 洗腸液袋を適切な高さに固定する
洗腸液袋を目の高さより、やや高め(注入口から50〜60 cm高い位置)になるように設定して、フックやスタンドにかける。

ポイント 洗腸液袋を高く設定しすぎると、高い圧がかかり、多量の液が注入されてしまうため注意する。

3 カテーテルを注入口に挿入する

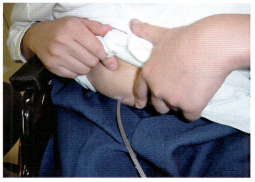

注入口にカテーテルをゆっくり挿入する。挿入しづらいときは潤滑剤や水でカテーテルの先を湿らせて、挿入するとよい。

ポイント 注入口から盲腸部に挿入できたら、腸液の逆流がカテーテル内に認められる。その位置で挿入を止める。

 4 微温湯を注入する
カテーテルの先を洗腸液袋に固定したら、ロールクランプをゆっくり開き、指示量を1分間に100 mL程度の速さで注入する。指示量の洗浄液注入後、ロールクランプを強く閉め注入を終了する。

ポイント 注入を開始し、スムーズに液が流れない場合はカテーテルを少しずつ、先に挿入する。注入がスムーズになったところで、クランプを固定する(ドリップチャンバーの滴下が確認できる程度の速さが適している)。

 5 カテーテルを抜去し、排便する
注入口からカテーテルを抜き、排便する。便がガスとともに20〜30分程度かけて、断続的に排便される。

図4 順行性洗腸療法の手順(溝上, 2010より引用, 一部改変)[2]

どで焼却、または外科的に切除することが多い。次に多いのは注入口の狭窄である(図5)[2]。狭窄はカテーテルの挿入を困難にするため、スキンレベルの狭窄に対しては、予防として週に数回の洗浄でも、毎日カテーテルを挿入し、拡張を要することがある。

便が逆流して注入口から漏れるという合併症は、瘻孔の穴開けの問題や膿瘍などが原因となって起こることが多い。ほかにはグリセリン浣腸液などを使用した洗浄液の注入中に激しい腹痛

強制排便法　169

や嘔気を伴うことがある。

　生食の注入により高ナトリウム血症を呈した症例も報告されている。肛門狭窄があり、排出困難のため腸内に貯留した液から塩分が吸収され、高ナトリウム血症を発症したと説明されている。

強制排便を効果的に行うための工夫

1．いきむ

　十分な腹圧をかけ直腸（結腸）内の便を完全に排出させる（いきみ出す）ことは、浣腸、洗腸を成功させるための決め手となるプロセスである。いきむことは繰り返しの練習で上達する。幼児期後期頃より排便時にはいきむことを促し、上手にいきむことができ排便できたときには褒め、経験を蓄積できるようなかかわりをする。

2．腹圧を高める排便姿勢

　排便しやすい姿勢は前傾坐位姿勢である。前傾姿勢（大腿部を腹部に密着）をとることで直腸と肛門の角度が鈍角に開き、排便が容易になる（図6）[4]。洋式便座に座って足底が床に着かない場合は、効果的にいきむことができないので足台を使用する。太腿部を上げ、腹部に密着させる姿勢がとれる高い足台も市販されている（図7）。

強制排便の補助的方法

1．腹部マッサージ

　腸管を刺激し、血液循環を促し、腸蠕動を亢進させる。強制排便法の排便時に行うことで排便を補助することができる。マッサージは腸の走行に沿って円を描くように行う。

2．摘便

　摘便とは直腸下方に貯留した便を自力で排出できない場合、人為的に排出させる行為である。

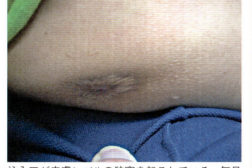

図5　注入口部の狭窄（溝上，2010）[2]

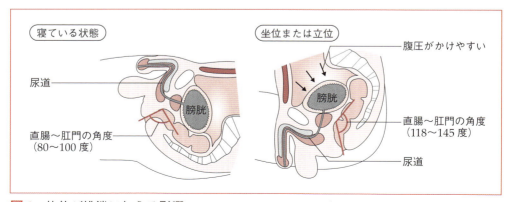

図6　体位が排泄に与える影響（竹内，2008より引用，一部改変）[4]

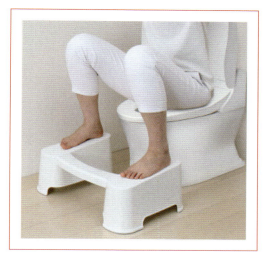

図7 トイレスムーズ（アイリスオーヤマ）

強制排便後にうまくいきめず十分な排便がない場合や強制排便前に便が硬くふさいでいる場合などに行う。

しかし摘便を実施することにより直腸粘膜損傷の危険性がある。また浣腸実施後はグリセリン浣腸液の化学的刺激により粘膜上皮の脱落や粘膜の浮腫が生じるため、粘膜損傷の危険性は高まる。そのため摘便の実施は必要最小限とし、可能であれば肛門周囲の圧迫やマッサージで代用する。摘便を実施する際には十分な潤滑剤を用い、直腸肛門と便表面の滑りをよくし、示指の手掌側を直腸背面（仙骨尾骨側）に向け、尾骨側に肛門を広げ、示指爪側に便を乗せて便を誘導する。摘便実施時にはラテックスアレルギーの危険があるため、天然ゴム素材の手袋の使用は避ける。

3. 食事

食事は排便に必要な便量を保ち、便性を調整する役割がある。便が軟らかすぎると便失禁の危険性が高くなり、排便時に便が逆流し効果的な排便ができない。便が硬すぎると強制排便実施時に、排便に時間がかかる、腹痛を生じるなどの不具合が生じる。適切な便性にするために食事を工夫する。また浣腸を効率的に行うため、胃結腸反射を利用し食後30分程度で浣腸を実施する。

二分脊椎児の年代別排便管理の実際

1. 乳児期

この時期は消化管の通過時間が短く、便性がゆるく便も頻回に排泄される。そのため皮膚炎を起こしやすい。排便のドライタイムが少ない場合はドライタイムを確保するために浣腸を開始する。皮膚炎がない場合でも、排便量、腹部状態、食欲など観察し、問題があれば浣腸を開始する。

2. 幼児期

1）浣腸

幼児期以降では便秘傾向を示すことが多くなる。便が2日以上出ない、または少量ずつ頻回に排便がある、便が硬いなどの症状がある場合は浣腸を開始する。3～4歳頃に浣腸を導入すると、浣腸の意味が理解できず、浣腸時の腹痛のために激しく嫌がるため、この頃の導入はできるだけ避ける。また排便管理が安定するまでには、導入してから年単位の時間がかかることもあるため、就学直前の導入はできれば避ける。効果的な排便姿勢のため、坐位が可能となれば坐位での排便を促す。浣腸で規則的な排便を習慣づけ、便失禁を減らし、積極的な社会参加ができるように指導する。

この時期はいきむ（腹圧をかける）ことが上手にできず、浣腸が効果的に行えないこともある。全身運動を行い、腹筋を鍛え、いきむ練習を行う。排便管理がうまくいったときには十分に褒め、達成感、有能感を味わえるようなかかわりをもつ。

強制排便法　171

2）逆行性洗腸療法

就学前6歳頃になっても，適切な浣腸を実施しているにもかかわらず便失禁が減らない場合は，逆行性洗腸療法の適応条件を満たし，いきんで排便することが可能であれば導入を検討する。

3．学童期

学校の宿泊行事を目標としセルフケアを導入する．浣腸や逆行性洗腸療法は自分ではみえない，皮膚感覚の乏しい位置（肛門）へのアプローチであり，セルフケア確立までには時間を要し，根気強いかかわりが必要となる（図8）。高学年になれば，さまざまな排便管理方法（逆行性洗腸療法や順行性洗腸路造設など）を提案し，社会生活に応じた実施しやすい方法を，自ら選択できるようにする。

便失禁がないように管理することが大切であるが，体調不良時の水様便は管理が難しく，便失禁を生じることがある．そのようなときは，パッドを使用する，小さなパッドを大きいものにする，紙パンツを使用することやトイレに行く回数を増やし，便が出ていないかチェックするなど，自ら対応できるように指導する．

（鎌田 直子・溝上 祐子）

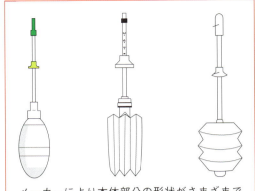

メーカーにより本体部分の形状がさまざまである．グリセリン浣腸液の注入が難しい場合はほかの形状に変えることでセルフケアが容易になることもある．

図8 ディスポーザブル浣腸液の形状

引用文献
1) 溝上祐子：強制排便法．田中秀子，他 監，失禁ケアガイダンス，日本看護協会出版会，2007：300–313．
2) 溝上祐子：強制排便法．日本小児ストーマ・排泄管理研究会学術委員会，他 編，小児創傷・オストミー・失禁（WOC）管理の実際，照林社，2010：137–143．
3) Crawley-Coha T：Cecostomy for antegrade continence enemas in children. J Wound Ostomy Continence Nurs 2004；31：23–29；quiz 30–31．
4) 竹内修二：排泄ケアの根拠．プチナース 2008；17(8)：51．

参考文献
1) 西島栄治：ストーマ閉鎖後のケア．山崎洋次，他編，小児のストーマ・排泄管理の実際，へるす出版，2003：127–135．
2) 橋都浩平：二分脊椎症患児における洗腸療法の有用性．小児外科 2003；35：1509–1513．
3) 山田正己，他：安全で苦痛の少ない摘便法．EB Nurs 2009；9：26–33．

清潔間欠的自己導尿のケア

清潔間欠的導尿(clean intermittent catheterization：CIC)は，下部尿路機能障害を有する児の排尿管理に必要不可欠で，小児泌尿器科領域において確立された治療法の一つである。乳幼児のCICは，養育者によって行われ，学童期頃になると，本人が行う清潔間欠的自己導尿(clean intermittent self catheterization：CISC)へと移行していく。

ここでは，CI(S)Cを必要とする児が，適切に自己管理ができるよう指導を行うにあたって，必要とされる事項について述べる。

清潔間欠的(自己)導尿の必要物品

CI(S)Cに必要な物品は導尿用のカテーテルと手指や外陰部の消毒に使用する消毒綿または清浄綿，潤滑剤などである(図1)。そのほか，必要に応じたものを準備する。

1. 清潔間欠的(自己)導尿用カテーテル

導尿用カテーテルには再使用型とディスポーザブル型がある。導尿を行う場所や環境，尿道の状態，身体機能，経済的状況などに合わせて使用するカテーテルを選択する。先端が屈曲しているチーマンタイプや延長管が付属しているものもある。

1) 再使用型カテーテル

素材は粘膜低刺激性のシリコンで，耐久性がある。素材に厚みがあるため内腔が狭く，ディスポーザブル型に比べると導尿時間がかかる。

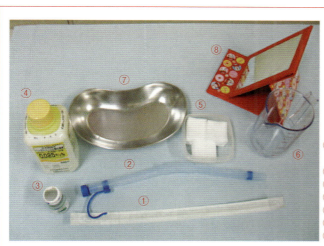

①ディスポーザブル型カテーテルもしくは②再使用型カテーテル
③潤滑剤
④再使用型カテーテルに入れる消毒薬
⑤消毒綿
⑥計量カップ
⑦尿を受ける容器
⑧鏡(必要時)

図1 清潔間欠的(自己)導尿の必要物品

使用後は洗浄して繰り返し使用可能である。筒型の容器に消毒薬を入れ，カテーテルを収納し携帯する。

2）ディスポーザブル型カテーテル

再使用型と比較して内腔が広く，詰まりにくさや排液性に優れている。1本ずつ滅菌包装されており，潤滑剤を付けて使用する。1回ずつの使い捨てのため，洗浄する必要はない。導尿回数に合わせた本数が必要となる。

ディスポーザブル型カテーテルの中には親水性コーティングされたものがあり，潤滑剤の携帯や塗布が不要なものもある。パッケージに粘着テープが付いているものは壁面やトイレのタンクなどに貼付して使用できるので外出時などは便利である。スリーブ付きのタイプはカテーテルに直接，手を触れずに挿入できるので清潔に扱うことができ，かつ潤滑剤による指の滑りが軽減される。

3）その他
間欠式バルーンカテーテル

在宅ケア用のバルーンカテーテルである。一時的に使用するもので夜間のCI（S）Cの間隔が開くことによる尿路感染予防，夜間多尿の場合などのナイトバルーンとして使用することができる。また，CI（S）Cが行いにくい環境においてはQOLの向上のためのスポットバルーンとして使用することがある。修学旅行や受験など普段と違うトイレ環境や時間の制限がある場合に使用することで，トイレのことを気にせず過ごすことができた例もある。

2．その他の必要物品

1）消毒綿

0.025％塩化ベンザルコニウム液などを含ませた綿を使用する。これは清浄綿でも代替可能である。

2）潤滑剤

水溶性のものを使用することが推奨されている。尿道損傷を避けるためにもできるだけ潤滑剤を使用して導尿するのが望ましい。リドカイン含有のゼリーはアレルギー反応を起こす危険があるため，非含有のものを選択する。

3）再使用型カテーテルの容器に入れる消毒薬（再使用型カテーテル使用の場合）

メーカーにより推奨される消毒薬と，カテーテルの劣化の原因となることなどから禁忌とされる消毒薬があるので，必ず添付されている説明書を確認する。滅菌グリセリンと消毒薬が配合された薬品もある。消毒薬は1日1回交換する。

4）その他

尿量の計測が必要な場合は計量カップを準備する。トイレで行わない場合は尿を受ける容器が必要である。尿道口を確認する場合には鏡を準備する。

必要物品の支給と在宅自己導尿指導管理料について

在宅自己導尿を指導した場合は，月に1回在宅自己導尿指導管理料（1,800点）を算定できる。カテーテルに加え，CICを行うために必要な消毒綿，消毒薬，潤滑剤などの衛生材料を支給することとなっている。また，特殊カテーテル加算はディスポーザブル型カテーテルを使用した場合や間欠的バルーンカテーテルを使用した場合に算定できる。

診療報酬を表1[1]に示す。

表1 CICに関する診療報酬

C106	在宅自己導尿指導管理料		1,800点
注1	在宅自己導尿を行っている入院中の患者以外に対して，在宅自己導尿に関する指導管理を行った場合に算定する。		
注2	第2款（編注：在宅療養指導管理材料加算）に定めるものを除き，カテーテルの費用は，所定点数に含まれる。		
C163	特殊カテーテル加算		
	1　間歇導尿用ディスポーザブルカテーテル		
	イ　親水性コーティングを有するもの		960点
	ロ　イ以外のもの		600点
	2　間歇バルーンカテーテル		600点
注	在宅自己導尿を行っている入院中の患者以外の患者に対して，間歇導尿用ディスポーザブルカテーテルまたは間歇バルーンカテーテルを使用した場合に，第1款の所定点数に加算する。		

（『診療点数早見表』医学通信社，2018）[1]

清潔間欠的導尿の導入

　高圧蓄尿や高圧排尿など上部尿路の危険因子をもつ児では，上部尿路が正常なうちからの予防的CICがすすめられており，新生児期から開始となる症例も多い。

　導入時期が乳幼児期であれば，養育者，一般には母親に手技の指導を行う。指導するにあたり目的を家族に十分に理解してもらうこと，CICは医療行為ではあるが，児にとっての排泄行為であることを意識してもらうようにかかわる。

清潔間欠的導尿の継続

　乳児期，幼児期前半は本人の協力が得られないため，慣れるまでは協力者が得られ，余裕のある時間帯にCICを行う。また，母親の不安を軽減するため，相談できる窓口を明確にすることも必要である。受診時は，家庭でのケアの様子を聞き，手技や困っていることはないか確認する。児にとって欠かすことのできない排尿行為としてのCICを継続していくためには，導入時の指導だけではなく，長期間にわたり周囲の支援が不可欠である。成長や生活環境の変化に合わせた介入が必要である。

清潔間欠的自己導尿の指導

1．導入準備

　幼児期後半頃になり，CICに興味が出てきたら児のできること，興味のあることから参加させる。例えば，手を洗う，カテーテルの準備などできることからはじめる。徐々に手技のステップアップを図りながら，できたことは言葉と態度で十分褒めるようにし，セルフケアに向けた気持ちの準備を整えていく。CISCの確立は排泄の自立であり，セルフケアに向けて一歩ずつ前進することは本人にとってトイレットトレーニングの意味合いをもつ。児の成長に合わせて座った姿勢で行うなど，導尿手技を本人が見る機会をつくることも必要である。乳幼児期はリビングルームなどで実施していることが多いが，児が自分自身の排泄行為として捉えるためにも，トイレやプライバシーの保持された場所で行うようにする。

2．導入時期とチェックポイント

　清潔間欠的導尿は医療行為とされているため，小学校入学までにCISCが確立していることが望ましい。したがってCISCの導入の時期は，就学前の5歳頃が多い。指導を開始するにあたって，

清潔間欠的自己導尿のケア　　175

1 必要物品を準備する。 ▼ **2** 石鹸で手を洗う。 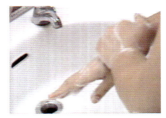 ▼ **3** 消毒綿のふたを開ける。 ▼ **4** カテーテルの袋を半分くらい開けておく。 ▼ **5** 導尿しやすい姿勢をとる。 衣服を整える。 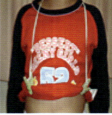 ポイント　洗濯ばさみで衣服を挟んでおくと尿道口（または導尿路）がみえやすい。	▼ **6** 消毒綿で指先を拭く。 ▼ **7** 尿道口（導尿路ストーマ）を消毒綿で拭く。 ▼ **8** カテーテルに潤滑剤を付ける。 ▼ **9** カテーテルを挿入し，尿が出てきたら，さらに1cm奥にカテーテルを入れて，固定する。 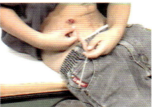 ▼ **10** 尿が出なくなったら，ゆっくりとカテーテルを抜いていく。 途中で尿が出てきたら，そこで止めて尿が出なくなるのを待つ。 ▼ **11** 尿の性状，量，色を観察する。 ▼ **12** 後片付けをする。 再使用型カテーテルの場合はカテーテルを流水で洗い流し，消毒薬の入った容器に入れる。

図2 清潔間欠的自己導尿の実際

手技習得は可能か，清潔管理の理解力，自己管理能力，時間の概念はもっているかの確認が重要となる。自己管理ができるかどうかについては，精神発達や手指機能を客観的に判断する必要がある。洗面や歯磨き，入浴などの日常行為が習慣化しているかなどの情報も参考にする。

低学年ではカテーテルの扱いや一連の手技ができても時間的な管理や清潔観念はまだもてていない児も多い。自己管理ができるようになるのは8～9歳頃であるが，ほかの障害を併せもつことが少なくないため，年齢のみでセルフケアが可能かどうかを見極めることはできない。臨床心理士に児の発達検査を依頼することもある。とくに禁制導尿路ストーマへの尿路変向術を行う場合は，術後の排泄は導尿のみとなるため慎重に時期を検討する。

本人の能力に不足があったとしても，家庭や学校でのサポート体制が整えばCISC継続は可能である。家庭や学校の支援状況についても具体的に確認する。

3. 清潔間欠的自己導尿を行うために必要な知識

CISCを継続させるために必要な知識でもっ

導尿の方法

① 物品の準備をする。
　カテーテル
　ゼリー
　消毒綿
　尿を受ける容器（トイレでするときはいりません）

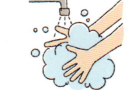

② 石けんで，手を洗う。

③ 消毒綿の準備をする。
　容器のふたを開けておこう。

④ カテーテルの準備をする。
　＊使い捨てカテーテルの場合は，カテーテルの袋を半分くらい開けて，ゼリーを出しておこう。
　＊再使用型カテーテルの場合は，消毒綿にゼリーを出しておこう。
　→自分の手の届きやすいところに準備しよう。

⑤ 導尿しやすい姿勢をとる。

⑥ 利き手の指を消毒綿で拭く。

⑦ 尿道口を確認し，消毒する。

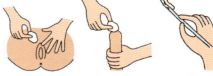

⑧ カテーテルを持って，先端にゼリーをつける。

⑨ カテーテルを入れ，おしっこが出てきたら，もう少し（2 cm）カテーテルを入れ，固定する。

⑩ おしっこが出なくなったら，ゆっくりカテーテルを抜いていく。
　途中でおしっこが出てきたら，そこで止めておしっこが出なくなるまで待つ。

⑪ おしっこの量，性状を観察する。

⑫ 後片付けをする。再使用型カテーテルの場合は，カテーテルを流水で洗い，消毒薬の入った容器にしまう。

図3 清潔間欠的自己導尿指導用パンフレット（鎌田，2010）[2]

とも大切なのは，「なぜ，導尿しなければならないのか」を児が理解することである。膀胱の正常な機能，児の膀胱がどのように機能していないかを児の理解度に合わせて繰り返し説明する。

清潔間欠的自己導尿のケア　　177

手技確認チェックシート　○できる　△あと少し　×できない

		/	/	/	/	/	/	/	/
準備	①必要物品を揃えることができる								
	②衣服を整えることができる								
	③石鹸を使用して手洗いができる								
	④CISCを行いやすい姿勢がとれる								
清潔操作	①手洗い後，手を清潔に保てる								
	②消毒綿を使用して手を拭く								
	③消毒綿で尿道口・導尿路周囲を拭くことができる								
	④カテーテル先端を清潔にしておく								
	⑤手やカテーテルが不潔になったときの対応ができる								
カテーテル操作	①尿道口・導尿路の確認ができる								
	②スムーズにカテーテルを挿入できる								
	③尿が流出する位置で留めておくことができる								
	④流出が止まれば，カテーテル先端位置の調整								
	⑤ゆっくり抜去する								
後片付け	①カテーテルを流水で洗浄(再利用型のみ)								
	②ゴミ処理や物品の片付け								
	③尿の性状・量・色などの確認								

図4　清潔間欠的自己導尿チェックリスト

時間管理が難しい児には，時計で時間を示した実施表を作成した。

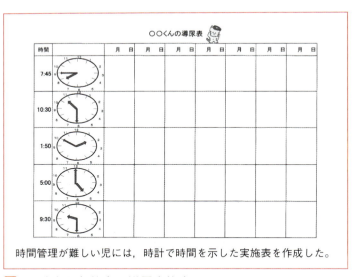

図5　清潔間欠的自己導尿実施表

そして，「導尿しなければどうなるのか」についても説明しておく必要がある。これらの知識はCISCを行う動機づけにもなるので重要である。

また，異常時の対応についても伝えておく必要がある。尿の性状や量の変化，カテーテルの挿入痛，出血などがある場合には，母親などに報告し，状況により適切なタイミングで受診ができるように指導する。

4. 清潔間欠的自己導尿指導の実際

CISCは図2のような順序で行う。

指導は，本人が興味をもちはじめた頃から就学に向けて計画的に行っていく。時間をかけて根気よく行うことが重要である。外来受診時に，自宅での進捗状況を確認しながらチェックリストに沿って，準備，清潔操作，カテーテル操作，後始末などの指導をすすめることも可能であるが，短期間で手技習得するためには数日間の教育入院が効果的なこともある。技術面の習得度を判定しながらすすめるために，パンフレット(図3)[2]や操作の各要素のチェックリスト(図4)，本人の励みとなる実施表(図5)などを作成し，指導を行う。

5. 就学に向けた準備

就学に向けての準備としては，手技の習得のみでなく学校側との調整が重要である。トイレの改修などの設備面，教員の人員配置に対する予算をとるなど学校側の準備も必要となるため，就学前年度の夏休み前までに家族が小学校と話し合いの場をもつようにする。また，学校側も在宅医療についての情報を必要としているので，必要な情報をまとめた情報提供書などを準備すると家族が学校側に説明する際にスムーズに行うことができる。すべてを学校側に任せるのではなく，何かあれば家族に連絡をしてもらうように伝えることで，協力も得やすくなる。

集団生活において起こり得る問題

手技の習得や必要性についての知識や理解は十分であるのに，学校など集団生活の中でCISCを決まった時間に行えなくなる児は少なくない。理由はトイレの場所や時間帯が他児と異なる，時間がかかる，物品を持ってトイレに行かなければならないなど，集団の中で他児と異なる行

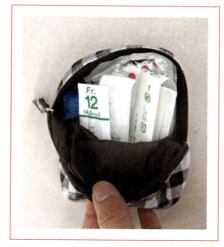

図6　コンパクトにした導尿セット

動が精神的負担につながっていることが多い。

このような状況でマニュアル通りのCISCを強要すると，ますます学校生活の中では行いにくくなる。まずは普通のトイレで，短時間で行える方法を考慮する。例えば，トイレに持っていく物品をコンパクトにし，目立たないように工夫する(図6)。再使用型カテーテルをディスポーザブル型カテーテルに変更する，排尿時間が短縮できるようにカテーテルを太くできるかどうか試してみる，手洗いや消毒を最低限に変更するなどである。また，車椅子を使用している場合には車椅子に座ったまま導尿できるように，衣服の工夫や延長チューブの使用が時間短縮につながる。

学校側との連携を図り，CISCを行いやすいような環境をつくることも必要である。場所や時間，導尿の方法については本人も交えて検討し，なるべく負担が少ないものを選択する。また，実施可能な状況になるように学校側とも再調整する。

低学年の間は教員の協力を得ながら実施することが多く，学校での導尿の様子は把握しやすいが，高学年になってくると自立してくる反面，

清潔間欠的自己導尿のケア　179

親にも相談しなくなり児の様子を把握しにくくなる。受診時には家庭や学校での状況を確認し，実施できていることに対しては頑張りを認めて褒め，問題がある場合は何が問題となるのか，それぞれの問題に対処できるようにケアの工夫を一緒に考えることが必要である。

思春期以降の問題

思春期以降は本人が自身の疾患を理解し，CISCを排泄行為として受容していく時期である。しかし，疾患の理解不足から適切にCISCができず，尿路感染を繰り返す，失禁量が増えるなど身体的な問題が現れてくる例や，排泄障害を抱えていることにコンプレックスを抱くなどの精神的問題，性的問題がある。これらは大変プライベートな問題であり，対応するには児との信頼関係を築くことが重要である。定期的に，時間をかけ，個別に対応する必要があるため，専門外来での対応が理想的である。性的問題については，自ら相談してくることはほとんどないので，気になることがあるときや困ったときは相談できることを伝えておく。相談相手は同性のほうがよいこともあるので，その点にも配慮した対応を心がける。

＊

児がCISCを日常生活の一部として無理なく継続していくためには，児本人だけでなく児をとり巻く環境も含めたアセスメントのもと，時間帯や回数の設定，道具の選択や環境調整を個々に合わせて行っていく必要がある。定期的なフォローアップを行い，長期にわたり自己管理ができるかかわりが大切である。

本項執筆にあたり転載許可をいただいた2010年照林社発行『小児創傷・オストミー・失禁（WOC）管理の実際』初版著者である鎌田直子先生に深謝する。

（松尾 規佐）

引用文献
1) 診療点数早見表 2018年4月版：[医科]2018年4月現在の診療報酬点数表，医学通信社，2018：356–367.
2) 鎌田直子：間欠的自己導尿のケア．日本小児ストーマ・排泄管理研究会学術委員会，他 編，小児創傷・オストミー・失禁(WOC)管理の実際，照林社，2010：144–150.

参考文献
1) 溝上祐子，他 編，小児創傷・オストミー・失禁管理の実際，照林社，2010
2) 田中純子，他 編著，すぐにわかる！使える！自己導尿指導BOOK，メディカ出版，2012
3) 溝上祐子：小児の間欠的自己導尿法：小児の排尿障害．田中秀子，他 監，失禁ケアガイダンス，日本看護協会出版会，2007：319–325.
4) 鎌田直子：間欠的自己導尿のケア．山崎洋次，他 編，小児のストーマ・排泄管理の実際，へるす出版，2003：82–88.
5) 大林亮子：小児のCIC指導．泌ケア2008；13：36.
6) 中井秀郎：間欠的自己導尿法．山崎洋次，他 編，小児のストーマ・排泄管理の実際，へるす出版，2003：69–76.

第7章

その他のストーマの治療とケア

胃瘻を要する疾患と胃瘻造設術 　182

胃瘻のケア 　192

気管切開を要する疾患と手術 　198

気管切開口のケア 　207

第7章 その他のストーマの治療とケア

胃瘻を要する疾患と胃瘻造設術

胃瘻を要する疾患

胃瘻は人工的につくられる腹壁と胃との瘻孔であり，おもに胃内への栄養注入路として使用される。胃から十二指腸への排泄障害を合併している児などでは，時に胃瘻が減圧目的を兼ねて使用される場合もある。

胃瘻を必要とするのは，長期的に経口摂取が十分でない，あるいは経口摂取が不可能な状態の児である。また，胃瘻が一時的に必要な疾患と，永久的に必要な疾患がある（ケアに関しては「胃瘻のケア」の項参照）。

1. 一時的に胃瘻が必要となる疾患

先天性食道閉鎖症や頸部巨大腫瘤（リンパ管腫や奇形腫など）がある。

食道閉鎖症グロス（Gross）A型では，食道は口側・肛側ともに盲端となっている。その距離が長いため一期的な食道吻合は通常不可能であり，新生児期は胃瘻が栄養注入路として必須である。

グロスC型食道閉鎖症は上部食道が盲端になっており，下部食道が気管と瘻孔を形成している病型である。胃瘻を造設せずに一期的に食道吻合を行うことも多いが，低出生体重児や心疾患合併例，呼吸器感染症を合併した例など，経口摂取開始までに時間がかかりそうな症例では胃瘻を一時的に造設することもある。

巨大頸部リンパ管腫では，舌根部や咽頭域に

リンパ管腫が浸潤性に伸展して嚥下が困難な場合があり，胃瘻造設が必要となる。頸部や咽頭部の巨大奇形腫も経口摂取が不可能なことがあり，胃瘻造設が必要となる。生後から原因不明の嚥下困難症を呈する児がまれにあり，この場合にも胃瘻が必要になる。成長とともに咽頭部の機能障害などが明らかになる場合がある。

これらの症例では，経口摂取を妨げている疾患の治療が終わると，多くの場合，胃瘻は不要となる。胃瘻は留置しているチューブを抜去すると自然に閉鎖してしまうことも多いが，もし自然閉鎖が得られなければ手術的に閉鎖する。

2. 永久的に胃瘻が必要となる疾患

神経・筋疾患では重症で嚥下が不可能な場合や，また進行性の病態で成長とともに嚥下困難となる場合に，胃瘻が必要となる。

はじめは経鼻胃管を用いた経管栄養が行われる。しかし，経管栄養が順調であった児の中に，次第に胃食道逆流症による食道炎や誤嚥性肺炎を繰り返したり，唾液の誤嚥が原因の誤嚥性肺炎を繰り返すようになったりして管理が困難になる場合がある。また，強度の側彎症などで経鼻胃管が挿入しにくくなる場合もあり，このような場合には胃瘻造設の適応となる。

胃食道逆流症による誤嚥性肺炎を起こす重症心身障がい児には，逆流防止の手術である噴門

形成術に加えて胃瘻造設が行われることが多い。唾液の誤嚥による誤嚥性肺炎の場合には，気管切開術や喉頭気管分離術が行われ，必要に応じて胃瘻造設を追加することも考えられる。

このような疾患群では，胃瘻造設は永久的なものとなる。

胃瘻造設術

胃瘻造設術は，経皮内視鏡的胃瘻造設術と開腹による胃瘻造設術がある。

1. 経皮内視鏡的胃瘻造設術

経皮内視鏡的胃瘻造設術（percutaneous endo-scopic gastrostomy：PEG）は，小児では通常は全身麻酔下に行う。

PEGは，1980年頃に当初小児で試みられた手技である[1]。慣れれば難しい手技ではなく侵襲も少ないことから，そののち成人領域でも行われるようになった。

この方法は，造設時に一般的には胃壁を腹壁に固定しない手技であるため，胃瘻造設後に胃内容が腹腔内に漏れる可能性がある。チューブを適切な張力で腹壁側に牽引して固定する必要があり，瘻孔が完成するまでに時間がかかるので，チューブの1回目の交換までには少なくとも3か月は空けるなどの配慮が必要である。後述するように胃壁を腹壁に固定する方法では，この限りではない。

また，噴門形成が必要な胃食道逆流症の児では適応になりにくいなどの適応制限もある。代表的な造設術としてプル・プッシュ法とイントロデューサー法がある。

1) プル・プッシュ法（図1）[2]

プル法とは，腹壁外から口腔まで留置したガイドワイヤーの先端に胃瘻チューブを接続し，口腔から腹壁方向にガイドワイヤーと胃瘻チューブを同時に牽引して留置する方法である。

プッシュ法とは，腹壁外から口腔まで留置したガイドワイヤーに沿って，胃瘻チューブを口腔側から順次腹壁まで押し込む。手技的には経験が長く安定した方法といえるが，内視鏡を胃内に挿入し，腹壁外から胃内に挿入したガイドワイヤーを一度口腔外まで引き出す操作が必要となる。そのあと，確認のために内視鏡をもう一度胃内に挿入する必要があり，児の負担は大きい。また，胃瘻チューブが口腔内を通過するため，細菌汚染の可能性がある。

2) イントロデューサー法（直接挿入法）（図2）[2]

比較的新しい方法で，内視鏡を胃内に挿入したあとはガイドワイヤーを用いずに，特殊な道具を用いて胃瘻チューブを胃内に直接挿入する。鮒田式胃壁固定具やTファスナーを用いた固定具がある。これらはいずれも胃壁を全層で前腹壁に固定するもので，これにより腹壁外から直接太いイントロデューサー針（外套シース付きの穿刺針）を胃内に穿刺でき，留置したシースを通して直接胃瘻チューブを挿入できる利点がある。

内視鏡を入れ替える必要がなく，口腔，咽頭をチューブが通過しないので細菌汚染の可能性が低い。胃壁を腹壁に固定することで術後も胃内容の漏れの心配は少ないが，前述した特殊な器具での操作に習熟する必要がある。

3) 腹腔鏡併用によるイントロデューサー法

最近では腹腔鏡の普及に伴い，側彎症などで胃の位置が極端に変位して存在する症例には腹腔鏡を併用して胃瘻を造設することが広まっている。この方法はまず腹腔鏡を挿入して胃の位置を確かめ，適切な胃瘻造設部位と胃の位置に乖離がある場合に，操作鉗子を挿入して胃を牽

胃瘻を要する疾患と胃瘻造設術　183

1

まず，内視鏡を胃内に挿入する。適度な送気によって胃を拡張させる。左季肋下胃瘻造設部位の皮膚を指で押すと内視鏡観察者がその位置を確認できる（a）。

ポイント　この位置は横行結腸が胃の腹側にくる可能性があるので，内視鏡の光源をその部位に当てて光が体表からよく透見できることを確認する。

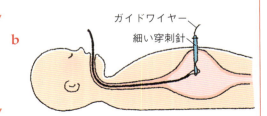

2

胃瘻造設予定部皮膚に小切開をおいて，内視鏡で胃内を観察しながら穿刺針を胃内に刺入する。
次にガイドワイヤーを胃内に挿入し，これを内視鏡操作孔から入れた鉗子やワイヤーで把持して（b），内視鏡ファイバーとともに口から引き出す。

3

【プル法の場合】
胃瘻チューブの先端のリング状のワイヤーとガイドワイヤーをはずれないようにロックする（c）。

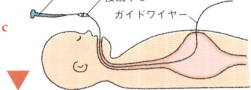

胃瘻設置予定部に出ているガイドワイヤーを牽引して，胃瘻チューブごと口から咽頭，食道を経て胃内まで引き戻す（d）。

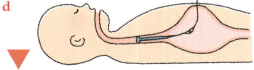

さらに胃瘻チューブを，腹壁を通して体外に引き出す（e）。

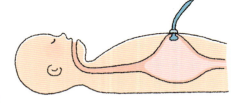

【プッシュ法の場合】
ガイドワイヤーを腹壁側・口側ともに牽引しながら，胃瘻チューブをガイドワイヤーに沿って胃内までプッシャーを用いて押し込んでいく（f）。ついで腹壁外まで胃瘻チューブを引き出す。

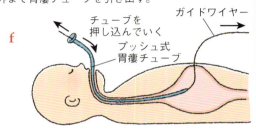

ポイント　プル・プッシュ法どちらの方法でも，胃壁が適度に腹壁に密着するようにチューブを引いて腹壁に固定する。多くのキットでは，胃壁に固定するための円盤状の固定ディスクが付属しているので，これを皮膚側に寄せて固定を行う。安全のためにさらにチューブをテープなどで固定して事故抜去を予防する。

4

最終的には，内視鏡を再挿入し胃瘻チューブが胃内で固定されていることを確認する（g）。
この方法は歴史も長く確立した方法であるが，内視鏡ファイバーを2度胃内に挿入する必要があり，児の苦痛が大きい。また，咽頭などをチューブが通るため感染の可能性も高い。

ポイント　使用するチューブはバンパー式

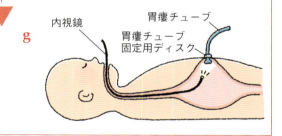

図1　経皮内視鏡的胃瘻造設術（PEG）：プル・プッシュ法（金森，2010より引用，一部改変）[2]

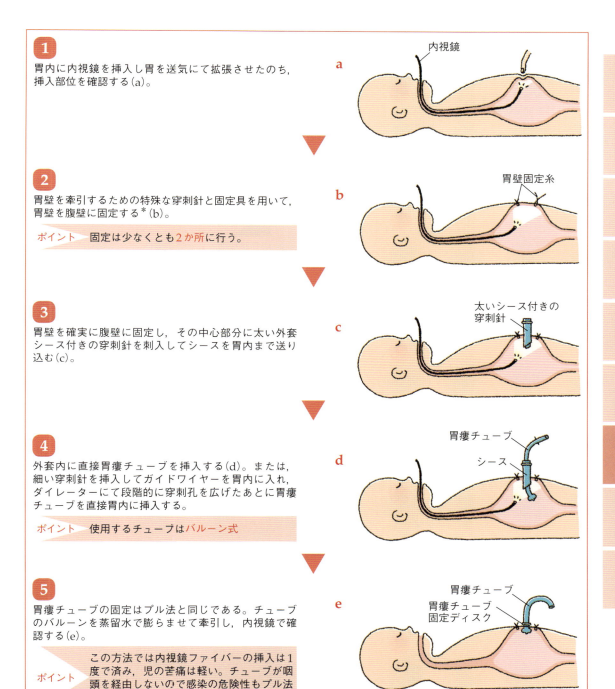

図2 経皮内視鏡的胃瘻造設術（PEG）：イントロデューサー法（金森，2010より引用，一部改変）[2)]
＊胃壁の腹壁への固定：鮒田式胃壁固定具やTファスナーを用いた固定などがある。

胃瘻を要する疾患と胃瘻造設術　185

1

開腹による胃瘻造設術では，左上腹部横切開(a-①)，または上腹部正中切開(a-②)にて開腹する。腹直筋内に胃瘻孔を作製するのが原則である。横切開の場合，腹直筋は切離してもよいし，切離せずに開排してもよい。

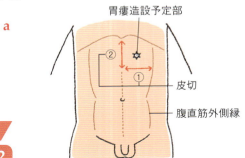

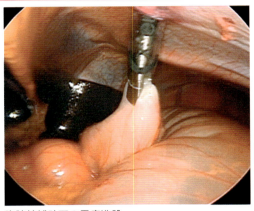

腹腔鏡補助下の胃瘻造設

2

この開腹創から胃を確認し，胃体部を牽引する。胃体下部大彎側寄りの部分を胃瘻造設部と決めて，吸収糸を用いて胃壁にタバコ縫合＊を二重にかける(b)。

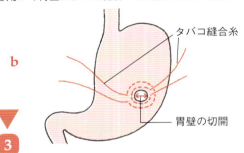

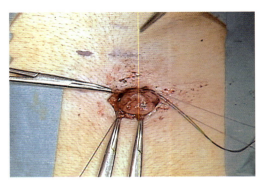

3

その中心部分の胃壁をチューブの太さに合わせて切開する。通常は，胃瘻チューブを引き出す皮膚部位は，開腹創とは別に作製するため，開腹創よりも頭側(横切開では)または左側(正中切開では)に小切開をおいて胃瘻チューブをまず腹壁から挿入しておく。このチューブを胃壁切開部から胃内に挿入しバルーンを蒸留水で膨らませる(c)。

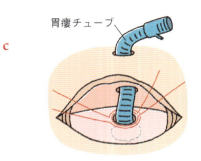

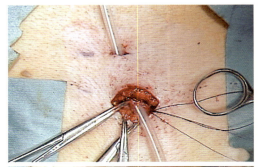

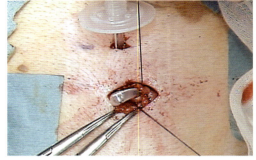

図3 開腹胃瘻造設術(金森，2010より引用，一部改変)[2]

186　第7章　その他のストーマの治療とケア

4

タバコ縫合をかけた糸を内側の縫合糸から縛ってチューブを二重に固定する(d)。この際にできるだけ胃壁が胃内腔に向くようにする。チューブが胃壁に固定されたら，次に胃壁を腹壁に固定する。このために，先にタバコ縫合をかけた吸収糸の針を残しておき，これを用いて2針腹壁(腹膜)に固定を行う。

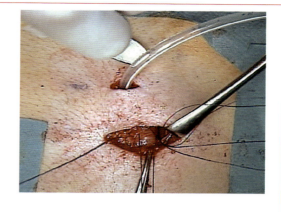

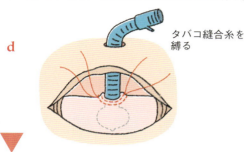

d　タバコ縫合糸を縛る

5

さらに胃瘻チューブが確実に腹壁に固定されるように，胃瘻チューブ挿入部の脇に吸収糸で固定糸を2針追加し，全周性に腹壁腹膜とチューブを挿入した胃壁とを固定する(e)。

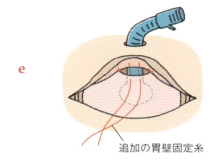

e

追加の胃壁固定糸

6

開腹創は，層ごとに閉創する。開腹創と別の部位に胃瘻チューブを引き出すと胃壁が過度に引っ張られると判断される場合には，開腹創から直接胃瘻チューブを引き出すこともある。この場合も胃壁の固定は4針腹壁と行い，チューブの両脇の開腹創を閉創する。チューブは付属しているディスクを腹壁に寄せて固定する(f)。

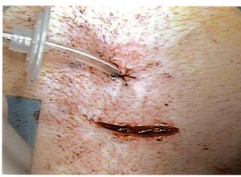

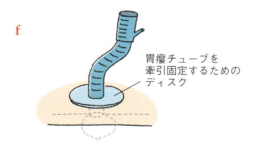

f　胃瘻チューブを牽引固定するためのディスク

皮切部よりチューブに出した場合

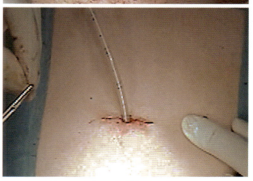

＊タバコ縫合：胃瘻造設部周囲の胃壁に漿膜筋層縫合で全周性に針糸をかけ，チューブを挿入したあとにその糸を縛ることによりチューブを挿入した胃壁の穴を閉じてチューブを固定する方法。

胃瘻を要する疾患と胃瘻造設術

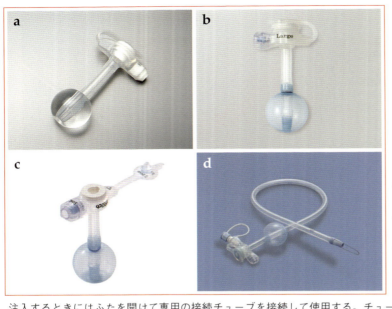

図4 胃瘻に用いるボタン型チューブ
a：MIC-KEYバルーンボタン（アバノス・メディカル・ジャパン・インク）
b：GB胃瘻バルーンボタン ラージボアタイプ（富士システムズ）
c：GB胃瘻バルーンボタン スモールタイプ（富士システムズ）
d：GBジェジュナルボタン（富士システムズ）

注入するときにはふたを開けて専用の接続チューブを接続して使用する。チューブには逆流防止弁が付いており，ふたを開けても胃内容は漏れないようになっている。定期的にバルーン水が減少していないか確認するようにし，家族には指導しているが，最近のバルーンは性能が向上して水抜けがしにくくなっている。体外留置部分を小さくして管理しやすくしたタイプ（c）や，胃内は減圧して腸内に栄養剤を注入できるタイプ（d）なども開発されている。

引する。そのあとに胃瘻造設予定部位からさらに鉗子を挿入して，この鉗子で胃瘻造設する胃の部分を把持したうえで，その周囲に胃壁固定具を用いて胃壁を固定する。こうして胃を適切な部位に受動・固定したあとにイントロデューサー法で胃瘻チューブを挿入する。他臓器の巻き込みがないかどうかも確認することができ，有用な方法である。

2．開腹胃瘻造設術（図3）[2]

開腹による胃瘻造設は，新生児などの体重が少ない児や，胃食道逆流症に対する噴門形成術を施行した際に同時に行われる。幼少児では胃瘻チューブが咽頭を通過できなかったり，内視鏡操作が難しく，また噴門形成後では食道への内視鏡通過が好ましくないからである。

この方法は胃壁をしっかり腹壁に固定するため，胃内容が腹腔内に漏れる心配が少ない。最初の胃瘻チューブの交換は術後1か月ほどで可能となる。

胃瘻造設後の管理

1．チューブ交換の注意点

通常プル・プッシュ法では胃壁の腹壁への固定が十分でないため，チューブ（図4）の交換時期は，初回は造設後3か月以上経ってから行うことが推奨されている。

イントロデューサー法や開腹胃瘻造設術では，術後1か月が経てば安全に交換が行える。しかし，栄養状態が極端に不良の児では，初回の交換を遅らせるなどの配慮が必要である。それでも心配な場合には透視室にてガイドワイヤーを留置したあとにチューブ交換を行い，造影にてチューブが胃内にあることを確認することが望まれる。

胃瘻チューブの交換に伴う腹腔内誤挿入は多く報告されている。気付かずに栄養剤を注入すると重篤な腹膜炎となるため十分に注意する。

また，ボタン型バルーンを使用する場合には，胃壁を含めた腹壁の厚さを測定してチューブの長さを決定することが必要である。チューブの長さが腹壁の厚さに比して短すぎると皮膚がボタンの体外固定部で圧迫されてびらんとなり，逆に長すぎると胃内容が漏れてしまう。一般に，胃瘻孔ができあがって安全に交換ができるようになったら，バルーンの耐用性を考慮して2〜3か月に1回，ボタン型バルーンの交換が必要となる。

胃瘻造設に伴う合併症

1. 早期合併症

術後出血については常に考慮しておく必要がある。胃壁からの出血のほかに，PEGなどでは思わぬ他臓器(肝臓など)の出血の可能性も念頭に置いて術後管理することが大切である。

PEGでは，胃壁と腹壁の間に他臓器が巻き込まれている可能性があり，巻き込まれた臓器が損傷を起こすことがある。多くは横行結腸が胃の腹側に挙上しているために起こる合併症であり，感染を起こしたり横行結腸瘻となる。造設時に内視鏡の光源を腹壁に当てて，これがよく透見できることを確認することが重要である。先に述べたようにPEG施行時に腹腔鏡を併用して他臓器の損傷を防ぐ方法もある。

プル・プッシュ法では，胃壁と腹壁の直接固定がないため，瘻孔が完成する前に胃壁が脱落したり，瘻孔形成が不十分で胃液が腹腔内へ漏れることがある。予防法としては瘻孔ができるまで適度に胃瘻チューブを牽引しておくことが重要である。

また，胃瘻チューブを強く牽引しすぎると胃壁の血行障害が起こり，胃壁が壊死に陥って腹壁からはずれて胃瘻チューブが腹腔内に迷入することがある。この合併症は開腹胃瘻造設でも起こり得る。

2. 後期合併症

1) ボールバルブ症候群

ボタン型胃瘻チューブと異なり，チューブ型胃瘻の場合には体外に出ているチューブに余裕があるため，チューブの固定がゆるむと，胃の蠕動によって胃内にあるバルーン部分が胃の出口から十二指腸にまで入り込んでしまい，胃の出口をふさぐことがある。このような状態をボールバルブ症候群と呼ぶ。こうなると胃内圧が異常に高くなり，胃瘻造設部にも圧がかかって胃内容が腹腔内に漏れる危険性がある。噴門形成術を同時に行った場合には胃から食道への減圧がきかないため，いっそう胃内圧は高くなり，胃破裂を起こす危険がある。これらは生命に危険が及ぶ合併症であり，注意が必要である。また，この合併症では十二指腸に一時に大量の栄養剤が入るために，頻脈・発汗や低血糖を引き起こすことになる。ダンピング症候群として知られており，注入後に児の状態が悪化する場合にはこの合併症を疑うことが重要である。チューブ型胃瘻の場合は，このような合併症を防ぐために，常に挿入されているチューブの深さに気をつける必要がある。また，ボタン型の胃瘻チューブの場合にも，幽門輪に近い場所に胃瘻が造設されるとボタンが傾いて十二指腸にチューブのバルーンがはまり込むことがある。急激に胃瘻注入栄養剤が胃瘻挿入部位より外に漏れ出した場合にはこのような可能性を念頭に置いて対応することが重要である。胃瘻ボタンの長さを短くしたりボタンのバルーン注水量を減らしたりする対応が考えられる。また胃瘻造設部位を幽門輪に近くならないように造設時に注意することも重要である。

胃瘻を要する疾患と胃瘻造設術　　189

2）バルーンの破損

バルーン式ではバルーンが破裂して，胃瘻チューブが事故抜去されることがある。この場合，応急処置としてそのチューブをすぐに挿入し，体外でチューブを固定するなどして新しいチューブと交換する。チューブが抜けてから時間が経つと瘻孔が狭窄となりチューブが入りにくくなるので注意する。

3）感染

胃瘻部やその周囲の皮膚が感染を起こすことがある。胃瘻チューブ刺入部が悪臭を放ったり，発赤がみられたりする場合には瘻孔の感染を疑う。チューブを交換し，胃瘻部分に抗生物質軟膏を塗布するなどの対処で軽快することが多い。胃瘻周囲皮膚に抗生物質軟膏やステロイド軟膏を慢性的に塗布している場合には，真菌感染も起こり得る。境界明瞭な皮膚の腫脹・発赤，落屑などの真菌感染特有の皮膚症状を見逃さないようにする。培養検査で真菌が証明されれば抗真菌薬を使用する。

4）肉芽

胃瘻部に不良肉芽ができることがある。出血の原因になったり，感染を伴うなど，管理に支障をきたすことが多い。抗生物質軟膏が有効な場合もあるが，硝酸銀焼灼を行うこともある。最近では自宅でも手に入る塩を肉芽に散布する方法も有効と報告されている。この場合には正常皮膚には散布しないこと，短時間で洗い流すなどの注意が必要である。

5）サイズミスマッチ

胃瘻チューブのサイズが合わなくなったり（長さ，深さともに），緊張が強くて腹圧が高い場合には，長すぎると胃内容が瘻孔より漏れて腹壁皮膚のびらんや潰瘍を生じることがある。逆に短すぎるとボタンの体外部分が腹壁皮膚に当たり難治性の潰瘍形成を起こす。このような場合には適切なサイズのチューブに変更してから，注入を止めて皮膚の安静を保ち，適切な皮膚処置を行うなどの対応が必要である。

6）唇状瘻

胃瘻部分から胃粘膜がせり出してくることがある。これは唇状瘻と呼ばれ，腹圧が高い児などでみられる。肉芽との鑑別が必要で，胃粘膜の脱出が確認されたら根治的には手術による粘膜切除がすすめられる。

7）胃瘻チューブの腹腔内誤挿入

この合併症は気付かずにいると，重篤な腹膜炎に至るので十分に注意が必要である。胃瘻造設して初回にチューブ交換するときにもっとも注意が必要で，そのために初回交換はX線透視下に行うことが必要である。交換したチューブが間違いなく胃内に留置されていることを確認する。しかし，この誤挿入は初回交換のときのみに起こる合併症ではないことも十分に承知しておく必要がある。実際に何度も交換している児で誤挿入が起こったことが報告されている。交換時にチューブの挿入が難しいとき，無理に挿入して起こることが多いようである。この合併症を防ぐために，最近のボタンチューブのセットにはガイドワイヤーが添付されるようになっている。ガイドワイヤーを胃内に挿入しておいてこれに沿ってチューブ交換をすることで誤挿入を防ぐことが推奨されている。

胃瘻ボタンの種類と特徴（図4）

胃瘻ボタンは今から30年ほど前に報告されたデバイスであるが[3]，現在小児ではバルーン式の

ものがほとんどで，バンパー式のものは使用されなくなっている。バルーン式は交換が容易であることや，交換時に痛みや出血を伴わないことで，バンパー式のものより使い勝手が優れている。しかし，バルーンの破損による事故抜去には注意が必要である。最近のバルーンは性能が向上し，水が自然に抜けてしまうことも，破損することも少なくなっているが，もし抜けてしまった場合にはそのボタンをすぐに瘻孔に挿入して，これを維持して外来受診するように家族に指導している。種類によっては体外に出ているバルーン水注入弁などの部分が小さくなり，体動があっても周囲に当たりにくいように配慮されたボタンも販売されている。バルーンに注入する水は蒸留水が望ましく，生理食塩液は使用しない。これは塩が析出して注入口をふさぎ，水がバルーンから抜けなくなることがあるからである。

（金森　豊）

文　献
1) Gauderer MW, et al：Gastrostomy without laparotomy：a percutaneous endoscopic technique. J Pediatr Surg 1980；15：872–875.
2) 金森　豊：胃瘻を要する疾患と胃瘻造設術．日本小児ストーマ・排泄管理研究会学術委員会，他 編，小児創傷・オストミー・失禁（WOC）管理の実際，照林社，2010：152–159.
3) Gauderer MW, et al：Feeding gastrostomy button：experience and recommendations. J Pediatr Surg 1988；23：24–28.

胃瘻のケア

胃瘻は栄養や薬剤の投与経路や，消化管通過障害に対する減圧の手段として造設される。小児の皮膚は成人に比べて薄く，皮膚バリア機能が低いという特徴がある。そのような皮膚に強い酸性の胃液や栄養剤が漏れて付着すると容易に皮膚障害を発生する。乳幼児は啼泣によって訴えるため腹圧がかかりやすく，抱っこや成長発達に伴う姿勢の変化により胃瘻チューブが動きやすいため胃液の漏れを生じやすい。また，筋緊張などにより腹圧がかかる場合やなんらかの理由で胃の動きが悪くなることでも漏れを生じる。漏れや皮膚障害などに対するケアが適切に行われなければ，児や家族は身体的・精神的負担を抱えるだけでなくQOLの低下を招く。これらを予防するためには，胃瘻周囲皮膚のスキンケアとカテーテルの固定が重要となる。

胃瘻チューブの種類と特徴(表1)

胃瘻チューブには，ボタン型バルーン式，ボタン型バンパー式，チューブ型バルーン式，チューブ型バンパー式があり，それぞれの特徴を知って管理する必要がある。バルーン式はバルーン内への蒸留水の出し入れによりカテーテルの交換が容易であるが，腹圧などにより破裂することがあり，短期間で交換が必要になることがある。バンパー式はカテーテルが抜けにくく，耐久性があるので交換までの期間が長いが，カテー

テル交換時に痛みや圧迫感を生じる。ボタン型は体表面への露出が少ないので見た目に目立ちにくく，自己抜去が少ない。また，栄養剤の通過する距離が短いのでカテーテル内の汚染が少ないが，注入時に接続チューブが必要であり，ボタンの開閉がしにくいことがある。チューブ型は注入時の接続が容易であるが，体表面への露出が多いので見た目に目立ちやすく，チューブを引っ張って自己抜去しやすい。また，栄養剤の通過する距離が長いのでカテーテル内の汚染が起こりやすい[1]。

胃瘻造設術後から初回のカテーテル交換までの管理

胃瘻を造設する年齢や疾患によって異なるが，術直後から瘻孔が形成される時期までは，チューブ型バルーン式のカテーテルを使用することが多い[2]。瘻孔が形成されるまでの間にカテーテルが動揺したり，胃液の漏れを生じると瘻孔のサイズが拡大し，そのあとの管理に影響を及ぼす。そのため，カテーテルは腹壁に対して垂直に固定しておく必要がある(図1)。また，カテーテルが事故抜去しないよう定期的に固定水の残量を確認することやテープ固定の状況を観察する。児の体格に適したチューブ型バルーン式カテーテルのサイズがない場合は，腎盂カテーテルを使用することがある。腎盂カテーテルには

表1　胃瘻チューブの種類と特徴

チューブの種類	ボタン型		チューブ型	
	バルーン式	バンパー式	バルーン式	バンパー式
長所	・バルーン内への蒸留水の出し入れにより，カテーテルの交換が容易。 ・体表面への露出が少ないので見た目に目立ちにくく，自己抜去が少ない。 ・逆流防止機能がある。 ・栄養剤の通過する距離が短いのでカテーテル内の汚染が少ない。	・カテーテルが抜けにくく，耐久性があるので交換までの期間が長い。 ・体表面への露出が少ないので見た目に目立ちにくく，自己抜去が少ない。 ・逆流防止機能がある。 ・栄養剤の通過する距離が短いのでカテーテル内の汚染が少ない。	・バルーン内への蒸留水の出し入れにより，カテーテルの交換が容易。 ・注入時の接続が容易。	・カテーテルが抜けにくく，耐久性があるので交換までの期間が長い。 ・注入時の接続が容易。
短所	・バルーンが破裂することがあり，短期間で交換になることがある。 ・注入時に接続チューブが必要であり，ボタンの開閉がしにくいことがある。	・カテーテル交換時に痛みや圧迫感を生じる。 ・注入時に接続チューブが必要であり，ボタンの開閉がしにくいことがある。	・バルーンが破裂することがあり，短期間で交換になることがある。 ・体表面への露出が多いので見た目に目立ちやすく，チューブを引っ張って自己抜去しやすい。 ・栄養剤の通過する距離が長いのでカテーテル内の汚染が起きやすい。	・カテーテル交換時に痛みや圧迫感を生じる。 ・体表面への露出が多いので見た目に目立ちやすく，チューブを引っ張って自己抜去しやすい。 ・栄養剤の通過する距離が長いのでカテーテル内の汚染が起きやすい。

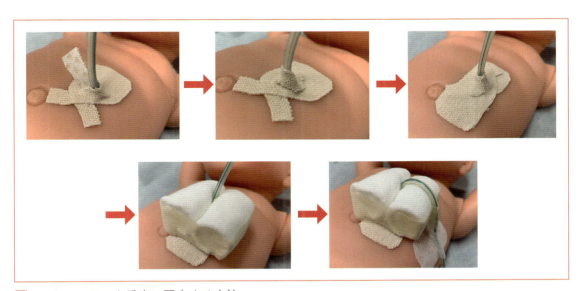

図1　カテーテルを垂直に固定する方法

胃瘻のケア　　193

外部ストッパーがないので適切な皮膚固定がなされないとバルーンが幽門や十二指腸に引き込まれることがある。Yガーゼ交換の際は挿入の長さを確認し，確実な固定を行う。造設術後より消毒は必要ないが，Yガーゼを使用する場合は汚染があればその都度交換する。その際，生理食塩液で瘻孔周囲皮膚を洗浄する。医師より許可が出れば，洗浄剤を使用して皮膚洗浄を行う。

瘻孔安定期の管理

1. 清潔ケア

1日1回，沐浴やシャワー浴に合わせて皮膚を洗浄する。洗浄剤は十分に泡立て愛護的に皮膚を洗浄する。沐浴やシャワー浴が行えない場合でも，吸水シーツや洗浄ボトルを使用して瘻孔周囲皮膚を洗浄することが望ましいが，洗い流せない環境や短時間でケアを終了する必要がある場合は，拭きとり用皮膚洗浄剤を用いる(リモイス®クレンズ，ベーテル™F清拭・洗浄料，シルティ水のいらないもち泡洗浄)。亜鉛華単軟膏や粉状皮膚保護材が皮膚に固着している場合，ベビーオイルを使用して皮膚保護材を愛護的に除去し，そのあとに洗浄剤を用いて皮膚を洗浄する。洗浄剤を使用した皮膚洗浄は基本的に1日1回でよいが，胃瘻からの漏れがありYガーゼを交換する際は微温湯で濡らしたタオルで皮膚を清拭する。

2. 皮膚状態や漏れの状況を観察

皮膚洗浄時やYガーゼ交換時には以下の項目を観察し，評価する。

1) スキンケアの状況（清潔と不潔の状態，日々のスキンケアが実施できているか）
2) 胃液や栄養剤の漏れの程度（Yガーゼの汚染の程度）
3) 皮膚障害（発赤，びらん，潰瘍）の有無と範囲
4) 皮膚障害がある場合は感染徴候の有無。他覚症状（バイタルサインや検査データなど）も併せて確認する。
5) 児の反応（直接訴えることができない月齢や知的障害がある場合は，機嫌や児の表情，バイタルサインの変化，筋緊張増加の有無などを参考にする）
6) 瘻孔の大きさと胃瘻チューブサイズ，シャフト長の長さ
7) シャフト長のゆとり，チューブの傾きの有無（坐位時と臥床時の両方で確認する）

3. 皮膚の保護

胃瘻から漏れる消化液は強い酸性であり，皮膚に接触した場合の刺激は強い。また，漏れが多い場合，湿ったYガーゼをそのままにしておくと皮膚は浸軟する。そのため汚染したYガーゼはその都度交換するとともに，消化液が皮膚に付着しないよう撥水効果のある軟膏(白色ワセリン)や皮膚皮膜剤(リモイス®コート，3M™キャビロン™非アルコール性皮膜)，撥水性クリーム(リモイス®バリア，3M™キャビロン™ポリマーコーティング クリーム，セキューラ®PO)を使用して皮膚を保護することが重要である。胃瘻からの漏れが多い場合は，消化液のpHを緩衝し，水分を吸収してゲル化させることを目的として粉状皮膚保護材を瘻孔に散布する(図2)。

シャフト長が短すぎると外部ストッパーが瘻孔周囲皮膚を圧迫し，発赤や潰瘍などの皮膚障害につながる(図3)。同時に胃粘膜にも圧迫を生じるため，シャフト長は10〜15 mm程度のゆとりがあるとよい。ボタン型の場合，清潔ケアに併せてカテーテルを360度回転させ，上下に動かし，シャフトの長さが適切か確認しつつ圧迫を解除する[3]。

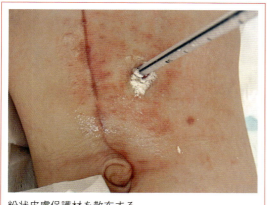
粉状皮膚保護材を散布する。
図2　瘻孔からの漏れ

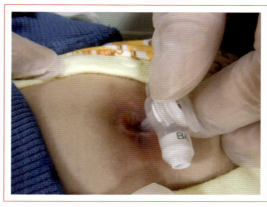
図3　外部ストッパーの圧迫による潰瘍

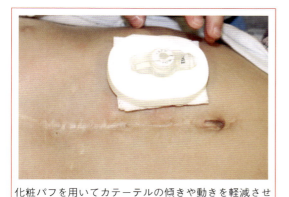
化粧パフを用いてカテーテルの傾きや動きを軽減させる。
図4　カテーテルを垂直に固定する方法

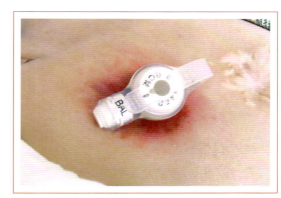
図5　消化液の接触による皮膚障害（発赤）

皮膚障害時のケア

1. 発生原因のアセスメント

前述した観察項目を確認し，皮膚障害を生じた原因を明らかにする。

2. 発生原因の除去

1）胃液や栄養剤の接触が原因の場合

カテーテルが腹壁に対して垂直になるよう固定する。ボタン型の場合，化粧パフを利用してカテーテルの傾きを予防する方法もある（図4）。また，1回の注入量や注入速度を見直す，注入する栄養剤にとろみをつけるなど，漏れへの対策を検討する。

2）スキンケアが不足している場合

家族がケアを行っている場合は，在宅でのケア方法を確認する。前述した清潔ケアや皮膚の保護を基本とし，在宅で実施可能な方法を経済面も含めて検討して指導する。

3. 局所ケア

1）発赤の場合（図5）

抗炎症作用，創傷治癒促進作用のある軟膏（亜鉛華単軟膏，ジメチルイソプロピルアズレン軟膏）や抗炎症作用のあるステロイド軟膏を使用す

胃瘻のケア　　195

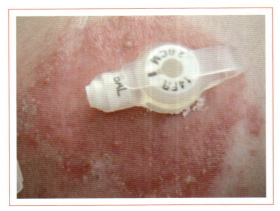

図6 不十分なスキンケアにより発生した皮膚真菌症

る。特有の皮膚症状(境界明瞭な紅斑,細かい落屑,周囲に丘疹や膿疱を伴う)により皮膚真菌症を疑う場合は,直接鏡検法や分離培養法により診断し[4]抗真菌薬を使用する(図6)。

2) びらんの場合

びらんは滲出液を伴うため,油性軟膏を直接塗布しても流れやすく保護効果が得られにくい。皮膚欠損部位に粉状皮膚保護材を散布し,油性軟膏やストーマ用皮膚保護材を併用する。皮膚に固着している軟膏や粉状皮膚保護材はYガーゼ交換のたびにすべて除去する必要はない。1日1回ベビーオイルを使用して愛護的に除去し,そのあと皮膚を洗浄する。

3) 潰瘍の場合(図7)

肉芽形成を促す軟膏(アルプロスタジル アルファデクス軟膏,トラフェルミン噴霧剤)や創傷被覆材(ハイドロコロイド,ポリウレタンフォーム,ハイドロファイバー)を使用する。

4) 不良肉芽(図8)

肉芽を生じた原因(カテーテルの動き,シャフト長の短いカテーテルの使用,胃瘻からの漏れ

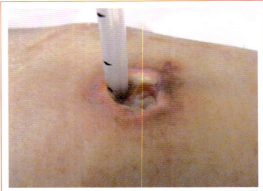

胃瘻周囲にハイドロコロイドを貼付し,潰瘍部位にはハイドロファイバーを使用する。

図7 創部し開(潰瘍)

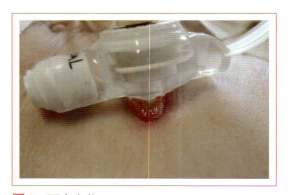

図8 不良肉芽

による炎症など)を除去しつつ,局所ケアとしては,液体窒素や硝酸銀による焼灼,ステロイド軟膏の塗布がある。塩を用いることで肉芽が平坦化したという報告もある[5]。

(奥田 裕美)

文　献

1）NPO法人PDN：胃ろう（PEG）とは？　胃ろう入門．http://www.peg.or.jp/eiyou/peg/about.html　2018.12.4アクセス
2）川口洋子，他：胃瘻を造設している患児のスキンケア．村松　恵 編，小児の状態別スキンケア・ビジュアルガイド，中山書店，2012：86–95.
3）松原康美：日本人のPEGを問う〔造設と管理〕長期管理—ケアを中心に．消内視鏡2013；25：824–829.
4）貝瀬　明：皮膚真菌症．石川　治，他 編，ナースの実践皮膚科学，中外医学社，2005：119–123.
5）Tanaka H, et al：Treatment for hypergranulation at gastrostomy sites with sprinkling salt in paediatric patients. J Wound Care 2013；22：17–18, 20.

胃瘻のケア　　197

第7章　その他のストーマの治療とケア

気管切開を要する疾患と手術

気管切開を要する疾患

　気管切開とは上気道狭窄や閉塞によって呼吸困難をきたした児や，長期の気管挿管によって呼吸管理が必要な児に対して，頸部気管に切開を置き，皮膚との間に人工的に瘻孔を作製して呼吸管理を行う処置のことである。この処置により，救命が可能になる疾患や在宅での生活が可能あるいは容易になるケースもある[1]。

　気管切開を要する病態は，一時的に気管切開が必要となる疾患と永久的に必要となる疾患とに分けられる。

　一時的に必要となる疾患には，頸部・口腔内巨大腫瘤（リンパ管腫，咽頭原発奇形腫など），咽頭部から声帯部にかけての囊胞性病変，未熟児における長期気管挿管に伴う声門下狭窄症・抜去困難症，口腔内手術後の一過性の呼吸困難症などがある。

　永久的に必要となる疾患には，神経・筋疾患における中枢性または呼吸筋収縮低下に伴う呼吸不全，同疾患における唾液の持続的誤嚥，両側声帯麻痺，喉頭・気管閉鎖症，重症肺低形成に伴う呼吸不全症などがある。

　一過性の病態に対しては，気管切開術が行われるが，永久的な病態の場合には最近では喉頭気管分離術が多く行われるようになっている（図1）[2]。気管切開術の方法については図2[2]に，喉頭気管分離術の方法については図3[2]に示した

（ケアに関しては「気管切開口のケア」の項参照）。

気管切開術

　気管切開術は，上気道の閉塞や狭窄に対して緊急あるいは準緊急的に行われる場合と，長期呼吸管理が必要な場合に定時手術で行われる場合がある。

　緊急の場合は気道確保が最優先であり，気管切開まで時間をかけずに，いち早く気道確保に努める必要がある。最近では胎児期に上気道閉塞が診断できるようになってきており，喉頭閉鎖や頸部巨大腫瘤の場合に帝王切開施行時に臍帯血流を保ったまま気道確保（気管切開を含めた）を行う EXIT (*ex utero* intrapartum treatment) という方法が行われることがあり，母体には負

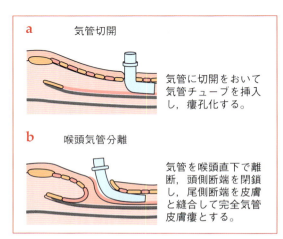

図1　気管切開と喉頭気管分離 (金森, 2010)[2]

担が大きいものの，児の低酸素状態を防ぐ有効な方法として広まりつつある。定時手術で気管切開を行う場合は時間的余裕があるため，ていねいな処置で手術を行うことが可能である。このような場合には経口（あるいは経鼻）挿管で呼吸が管理されていることが多く，気管切開後の気管切開チューブ（気管切開カニューレ）からの呼吸管理への移行時にトラブルが起こる可能性がある。麻酔科との綿密な打ち合わせや連携が重要である。

また，気管切開術は，手術が終わってから気管皮膚瘻ができ上がるまでにある程度時間がかかるため，術後数日は気管切開チューブが事故抜去しないように十分な注意を払う必要がある。この時期にチューブが抜けると換気不全が起こるだけでなく，気管切開チューブの再挿入が困難になり，児の生命を脅かす事態となる。そのため，事故抜去に備えた支持糸を気管壁両脇にかけておくなどの工夫が必要である。

気管切開は，幼少児ではとくにカフ付きのチューブを用いないため，唾液の誤嚥予防が難しく，気管内吸引が頻回になることがある。永久的に気管切開が必要と判断される場合は，誤嚥が完全に防げる喉頭気管分離術への移行を検討する。

また，発声が可能な児では，チューブの途中に空気抜きの穴があいているスピーチカニューレを用いると発声が容易になる。この場合には吸気口にスピーチバルブを装着する。成長に伴って気管の径が大きくなり気管切開チューブ径が相対的に小さくなると，チューブの脇を空気が通るようになりスピーチカニューレを用いなくとも発声が可能になることもある。この場合には児は自分で気管切開チューブの口を押さえて発声する。

喉頭気管分離術

最近では重症心身障がい児などで，唾液の誤嚥などにより繰り返す肺炎に悩む場合には，けっして誤嚥しないように喉頭気管分離術が行われることが多くなってきた[3]。

この術式は術後に発声が困難になることが問題で，そのことを十分に家族に説明する必要がある。また，気管前面を走行する腕頭動脈などとの間に瘻孔をつくって大出血することがあることも説明しておく（P206参照）。気管切開でも起こり得る合併症であるが，喉頭気管分離術では挿入した気管切開チューブの角度がやや傾きがちでチューブ先端が前胸壁方向になるため，瘻孔を形成しやすいと考えられる。このような問題点を解決するために気管切開チューブの彎曲を調整したチューブや，材質を工夫した柔らかいチューブ，気管壁に追従しやすいチューブも販売されている。

気管内留置チューブの選択

気管内留置チューブはさまざまなものが市販されており，児に適したチューブを選択することが必要である。

小児用のチューブは，図4に示すようなカフの付いていないチューブを用いることが多い。気管径，気管長などに合わせて選択する。最近では各製造会社のチューブのラインナップが増加している。チューブの彎曲を二通り用意し，かつチューブの長さも長いものと短いものを用意するなど，児の体格や特徴に合わせた選択ができるように種類をとりそろえているものがある。また，チューブを柔らかい材質にしたり，チューブ壁内にコイルを入れてチューブ内腔が閉塞しにくくする工夫などがされている。さらに児の特殊な体格や，より深くにチューブを留置した

本文P205に続く

気管切開を要する疾患と手術　　199

1

頸部正中の頸切痕上に横切開を置く(a)。頸部正中に縦切開を置く場合もある。

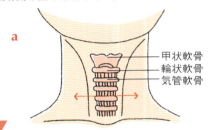

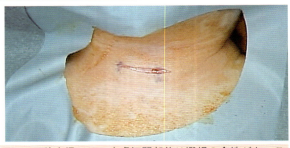

ポイント　幼少児では，皮膚切開部位は選択の余地がないことが多く，甲状軟骨下縁と鎖骨上縁・胸骨切痕上縁のほぼ中間が切開部位である。

2

広頸筋を切開すると頸筋膜浅葉に覆われた前頸筋群がみえる。前頸静脈が正中にかかるように存在しているときにはこれを切離する。頸筋膜浅葉を正中で縦切開し，浅層から順に胸骨舌骨筋(b-①)，胸骨甲状筋(b-②)と左右筋束をそれぞれ分けて深層に至る。ここで，頸筋膜気管前葉に覆われた気管と甲状腺がみえてくる。甲状腺の峡部が気管前面に存在して気管切開に邪魔になる場合には正中で切離する。気管前面を十分に露出したら第3～4気管軟骨を同定する。通常の気管切開ではこの高さで気管に切開を行う。

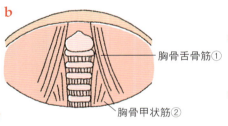

ポイント　幼少児では甲状腺峡部は電気メスで切離できる。気管側面は，反回神経や上喉頭神経外枝があるので，損傷しないように極力剥離をしない。

ポイント　後述するように，将来的に喉頭気管分離術を必要とすると予想される児では第2～3気管軟骨で切開するようにする。気管切開長は挿入予定の気管チューブの外径からおよそ想定しておく。

3

気管の切開にあたっては，まず麻酔管理で使用している酸素濃度をできるだけ低くしてもらう。高酸素換気下では，電気メスを用いた場合に引火する危険性があるからである。また，気管の切開後チューブを挿入して換気が再開するまでは，換気が不十分になるのであらかじめ過換気状態にしておく。
気管をメスで切開し，その後すぐに切開した気管壁の中程の気管軟骨部に左右対称に1針ずつ縫合糸をかける(c)。

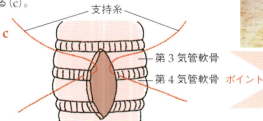

ポイント　この縫合糸はのちほど皮膚切開創から出して前胸部に固定する。術後に気管チューブが事故抜去した場合に牽引してチューブを確実に気管内に再挿入するときの役に立つ。

図2　気管切開術の方法(金森，2010より引用，一部改変)[2]

4
切開した気管孔に気管チューブを挿入する(d)。

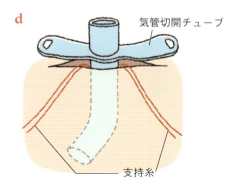

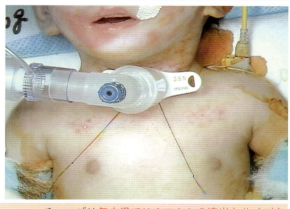

ポイント｜チューブは年少児ではカフなしの適当なサイズを選択する。児の体格によってはチューブの太さを合わせると長さが合わないことがある。同じチューブの太さで長さの異なるチューブを用意している製品(メラ ソフィット：泉工医科工業など)もあるので，適宜選択する。長さが自在に調節できるチューブ(GBアジャストフィット，富士システムズ)もあるが，細径のものはない。

5
年長児では，場合によってはカフ付きのチューブが必要となる。チューブの選択は児の体格によっては難しく，最終的には術中に気管支鏡を行い，気管チューブの挿入長が適当であるか確認する(e)。

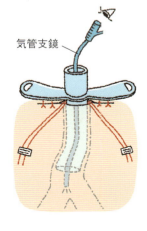

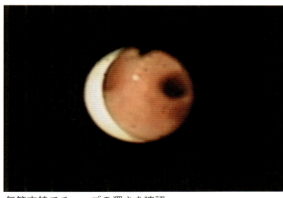

気管支鏡でチューブの深さを確認。

ポイント｜気管チューブ先端が気管分岐部に近すぎる場合にはサイズを落とすか短いチューブに変える。また，皮膚に当てるガーゼ枚数を増やしてチューブを浅くするなどの工夫をすることもある。

6
皮膚・広頸筋をナイロン糸で縫合して手術を終了する。気管切開チューブは，備え付けの紐で頸部に固定する。

ポイント｜チューブの固定は適当な締め付けが必要で，ゆるすぎると術後の事故抜去の原因となる。また，紐の縛り方は，術直後は固結びとし，けっしてこれをゆるめないように指示する。術後早期の事故抜去は児の生命を脅かすものであることを十分に認識する必要がある。

気管切開を要する疾患と手術

1

皮切から気管露出までは気管切開と同様の操作を行う(a)。
その後，気管側面から後面の剝離を行い，まず1か所で気管全周にテープを通す(b)。このテープを持ち上げ，気管側面から後面を十分に剝離する。

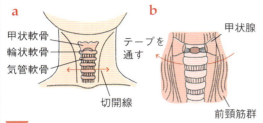

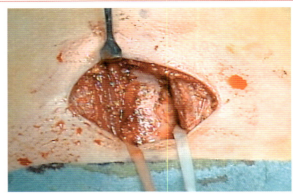

▼

2

気管の切離は，腹側は第3気管軟骨，背側は第2気管軟骨となるように，斜め頭側に切り上げるような切開線とする(c)。持ち上げる気管断端が皮膚面に沿うようにするためである。
術前に気管切開が置かれているケースでは，その高さから切離線を調節する。まず気管切開を腹側に半周性に置いて，気管チューブを経口挿管から術野からのスパイラルチューブ挿管に変える。ついで背側半周性につながっている気管を切離して気管の全切離を行う。

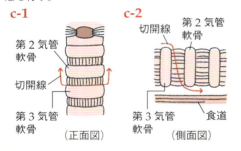

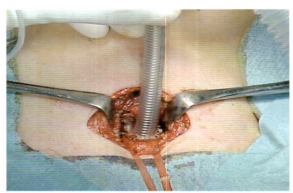

気管を半切してチューブを術野から挿入

 ポイント　この時点でチューブの固定が不十分であるとこのあとの手術操作でチューブが深くなりすぎたり，抜去したりして換気ができなくなるので，綿テープなどで挿管チューブと気管をしっかり固定する。

▼

3

切離した気管断端の頭側は，そのまま縫合閉鎖する場合(d-1)と背側にある食道に端側吻合する場合(d-2, d-3)とがある。どちらがよいかということは一概にはいえない問題であり，適宜術式を選択する。

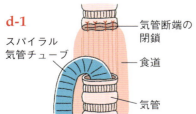

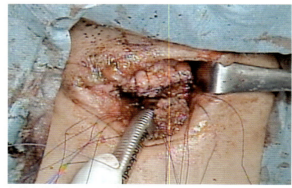

気管を閉鎖したところ(d-1)。

図3 喉頭気管分離術の方法(金森，2010より引用，一部改変)[2]

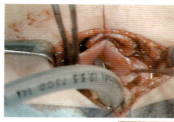

食道を切開したところ (d-2)。

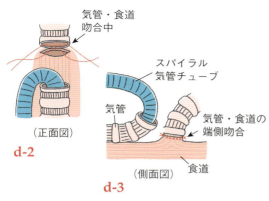

d-2
d-3

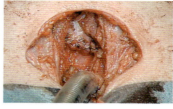

食道・気管吻合を終えたところ (d-3)。

▼ 4

閉創に際しては，気管断端部（あるいは気管食道吻合部）と皮下にドレーンを挿入する。多くの児で病原性菌が上気道に生着しているからである。そして，前頸筋（胸骨舌骨筋，胸骨甲状筋）をそれぞれ正中でしっかり縫合して挙上する気管背側の壁を作製する(e)。気管寄りの1針は筋層を気管壁に固定する。

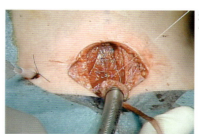

深層の前頸筋を縫合したところ。

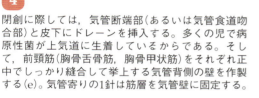

e-1
e-2

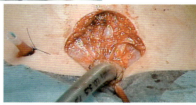

浅層の前頸筋を縫合したところ。

▼ 5

皮膚と挙上した気管壁は皮膚が気管断端に被るように縫合をする(f)。

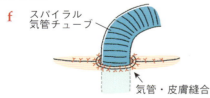

f スパイラル気管チューブ
気管・皮膚縫合

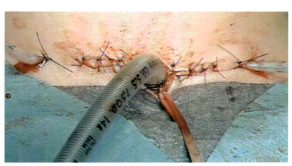

閉創したところ。

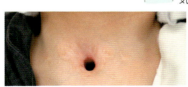

創部が治癒したあとの局所所見

ポイント 気管チューブの選択は気管切開とほぼ同様であるが，気管切断端にチューブが直接入るので，気管切開よりやや太めのチューブが入るようである。

気管切開を要する疾患と手術　　203

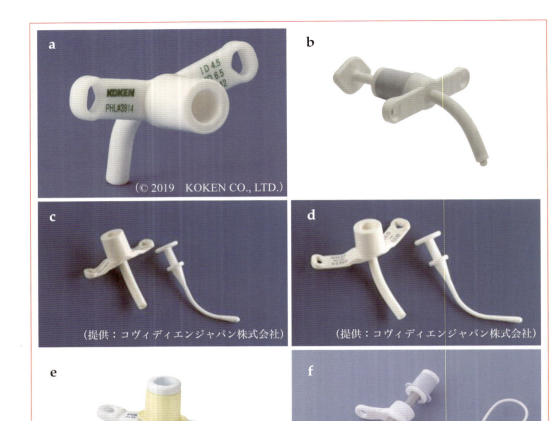

a：柔らかい材質を使用し，チューブのカーブをきつめ，ゆるめと二通り，長さを短い，長いの二通りを用意した気管切開チューブ（コーケンシリコーンカニューレP型，高研）
b：柔らかくかつ折れ曲がりにくいチューブを実現し，新生児用，小児用と長さの異なるチューブを用意，かつフランジをストレートフランジとVフランジをそろえて小児の首にフィットするように工夫された気管切開チューブ（ビボナ気管切開チューブ（新生児・小児用），スミスメディカル・ジャパン）
c，d：気管壁に追従しやすい材質を用いたチューブで，新生児用（NEO）（c）・小児用（PED）（d）・小児用ロング管の3種類の長さをそろえ，フランジを立体的に浮かせて頸部にやさしくフィットする形状とした気管切開チューブ（Shiley™気管切開チューブ，コヴィディエンジャパン）
e：シルバーラセン入シリコーンチューブによりキンキングや圧迫つぶれを防ぎ，かつ柔らかい素材で気管壁に追従しやすい気管切開チューブ（シルバーラセン入気管切開チューブカフなし型，富士システムズ）
f：新生児用キンキングや圧迫つぶれを防ぐらせん補強をしたシリコーン製チューブで，長さを変えられる可動式アジャスタブルウイングを備えた気管切開チューブ（アジャストフィットNEO，富士システムズ）

図4　小児用気管チューブの種類

い気管軟化症などの症例に対してチューブの長さを自在に調整できるものも販売されている。チューブを固定するためのフランジが児の頸部にいっそうフィットし，かつ皮膚にやさしいような形状が工夫されているものもある。これら各メーカーのチューブの特徴やラインナップをよく理解することが大切で，その結果として児に最適なチューブを選択することが可能になっている。チューブのラインナップが増加していることは選択の幅が広がり歓迎すべきことであるが，似たようなチューブが存在することを十分に理解して，交換に際しては別の規格のものを使用しないように注意することが重要となっている。

年長児では，カフ付きのチューブが選択されることもある。また，発声の可能な児では，声帯側に呼気が流れるようにチューブ中ほどに穴があいているチューブ（スピーチカニューレ）を用い，空気吸入部に一方向弁を付けて発声を可能にする方法もある。

気管切開の合併症

1. 早期合併症

気管切開において，瘻孔が完成する前に気管切開チューブが事故抜去することがもっとも危険な合併症である。うまくチューブが入らないと換気不全から重篤な低酸素脳症を併発する。場合によっては児が死亡する事故につながる。

この合併症を防ぐために，気管切開チューブの固定に使用する頸部の固定紐は適当な締め付けで行い（紐と頸部皮膚の間に小指が1本入るくらいの締め具合がよいとされている），この紐は初回交換時まではけっしてはずさないよう看護師に指示する。また，気管切開術の際にかけた気管壁の支持糸は瘻孔が完成するまでは残しておく。気管切開術後2週間で初回のチューブ交換を行う。

気管切開創の感染はよく起こる合併症であるが，ドレナージがよく通常は重篤な感染になることはない。喉頭気管分離術では気管内の痰が術野に多量に長時間漏れるので，感染のリスクは高い。十分な創部の洗浄やドレナージを行う。喉頭気管分離術では，術式によって喉頭と食道を吻合することがある。この場合には縫合不全から咽頭分泌物が頸部に漏れることがあり注意が必要である。

気管切開チューブが深く入りすぎると気管分岐部にチューブが当たって気管支の攣縮を起こすことがあるので，チューブの深さの調節が重要である。チューブが長い場合には切開口皮膚に当てるガーゼの枚数などで調節する。

2. 後期合併症

気管切開の場合，次第に切開口に周囲の皮膚が被さり狭窄することがある。また，皮膚切開部と気管切開部が次第にずれてきて気管切開チューブが気管内に留置しにくくなることがある。このような場合にはチューブ交換が困難になるため気管切開口の形成を行う必要がある。無理にチューブを交換しようとして出血などが起こると，ますます入れにくくなり，換気不全症などに陥る危険性がある。

喀痰が多量の場合には，気管切開口から痰が溢れ，周囲の皮膚に著しいびらんを生じることがある。痰が漏れないように，カフ付きのチューブに交換するなど，皮膚のケアに努める。

肉芽形成はよく遭遇する合併症である。気管切開口付近のものと気管チューブの先端部のものとがある。気管切開口付近では，切除が可能なことがある。チューブ先端の場合には，チューブの位置をずらしたりカフ付きチューブで先当たりをなくしたりして局所の安静を保つ。ステロイドの投与が有効なこともある。深部肉芽の

気管切開を要する疾患と手術　　205

場合にはレーザー焼灼も行われる．

　気管腕頭動脈瘻が発症した場合には，救命が困難になる．気管切開チューブ先端が気管壁にびらんをつくり，最後には気管前面に位置する動脈と瘻孔となる．気管からの出血がある場合には，早めに気管支鏡検査で気管のびらんや潰瘍形成の有無を調べる必要がある．仰臥位の姿勢を続ける重症心身障がい児では，胸郭の扁平化が起こって，胸骨と胸椎の間に気管，腕頭動脈が挟まれ瘻孔化しやすい場合がある．胸部造影CT検査を行うと，これらの位置関係がはっきりする．この場合には予防的に腕頭動脈切離を行って瘻孔化を防ぐこともある．

　気管切開チューブに痰がこびり付き，チューブ閉塞をきたすことがある．換気ができなくなって痰の吸引もできない場合には，チューブを抜去することを家族に指導しておく．また，いざというときのために予備の新品チューブを家族の手元に備えさせることも必要である．同時にバッグバルブマスクも購入してもらい，換気不全を起こした際に使用するように指導しておく．

このようなチューブ閉塞を防ぐために，通常では2週間に1回程度のチューブ交換が必要である．またスピーチカニューレを使用すると加湿が不十分になることがあり，痰が詰まりやすくなるので注意が必要である．

　気管切開・喉頭気管分離を施行した児の在宅管理は，チューブの事故抜去，痰によるチューブ閉塞や気管腕頭動脈瘻など時間的な余裕がない致命的な合併症を起こす可能性がある．そのことをよく家族に指導しておき，対策を講じておくことが重要である．

（金森　豊）

文　献
1) Duncan BW, et al：Tracheostomy in children with emphasis on home care. J Pediatr Surg 1992；27：432–435.
2) 金森　豊：気管切開口を要する疾患と手術．日本小児ストーマ・排泄管理研究会学術委員会，他 編，小児創傷・オストミー・失禁（WOC）管理の実際，照林社，2010：163–169.
3) Cook SP, et al：Patient selection for primary laryngotracheal separation as treatment of chronic aspiration in the impaired child. Int J Pediatr Otorhinolaryngol 1996；38：103–113.

> **メモ**
>
> ### 喉頭気管分離術後の気管腕頭動脈瘻
>
> 　嚥下が不十分で唾液の垂れ込みが多い児の場合，気管切開をしても呼吸状態は改善しない．そのような場合には喉頭気管分離術が選択されることがある（本文P199〜203参照）．この手術によって気道は消化管から完全に分離され，誤嚥は全くなくなる．
>
> 　しかし，喉頭気管分離術は発声ができなくなることが一つの問題点で，また重大な合併症として気管腕頭動脈瘻による大出血を起こすことがある．寝たきりの児は，胸郭が前後方向に扁平化していることがある（図）．このような場合に気管チューブが留置されると慢性的に気管粘膜にびらんや潰瘍を引き起こし，ついには動脈に瘻孔を形成して大出血を起こすため注意が必要である．
>
> （金森　豊）
>
>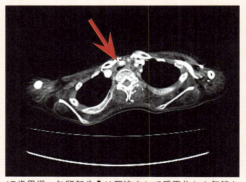
>
> 17歳男児．矢印部分⬇は圧迫されて扁平化した気管とその前面の腕頭動脈
>
> **図**　胸郭扁平化による腕頭動脈の気管圧迫像（CT検査）

気管切開口のケア

第7章 その他のストーマの治療とケア

乳幼児は頸部が短いことで皮膚が密着しやすく，発汗が多いため頸部の皮膚は浸軟しやすい。小児ではカフなしのカニューレを使用することから唾液の誤嚥により気管切開口からの分泌物が増加しやすく，カニューレ脇から漏れた痰が気管切開口周囲皮膚に付着することで，皮膚は容易に浸軟する。浸軟した皮膚は表皮のバリア機能が低下しており，外界から異物が侵入することで炎症を引き起こす可能性が高まる[1]。また，浸軟した皮膚は物理的刺激に弱く，気管切開カニューレや気管切開カニューレ固定具が皮膚を圧迫することで，医療関連機器圧迫創傷を発生するリスクも高まる。皮膚障害を生じると児に苦痛を与えるだけでなく，処置に伴う事故抜去のリスクも増える。そのため予防的スキンケアが重要となる。

初回の気管切開カニューレ交換までのケア

気管皮膚瘻が完成する前に計画外抜去を生じるとカニューレの再挿入が困難となり生命の危機に陥るおそれがあるため，スキンケアやYガーゼの交換は医師とともに行う。この時，支持糸での固定が外れていないかを確認することが重要である。

気管切開カニューレ交換後の日常的ケア

1．清潔ケア

清潔ケアの際は，気管切開カニューレとカニューレ固定具の下の皮膚に浸軟，発赤やびらん・潰瘍などの皮膚障害がないか，Yガーゼの汚染の程度を観察する。

1）気管切開口周囲皮膚

1日1回よく泡立てた洗浄剤を使用し洗浄する。気管切開口への洗浄剤の流入の危険性があるため，近接部は微温湯で清拭を行うか，オイルタイプの拭きとり用皮膚洗浄剤（リモイス®クレンズ）の使用を検討する（図1）。

2）頸部皮膚

1日1回よく泡立てた洗浄剤を使用し，洗浄する。洗い流せない環境や短時間でケアを終了する必要がある場合は，拭きとり用皮膚洗浄剤を用いる（リモイス®クレンズ，ベーテルF™清拭・洗浄料，シルティ水のいらないもち泡洗浄）。

2．皮膚の保護

1）気管切開口周囲皮膚

気管切開口周囲皮膚に分泌物が付着し皮膚が浸軟することを防ぐために，汚染したYガーゼ

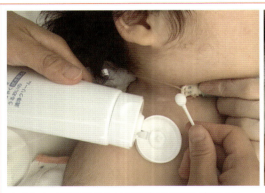
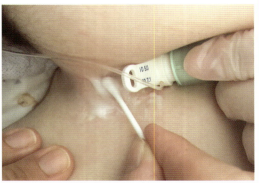

オイルタイプの拭きとり用皮膚洗浄剤を使用する。

図1 気管切開口周囲皮膚の洗浄

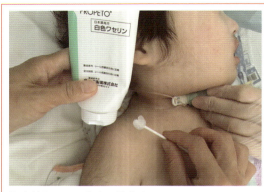
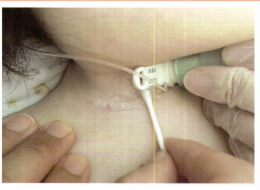

撥水効果のある軟膏を塗布する。

図2 気管切開口周囲皮膚の保護（分泌物が多い場合）

はその都度交換する。分泌物が多い場合は，撥水効果のある軟膏（白色ワセリン）（図2）や皮膚被膜剤（リモイス®コート，3M™キャビロン™非アルコール性皮膜），撥水性クリーム（リモイス®バリア，3M™キャビロン™ポリマーコーティングクリーム）を使用して皮膚を保護する。カニューレが皮膚を圧迫して医療関連機器圧迫創傷が発生しないように気管切開カニューレのネックプレートの大きさに合わせたYガーゼを挟む[2]（図3）。

2）頸部皮膚

気管切開カニューレ固定具が発汗や吐物などで汚染した場合には，適宜交換する。皮膚の乾燥が著明な場合は，カニューレ固定具による皮膚への摩擦を軽減する目的で保湿剤を塗布する。医療関連機器圧迫創傷を予防するためには，カニューレ固定具の材質や形状は重要である。吸湿性が高く，クッション性があり柔らかく，摩擦が小さく，伸縮性がない素材で皮膚に食い込まない広い幅のものを選ぶようにする[2]（図4）。また，カニューレ固定具は指1本が入る程度に締める（図5a）。そのあと固定具の皮膚への接触が均等になるようにカニューレ固定具の下全周に指を通し，部分的な圧迫や皮膚のずれを解除する[2]（図5b）。

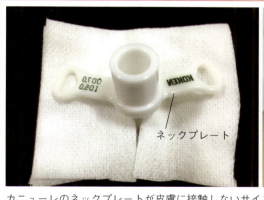
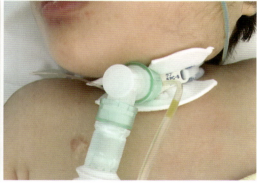

カニューレのネックプレートが皮膚に接触しないサイズのYガーゼを使用する。

図3 気管切開口周囲皮膚の保護

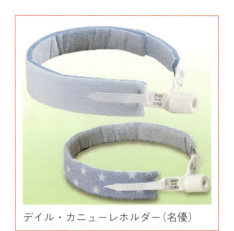

デイル・カニューレホルダー(名優)

図4 気管切開カニューレ固定具

皮膚障害発生時のケア

1. 分泌物の付着により気管切開口周囲皮膚に発赤やびらんがある場合(図6)

1日1回は皮膚を洗浄し、汚染したYガーゼは適宜交換する。皮膚障害を生じた原因をアセスメントし、原因を除去するとともに発赤部位には軟膏(亜鉛華単軟膏、ジメチルイソプロピルアズレン軟膏)を塗布する。びらんの場合は、上記軟膏と粉状皮膚保護材を混合した軟膏を使用するか、創傷被覆材の使用を検討する。Yガーゼの代わりに厚みのある創傷被覆材を使用する場合、

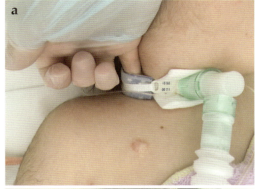
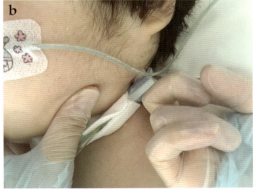

a：カニューレの事故抜去を予防し、かつ皮膚への過剰な圧迫を予防するために指1本が入るゆるみを確認する。
b：カニューレ固定具の下全周に指を通し、部分的な圧迫や皮膚のずれを解除する。

図5 頸部皮膚の保護

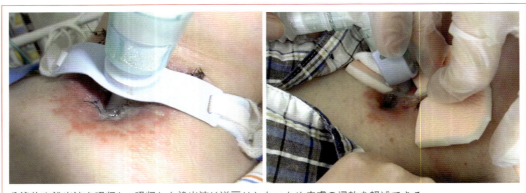

分泌物や滲出液を吸収し，吸収した滲出液は逆戻りしないため皮膚の浸軟を軽減できる．

図6 発赤とびらんを生じた部位に創傷被覆材（ウレタンフォームドレッシング）を使用

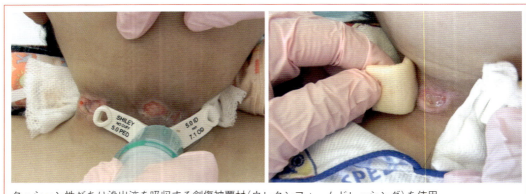

クッション性があり滲出液を吸収する創傷被覆材（ウレタンフォームドレッシング）を使用

図7 気管カニューレネックプレートが皮膚を圧迫して発生した医療関連機器圧迫創傷

気管切開カニューレの挿入長が浅くなるため，呼吸管理に影響を生じないか，事故抜去のリスクがないかを検討したうえで使用する．

2. 気管切開カニューレの圧迫による潰瘍がある場合（図7）

1日1回は皮膚を洗浄し，汚染したYガーゼは適宜交換する．皮膚障害を生じた原因をアセスメントし，原因を除去する．図7の症例の場合，カニューレネックプレートが皮膚を過剰に圧迫したことが皮膚障害の原因である．カニューレ固定具の長さや締め具合は適切であったか，カニューレネックプレートが直接皮膚を圧迫しないようYガーゼのサイズは適切であったかを確認する．局所ケアは褥瘡予防・管理ガイドラインに準拠して行う．潰瘍部位には肉芽形成を促す軟膏（アルプロスタジルアルファデクス軟膏，トラフェルミン噴霧剤）や創傷被覆材（ハイドロコロイド，ポリウレタンフォーム，ハイドロファイバー）を使用して局所ケアを行う．

（奥田 裕美）

文　献
1) 峰松健夫，他：浸軟皮膚における組織構造とバリア機能の変化．日創傷オストミー失禁管理会誌 2011；15：278–281.
2) 日本褥瘡学会 編，第9章　小児：気管切開カニューレ・カニューレ固定具．ベストプラクティス 医療関連機器圧迫創傷の予防と管理，照林社，2016：95–102.

第 8 章

小児の創傷管理

小児の褥瘡予防ケア・MDRPU　212

創傷管理に必要な基礎知識　創傷治癒の機序　240

難治性手術創の管理　251

創傷管理の実際　260

第8章　小児の創傷管理

小児の褥瘡予防ケア・MDRPU

褥瘡対策において対象者は高齢者や成人が主体であり，成人と比較すると小児は褥瘡についての報告は少ない。褥瘡ケア用品も小児に使用できるものは少なく，選択肢が少ない現状がある。小児期で褥瘡リスクの高い対象者は低出生体重児，周術期の体位変換制限のある児，二分脊椎児，重症心身障がい児などである。褥瘡が発生した場合は，痛みや感染のリスク，処置の負担，滲出液による体液の喪失による栄養状態の低下，精神的な苦痛，治療処置のコスト（人件費と処置物品），転院や在宅療養への移行困難など児・家族に与える影響は大きい。また近年注目されている医療関連機器圧迫創傷（MDRPU）は小児では多く発生しており，小児領域の創傷管理においてMDRPU対策は重要な課題の一つである。

褥瘡とMDRPU

褥瘡は2005年に日本褥瘡学会によって「身体に加わった外力は骨と皮膚表層の間の軟部組織の血流を低下，あるいは停止させる。この状況が一定時間持続されると組織は不可逆的な阻血性障害に陥り，褥瘡となる。」と定義されている。実際には，単なる血流の阻害にだけでなく，①阻血性障害，②再灌流障害，③リンパ系機能障害，④機械的変形の4つの機序が複合的に関与するといわれている。

MDRPUは2016年に日本褥瘡学会によって「医療関連機器による圧迫で生じる皮膚ないし下床の組織損傷であり，厳密には従来の褥瘡すなわち自重関連褥瘡（self load related pressure ulcer）と区別されるが，ともに圧迫創傷であり広い意味では褥瘡の範疇に属する。なお，尿道，消化管，気道等の粘膜に発生する創傷は含めない。」と定義されている。

従来からの自重による褥瘡（自重関連褥瘡，古典的な褥瘡）とMDRPUとの関係を図1[1]に示す。

本項では従来からの自重が関連している褥瘡を「自重関連褥瘡」とし，自重関連褥瘡とMDRPUを含めた広義の褥瘡を「褥瘡」とする。

褥瘡の疫学

2012（平成24）年日本褥瘡学会実態調査では，小児専門病院（n＝6）の褥瘡有病率[*1]は1.47％（一般病院1.99〜2.20％，大学病院1.39％），褥瘡推定発生率[*2]は1.89％（一般病院1.52〜1.60％，大学病院1.16％）であった。褥瘡の部

[*1] 褥瘡有病率：調査日に褥瘡を保有する患者数 / 調査日の施設入院患者数×100（％）
　　　ある集団における，ある一時点での特定の疾病や病態を有する人の割合。分子はある一時点での有病者の数，分母がその時点での集団全体の人数である。これは時点有病率とも呼ばれ，ある集団を，ある期間観察した時の有病率である期間有病率と区別される場合もある。
注1：調査日の施設入院患者数：調査日に入院または入院予定患者は含めない。調査日に退院または退院予定患者は含める。
注2：1名患者が褥瘡を複数部位有していても，患者数は1名として数える。

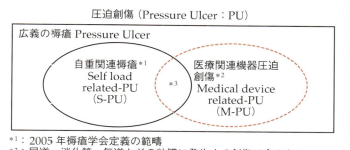

図1 自重関連褥瘡と医療関連機器圧迫創傷(MDRPU)との関係(須釜淳子:新たな対策が求められる医療関連機器圧迫創傷とは何か.週刊医学界新聞第3081号2014年6月23日[1],一部改変)

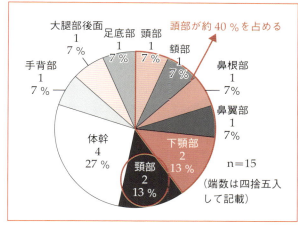

図2 MDRPVの部位(日本褥瘡学会学術委員会,他,2015より作成)[3]

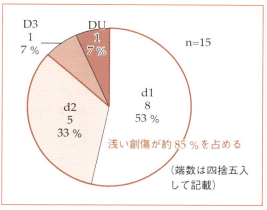

図3 MDRPVの深さ(日本褥瘡学会学術委員会,他,2015より作成)[3]

位は踵骨部がもっとも多く,深さはD3(皮下組織までの損傷)が多かった[2]。

小児専門病院のMDRPU有病率は0.74%(一般病院0.14〜0.25%,大学病院0.28%),推定発生率は0.74%(一般病院0.14〜0.24%,大学病院0.26%)であった。部位は体幹部26.7%,ついで下顎部,頸部は各13.3%であった。頭部(頭部,額部,鼻根部,鼻翼部,下顎部の合計)が40%を占め,頸部を合わせて53.3%を占めていた(図2)[3]。深さはd1(持続する発赤)が53.3%であった(図3)[3]。創傷発生に関与した医療関連機器は体幹装具26.7%,ついでNPPVフェイスマスク,気管切開カニューレ固定具は

[*2] 褥瘡推定発生率:調査日に褥瘡を保有する患者数−入院時すでに褥瘡保有が記録されていた患者数/調査日の施設入院患者数×100(%)
注1:調査日の施設入院患者数:調査日に入院または入院予定患者は含めない。調査日に退院または退院予定患者は含める。
注2:1名患者が褥瘡を複数部位有していても,患者数は1名として数える。
注3:入院時すでに褥瘡を保有していた患者であっても,新たに入院中に褥瘡が発生した場合は,院内褥瘡発生者としてとり扱い,褥瘡推定発生率を算出する。

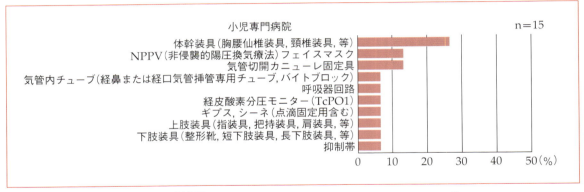

図4 発生に関与した医療関連機器（日本褥瘡学会学術委員会，他，2015より引用，一部改変）[3]

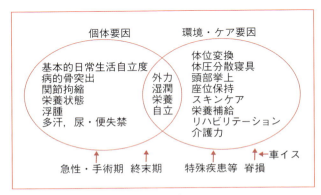

図5 自重関連褥瘡の発生概念図（真田ら，2003）[4]

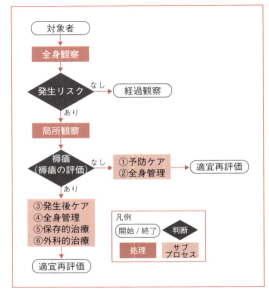

図6 褥瘡予防・管理のアルゴリズム（日本褥瘡学会編，2015）[5]

各13.3％であった（図4）[3]。全褥瘡（従来の褥瘡，MDRPU，どちらか判断不明）の中でMDRPUを有する割合は，小児専門病院は50.0％で，一般病院（6.4～12.4％），大学病院（20.0％）と比較し高かった。

自重関連褥瘡（図5）[4]

1. 小児の褥瘡ケア対象者の特徴

体重1,000g未満の超低出生体重児から成人同様の体格の学童期まで幅広く，体格や体型，皮膚の状態などの個別性が高い。褥瘡発生リスクの高い対象者は，低出生体重児，周術期の体位変換制限のある児，二分脊椎児，重症心身障がい児などさまざまである。

2. 褥瘡予防・管理のアルゴリズム（図6）[5]

褥瘡予防・管理のアルゴリズムは，どのようなプロセスで対象者の褥瘡予防・管理計画を立案するかに関する全体像を示したものである。

最初に対象者の全身観察，発生リスクを評価する。対象者の基礎疾患，栄養状態，全身的な感染管理の必要性を判断して，褥瘡予防・管理の対策を立案する。

褥瘡発生リスクはリスクアセスメントスケール

表1　ブレーデンQスケール

<table>
<tr><td colspan="6" align="center">圧の強さと持続時間</td><td>得点</td></tr>
<tr>
<td>可動性</td>
<td colspan="2">1. 全く体動なし
介助なしでは，体または四肢を少しも動かさない。</td>
<td>2. 非常に限られる
ときどき体幹または四肢を少し動かす。しかし，しばしば自力で動かしたり，または有効な（圧迫を除去するような）体動はしない。</td>
<td>3. やや限られる
少しの動きではあるが，しばしば自力で体幹または四肢を動かす。</td>
<td>4. 自由に体動する
介助なしで頻回にかつ適切な（体位を変えるような）体動をする。</td>
<td></td>
</tr>
<tr>
<td>活動性</td>
<td colspan="2">1. 臥床
寝たきりの状態である。</td>
<td>2. 坐位可能
ほとんど，または全く歩けない。自力で体重を支えられなかったり，椅子や車椅子に座るときは，介助が必要であったりする。</td>
<td>3. ときどき歩行可能
介助の有無にかかわらず，日中ときどき歩くが，非常に短い距離に限られる。各勤務時間内に，ほとんどの時間を床上で過ごす。</td>
<td>4. 幼すぎて歩けないすべての患者；もしくは歩行可能
起きている間は少なくとも1日2回は部屋の外を歩く。そして少なくとも2時間に1度は室内を歩く。</td>
<td></td>
</tr>
<tr>
<td>知覚の認知</td>
<td colspan="2">1. 全く知覚なし
痛みに対する反応（うめく，避ける，つかむなど）なし。この反応は意識レベルの低下や鎮静による。あるいは，体のおおよそ全体にわたり痛覚の障害がある。</td>
<td>2. 重度の障害あり
痛みにのみ反応する。不快感を伝えるときはうめくことや身の置き場なく動くことしかできない。あるいは，知覚障害があり，体の1/2以上にわたり痛みや不快感の感じ方が完全ではない。</td>
<td>3. 軽度の障害あり
呼びかけに反応する。しかし，不快感や体位変換のニードを伝えることがいつもできるとは限らない。あるいは，いくぶん知覚障害があり，四肢の1，2本において痛みや不快感の感じ方が完全ではない部分がある。</td>
<td>4. 障害なし
呼びかけに反応する。知覚欠損はなく，痛みや不快感を訴えることができる。</td>
<td></td>
</tr>
<tr><td colspan="6" align="center">組織耐久性と支持組織</td><td></td></tr>
<tr>
<td>湿潤</td>
<td colspan="2">1. 常に湿っている</td>
<td>2. たいてい湿っている</td>
<td>3. ときどき湿っている</td>
<td>4. めったに湿っていない</td>
<td></td>
</tr>
<tr>
<td>摩擦とずれ
摩擦：皮膚が支持面に反して動くときに起こる。
ずれ：皮膚と隣接する骨がそれぞれ反対側に滑るときに起こる。</td>
<td colspan="2">1. 著しい問題あり
けいれん，拘縮，振戦は持続的に摩擦を引き起こす。</td>
<td>2. 問題あり
移動のためには中等度から最大限の介助を要する。シーツでこすれずに体を移動することは不可能である。しばしば床上や椅子の上でもずり落ち，全面介助で何度ももとの位置に戻すことが必要となる。</td>
<td>3. 潜在的に問題あり
弱々しく動く，または最小限の介助が必要である。最小移動時皮膚は，ある程度シーツや椅子，抑制帯，補助具などにこすれている可能性がある。たいがいの時間は椅子や床上で比較的よい体位を保つことができる。</td>
<td>4. 問題なし
体位変換時に完全に持ち上げることができる。自力で椅子や床上を動き，移動中十分に体を支える筋力を備えている。いつでも椅子や床上でよい体位を保つことができる。</td>
<td></td>
</tr>
<tr>
<td>栄養状態
普通の食事摂取状況</td>
<td colspan="2">1. 非常に不良
絶食であったり，透明な流動食なら摂取する。または末梢点滴を5日間以上続けている。または，アルブミン値が2.5 g/dL未満。あるいは，けっして全量摂取しない。出された食事の1/2以上を食べることはめったにない。たんぱく質・乳製品は1日2皿のみの摂取である。水分摂取が不足している。消化態栄養剤の補充はない。</td>
<td>2. 不良
流動食や経管栄養を受けているが，年齢相応の十分なカロリーやミネラルは供給されていない。または，アルブミン値が3 g/dL未満，またはめったに全量摂取しない。普段は出された食事の約1/2しか食べない。たんぱく質・乳製品は1日3皿分の摂取である。ときどき消化態栄養剤を摂取することがある。</td>
<td>3. 良好
経管栄養や高カロリー輸液を受けており，年齢相応の十分なカロリーやミネラルが供給されている。またはたいていは1食につき半分以上は食べる。たんぱく質・乳製品を1日4皿摂取する。ときどき食事を拒否することもあるが，すすめれば通常補食する。</td>
<td>4. 非常に良好
年齢相応の十分なカロリーが正常な栄養法で供給されている。例えば：毎食あるいは授乳ごとにおおよそ食べるあるいは飲む。食事はけっして拒否しない。通常はたんぱく質・乳製品は1日4皿以上摂取する。ときどき間食（おやつ）を食べる。補食する必要はない。</td>
<td></td>
</tr>
<tr>
<td>組織灌流と酸素化</td>
<td colspan="2">1. 極度に低下している
低血圧（平均動脈血圧が50 mmHg未満：新生児では40 mmHg未満）または生理学的に体位変換に耐えられない。</td>
<td>2. 低下している
正常血圧，酸素飽和度95%未満，またはHbが10 g/dL未満，または毛細血管再充満が2秒以上：血清pHが7.40未満</td>
<td>3. 良好
正常血圧，酸素飽和度95%未満，またはHbが10 g/dL未満，または毛細血管再充満が2秒以上：血清pH正常</td>
<td>4. 非常に良好
正常血圧，酸素飽和度95%以上，Hb値正常：そして毛細血管再充満が2秒以下</td>
<td></td>
</tr>
<tr><td colspan="6" align="right">計</td><td></td></tr>
</table>

（Quigleyら，1996より引用，一部改変）[6]

表2　小児の日常生活自立度基準の例

日常生活自立度判定基準(小児)				
危険因子 あり	成長に応じた活動性なし 除圧する動きなし ランクBC		新生児 乳児 幼児	介助なしでは体幹または四肢を全く動かさない ときどき体幹または四肢を動かすが，寝返りを行う ことができない
			学童	日常生活すべてにおいて介助が必要 寝返りを行うことができない
危険因子 なし	成長に応じた活動性なし 除圧する動きあり ランクA		生後6か月以上の乳児	寝返りを行うことはできるが，坐位が取れない
			幼児	介助や車椅子により坐位が取れる 寝返り，自ら体位変換ができる
			学童	介助や車椅子により坐位が取れる 寝返り，自ら体位変換ができる
	成長に応じた活動性あり ランクA		新生児 乳児	頻回またはしばしば体幹や四肢を動かす 寝返りができる
			幼児	自力坐位または歩行ができる
			学童	自力坐位または歩行ができる

を用いて評価する。褥瘡発生なしの場合は，定期的に経過を観察する。褥瘡発生リスクありの場合は，局所(皮膚)を観察し，褥瘡の有無と褥瘡状態の評価を行う[5]。

3. 褥瘡発生予測のためのリスクアセスメント

褥瘡発生のリスクアセスメントツールには，ブレーデンスケール，OHスケール，K式スケールなどがあるが，小児で使用できる褥瘡リスクアセスメントスケールとしてブレーデンQスケールがある(**表1**)[6]。その他として厚生労働省の日常生活自立度に合わせて，小児の日常生活自立度基準を作成し，判定する，日常生活自立度判定として成長に応じた活動性の有無で判定する，小児の看護必要度を利用するなど，施設ごとに工夫がなされている(**表2**)。

4. 皮膚観察

1) 小児における褥瘡好発部位（図7）

小児では成長による体圧の変化が認められる。仰臥位による褥瘡好発部位の体圧測定では，後頭部はすべての年齢で注意を要する値を示す。

仙骨部は成長による増加率がもっとも高く，成人に近づく頃に後頭部と値が逆転する(**図8**)[7]。

乳児期では後頭部，幼児期・学童期前期では後頭部についで仙骨部，学童期後期では仙骨部が褥瘡好発部位であり注意を要する(**図9**)。

褥瘡好発部位は皮下脂肪が少なく，生理的に骨が突出している部位である。褥瘡リスクがある場合は1日2回以上の定期的な皮膚観察が必要である。体位変換制限があり観察が困難な場合は，主治医とともに皮膚の観察の頻度(最低1日1回など)を決定し，可能な範囲で実施，通常の観察ができない理由を記載し，観察時には当然であるが観察結果をカルテに記す必要がある。

5. 褥瘡予防ケア

1) 体圧分散：圧力・ずれ力の排除

①体位変換・ポジショニング

基本的に最低2時間以内の間隔で体位変換を行う。適切な体圧分散寝具使用下では，3時間ごとの体位変換を検討してもよいが，それより長い体位変換についてはマットレスの種類により，一概に結果を比較できないといわれている。体位変換の頻度は，児の組織耐久性や活動性およ

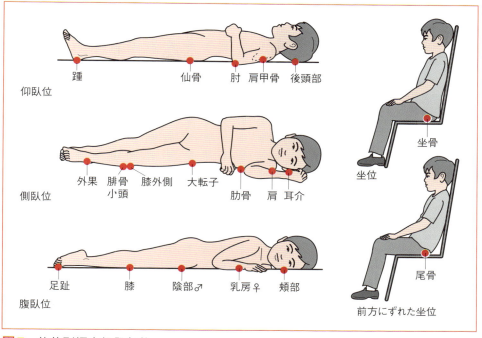

図7 体位別褥瘡好発部位

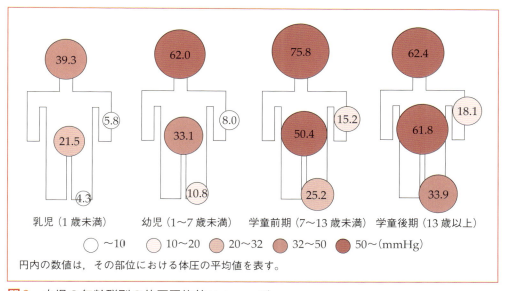

図8 小児の年齢群別の体圧平均値 (大山, 2004)[7]

び可動性のレベル, 全身状態, 治療の目的, 皮膚状態のアセスメントによって決定することが重要である。体位変換制限のある場合は, 主治医とともに, 体位変換のタイミング, 方法(部分的, 小さく, など)を医師と検討する。

・組織耐久性：外力に対する抵抗力
・活動性：児自身の行動の範囲
・可動性：体位を変えたり整えたりできる能力

②ずれ力の排除

体位変換や頭側挙上が行われたときに生じる

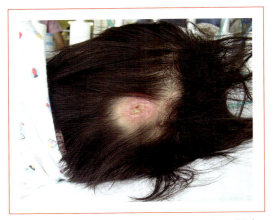
図9 気管形成術後に発生した後頭部の褥瘡

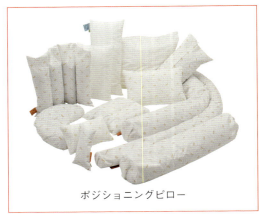
図10 ロンボポジショニングピロー&クッション(ケープ)

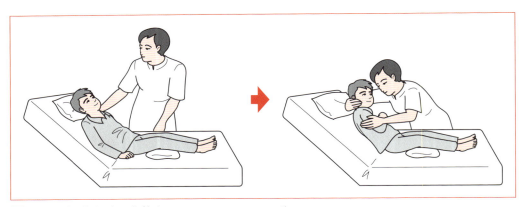
図11 頭側挙上時の背抜き(真田ら編,2012より作成)[8]

ずれに対し,ずれの排除(背抜き)やポジショニングピロー(図10)の使用,適切な体位をとること(ポジショニング)により,かかる体圧を軽減することができる。頭側挙上直後は,マットレスと身体との接触面に強いずれ力を生じている。このずれ力を排除するため必ず背抜きを行い,姿勢を整える。頭側を下げた直後も強いずれ力を生じている。児を側臥位とし,ずれ力を排除する(図11)[8]。

マットレス上での移動や体位変換をサポートするときにずれ力を軽減する用具もある(図12)。

③坐位での圧力・ずれ力の排除

自力で姿勢変換ができない場合は,連続坐位時間の制限をする。自力で姿勢保持ができる場合には,15分ごとに姿勢保持を行ってもよい。姿勢変換の方法としては車椅子上でプッシュアップ(臀部を垂直に上げる方法),身体を前傾,側屈,反らすなどがある。近年10〜15秒程度や小さく傾けることによる荷重変換では血液の再灌流を十分にできないとされており,プッシュアップより身体の前傾は効果的に姿勢を変換できる容易な方法である(図13)[5]。

6. 体圧分散寝具

1) 体圧分散寝具の定義

体圧分散寝具とは,皮膚または組織への外力

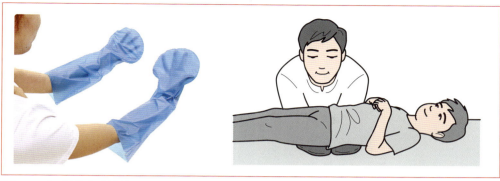

図12　介助補助手袋使用例(タイカ)

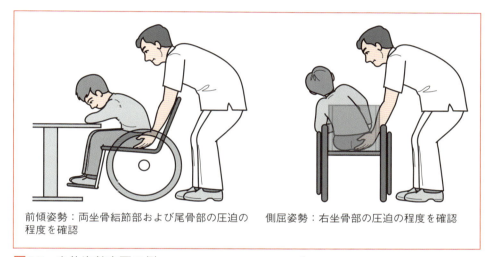

前傾姿勢：両坐骨結節部および尾骨部の圧迫の程度を確認

側屈姿勢：右坐骨部の圧迫の程度を確認

図13　坐位姿勢変更の例(日本褥瘡学会編, 2015より作成)[5]

を管理するための圧再分配，寝床内環境，その他の機能が特別に設計された寝具である。体圧分散寝具の圧再分配を活用して，身体と寝具との接触面積を広くすることで圧力を減少させる，もしくは，圧力が加わる場所を定期的に変えることで同一部位にかかる圧力を減少させる。ヒトの身体には凹凸，生理的彎曲があり，身体と体圧分散寝具との接触領域には限りがある。圧再分配とはこの接触領域に加わる圧を「沈める」「包む」「経時的な接触部分の変化」の3つの機能によって分配し，1点にかかわる圧を低くすることである(図14)[8]。

・沈む：身体を体圧分散寝具内に沈める機能。素材の圧縮特性と厚みに依存する。

・包む：骨突出部など身体の凹凸に対する体圧分散寝具の変形能。変形することで身体と体圧分散寝具との接触面積を拡大できる。素材が水や空気などの流動体であると変形能が優れている。

・経時的な接触部分の変化：接触領域が時間に従い変化する概念。エアマットレスが周期的に膨張と収縮を繰り返すことで接触部分が変化する。ローリングマットレスでは体位変換に伴い接触部分が変化する。

体圧分散寝具の分類，素材，特徴(表3〜表5)[9]を示す。

小児の褥瘡予防ケア・MDRPU　　219

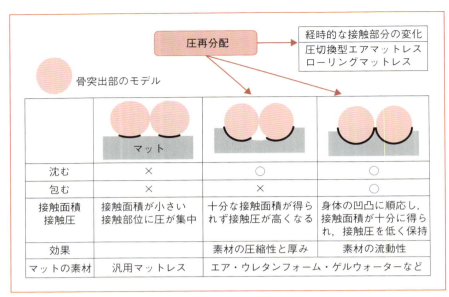

図14 圧再分配機能のイメージと対応するマットレス(真田ら編, 2012より作成)[8]

表3 体圧分散寝具の分類

用語	定義
反応型マットレス	加圧した場合にのみ反応して圧再分配特性を変化させる性能を有する電動または非電動のマットレス
能動型マットレス	加圧の有無にかかわらず圧再分配特性を変化させる性能を有する電動のマットレス
特殊ベッド	ベッドフレームとマットレスが一体になって機能するベッド
非電動マットレス	操作のために直流・交流を問わず電源を要しないマットレス
電動マットレス	操作のために直流・交流を問わず電源を要するマットレス
上敷きマットレス	標準マットレス(圧再分配機能なし)の上に重ねて使用するマットレス
交換マットレス	ベッドフレームの上に直接置くようにデザインされたマットレス

(真田ら編, 2012)[9]

表4 体圧分散寝具の素材

素材	定義
エア	空気で構成されているもの
ウォーター	水で構成されているもの
フォーム	ポリウレタンに発泡剤を入れてつくられたもの。弾性(復元力)の異なるフォームを重ねたものもある
ゲル	液体のような凝集状態でありながら、弾性の特性をもっているもの
ゴム	ゴム弾性を示すエラストマーで構成されている。伸ばすことができ、伸ばしたあとはもとに戻る
ハイブリッド	複数の素材で構成されている
その他	上記以外の素材で構成されている

(真田ら編, 2012)[9]

表5　体圧分散寝具の特徴

用語	定義
空気流動	電源を入れるとマットレス内に空気が流れ，それにより中のビーズが流動し，沈めると包む機能を発揮するもの
圧切替	加圧と減圧が周期的に起こり（例：エアセルの膨張と収縮），圧再分配を行うもの
ローリング	患者を側方へ回転させるもの
非ローリング	上述ローリングの機能がないもの
ローエアロス	皮膚の温度と湿潤（寝床内環境）管理を支援するために空気の流れを供給するもの
非ローエアロス	上述ローエアロスの機能がないもの
1区画	単一の圧再分配機能を有するもの
多区画	異なる圧再分配機能を有する区分で構成されたもの

（真田ら編，2012）[9]

2）体圧分散寝具使用時の注意点

・体圧分散マット使用時，おむつやリネン類を重ね敷きすることで臀部の体圧は上昇するため，体圧分散マットの上に何枚もリネン類を重ねることは避ける。

・体圧分散マット使用時，伸縮性のないシーツをピンと張った状態にすることで，寝具への身体の沈み込みが浅くなる。これにより接触面積が減少し，骨突出部の圧が上昇する（ハンモック現象）。ハンモック現象を防止するには，シーツを張り過ぎない，体圧分散寝具の凹凸がある場合はシーツが凹凸に沿うようにシーツを張る，伸縮性のあるシーツを使用するなどの注意が必要である（図15）[10]。

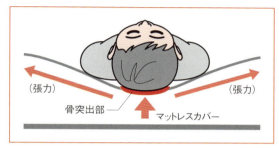

図15　ハンモック現象（真田ら編，2009より作成）[10]

3）小児における体圧分散寝具の選択（図16）

・フォームマットレス

対象に合わせた体重設定が明記されたものを使用する。

・エアマットレス

学童期以上で使用することが多い。対象となる体重設定がある場合は合わせて使用する。対象者によってはエアセルマットが身体のサイズに比して大きい場合があるので注意する。

・ゲルマットレス

ゲルに体温が奪われるので体温調節に注意する。

4）体圧分散用具（図17）

車椅子用の体圧分散用具の形状には箱型のブロックタイプと臀部を受ける形状のコンタータイプがある。とくにコンタータイプは適切な座り方が求められる。車椅子用の体圧分散用具の多くが設定した状態を静的に保持するのに対して，一定の間隔で坐圧の調整が可能なダイナミック型クッションが近年開発されている。

7. スキンケア

皮膚の生理機能を良好に保ち，向上させるために行うことをいう。以下に，ケアとその目的をあげる。

ベビーズマットレス （日本メディカルプロダクツ） 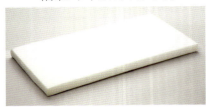	● 素材：ウレタンフォーム ● サイズ：幅35 cm×長さ73 cm×厚み4 cm　重量：200 g ● おもに低出生体重児を対象とした新生児用 ● 対象体重：3 kgまで ● 上敷きマットレスとして専用シーツ（ベビーズシーツ）と組み合わせて使用する。
Nケア®マットレス （ケープ） 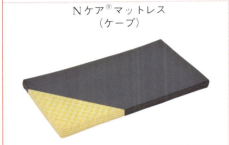	● 素材：ウレタンフォーム ● サイズ：幅32 cm×長さ62 cm×厚み3.5 cm　重量：250 g ● 対象体重：5 kgまで ● 専用カバーは抗菌・防水加工 ● 新生児の身体と皮膚に合わせた特別に細かい特殊プロファイルカットでもっとも接触圧の高い頭部の除圧ケアと全身の体圧を分散する。
ペディケア®マットレス （ケープ） 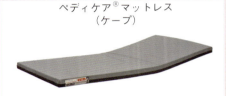	● 素材：ウレタンフォーム ● サイズ：上限幅95 cm×長さ195 cm×厚み7 cm ● 対象体重：5～30 kgまで（5～20 kgと20～30 kgとのリバーシブル） ● 専用カバーは抗菌・防水加工 ● 45度以上の頭側挙上の場合は上敷きマットレスとして使用する。
すこやかフィット （パラマウントベッド） 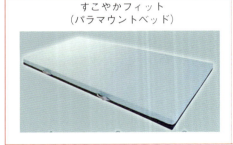	● 素材：ウレタンフォーム ● サイズ：長さ132～191 cm×幅70～91 cm×厚み8 cmの4種類あり ● 対象体重：体重5～20 kgのスーパーソフトタイプと体重10～30 kgのソフトタイプの2種類あり ● 体圧分散マットとレギュラーマットのリバーシブル構造 ● ベッド柵との挟み込みを防ぐためマットレス周囲のウレタンが硬めになっている。 ● カバーは耐薬品性，防水性あり。

図16 小児の体圧分散寝具

①洗浄：刺激物，異物，感染源などの除去
②被覆：刺激物，異物，感染源などを遮断し，光熱刺激や物理的刺激を小さくする
③保湿：角質層の水分保持
④水分除去：皮膚の浸軟を防ぐ

1）洗浄

皮膚をこすらないように愛護的に洗う。洗浄剤をしっかりと泡立てたのち，皮膚に泡を置き，汚れが浮き上がる（10～20秒）まで待ち，静かに洗い流す。洗浄剤は皮膚に合わせて選択する。洗浄による皮脂の減少から起こる皮膚の乾燥と外的刺激を予防するには，セラミドなどの保湿成分が配合された弱酸性の洗浄剤を使用する。頻回の洗浄剤使用による洗浄や熱い湯の使用は，皮脂膜の喪失や機械的刺激となるので避ける。

ブロックタイプ ロホ クアドトロセレクト (アビリティーズ・ケアネット) 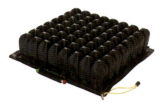	● エアセルの高さが3種類あり，セルの高さで，使用者や目的に応じた，体圧分散と体位バランスの選択ができる(写真はハイタイプ)。 ● 除圧効果と坐位保持を両立 ● 坐位はアイソフローバルブで簡単調整 ● ゲル状のクッションに比べ軽量で，持ち運びが容易 ● 空気室が4つに分かれていることにより，空気の流れを4分割し，段階的な坐位バランス補正が可能
コンタータイプ JAY® J2クッション (サンライズメディカルジャパン) 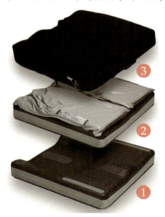	● 褥瘡予防／坐位保持クッション ● 基本重量：1.9 kg ● 標準サイズのクッションの厚み：7.6 cm ① コントゥア・ベース(密封ウレタン製) ② ジェイフロー・パッド ③ バリスティック・ストレッチカバー ● ジェイフローパッドが流動体の高い除圧効果とずれを防止する。 ● コントゥア・ベースにより臀部の形状を支え，姿勢保持効果あり。 ● 小児用のJAY/GSクッションあり。
ダイナミック型クッション メディエアワン (三国東洋) 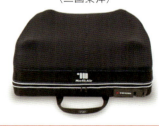	● 坐位安定性が高く，臀部の形状に合わせた安全なユニバーサルデザイン ● 独立空気配管システムにより，座面の安定性確保と最良の全自動運転動作を実現 ● スタートボタンを押すだけで，センサーとコンピューター制御によって，全自動で最良の空気圧切り替え運転を実行 ● 底付検知センサーにより，底付手前を検知。自動的に空気を送り，底付を回避

図17　車椅子用の体圧分散用具

2) 被覆

①摩擦・ずれから皮膚を保護する

骨突出部の皮膚を保護するためにポリウレタンフィルムドレッシング材，滑り機能付きドレッシング材を貼付する。

②皮膚と刺激物，異物，感染源などを遮断する

臀部(仙骨部，尾骨部など)は尿・便により汚染しやすい部位である。撥水性クリーム，撥水性オイル，非アルコール性皮膚被膜剤を塗布すると排泄物が直接皮膚に付着することが避けられる。

3) 保湿

皮膚が乾燥すると摩擦係数が高くなり，ずれが生じやすくなるため，保湿剤を使用する。

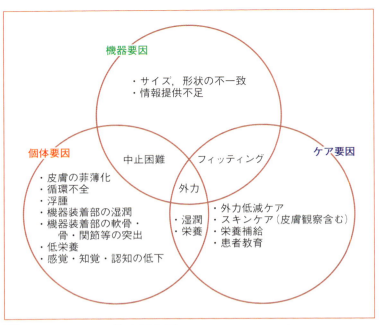

図18 MDRPUの発生概念図（日本褥瘡学会編，2016）[11]

4）浸軟を防ぐ

皮膚の浸軟状態が持続すると摩擦力が5倍になり，ずれや摩擦により皮膚損傷が起こりやすくなる。

①失禁用具の選択

尿失禁や便失禁がある場合は，適切なおむつのサイズを選択する。おむつやパッドを重ねて使用すると臀部の体圧が高くなるため，おむつやパッドを何枚も重ねない。

②撥水性クリーム，撥水性オイル，非アルコール性皮膚被膜剤の塗布

皮膚が保護され皮膚の浸軟を防ぐことができる。

MDRPU

1．MDRPUの発生要因

MDRPUの発生要因は機器要因，個体要因，ケア要因の3つに分類される。リスク保有者の同定はそれぞれの危険因子に「あり，なし」で判断する（図18）[11]。

2．MDRPUの予防・管理の基本

MDRPU予防・管理フローチャート（図19）[11]を使用する。この予防・管理フローチャートは，医療関連機器を装着するすべての対象者に使用する。MDRPUのケア計画の立案と実施における基本事項は外力低減ケア（機器選択，フィッティング），装着中の管理，スキンケア，全身管理，児・家族教育，多職種連携，安全委員会との連携，である。

3．小児におけるMDRPU

小児専門病院のMDRPUの有病率，推定発生率は一般病院や大学病院と比較して高く，全褥瘡（従来の褥瘡，MDRPU，どちらか判断不明）の中でMDRPUの割合は，小児専門病院は50.0％で，一般病院（6.4〜12.4％），大学病院（20.0％）と比較し高かった。小児の皮膚は物理的刺激に

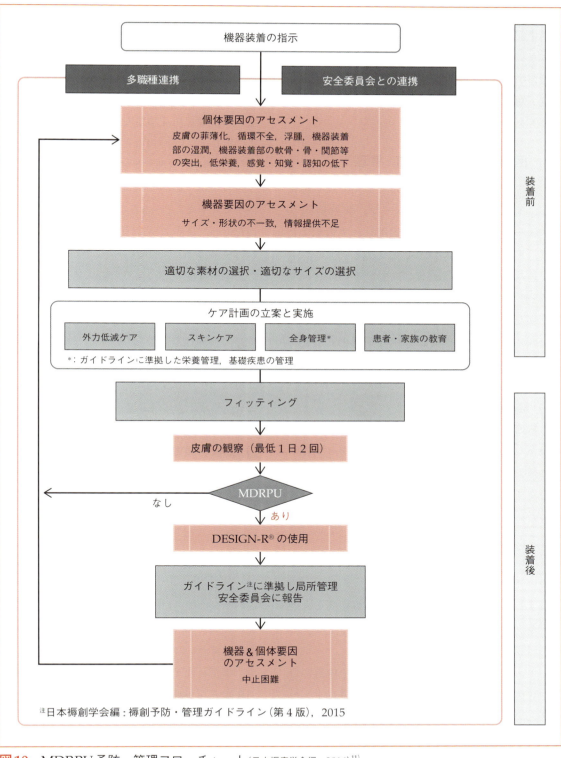

図19 MDRPU予防・管理フローチャート(日本褥瘡学会編, 2016)[11]

弱く，発汗が多く皮膚が浸軟しやすい。乳幼児や重症心身障がい児は的確に知覚異常を訴えられない。これらはMDRPU発生概念図の個体要因の中の「皮膚の菲薄化」「機器装着部の湿潤」「感覚・知覚・認知の低下」を小児が常に有していることを示している。

4．医療関連機器別予防・管理[11]

ここでは医療関連機器として小児で多く経験し，難渋する経鼻挿管チューブ，気管切開カニューレ・固定具，点滴固定用シーネをとり上げ，その特性からMDRPUの予防と管理について述べる。各医療関連機器におけるMDRPU予防・管理フローチャートを図20〜図22[11]に示す。

また，表6〜表8[11]のMDRPU発生要因とアセスメントに該当するものが1つでもある場合は予防ケアの検討を要する。

1）経鼻挿管チューブ

気道の確保，吸入麻酔薬・医用ガスの投与，換気などのために，口腔または鼻腔から気管内に挿入して使用する（図23）。小児は成人と比較してチューブを固定する領域が狭く，鼻孔が狭いため，とくに鼻孔部周囲にMDRPUが発生することが多い（図24）。

医療安全の観点から，圧迫創傷発生リスクについては主治医から説明する。また，長期間装着することが予想される場合は気管切開も考慮する。

（1）選択，装着

チューブの種類や径は，児の年齢や体重に合わせ医師が選択する。小児ではカフ付きチューブを使用することは少ない。

MDRPUを予防するためには，鼻孔周囲，鼻柱，鼻翼の皮膚を圧迫しないよう，チューブが鼻孔の中心を通るようにテープで固定する（図

25）。その際，固定テープは固定力が確実でかつ剥離時に機械的刺激の少ないものを選択する。患者接続コネクタや蛇管など呼吸器回路の向きに注意し，挿管チューブのとくに頭側に重みがかからないようにする（図26）。また，皮膚と機器との接触を防止するため薄い皮膚保護剤を鼻孔に折り込む（図27）などの方法もある。

（2）装着中の管理，ケア

装着中は，鎮静の状況，児の動き，痛みを観察する。また，2〜3日に1回はテープの貼り換えを行い，皮膚に異常（汚染，浸軟，発赤，びらん・潰瘍などの皮膚障害）がないか観察する。血行動態や呼吸状態により安静の必要がある場合も，最低1週間に1回は貼り替えによる観察を怠らない。ただし粘着剥離剤・皮膚被膜剤の使用，愛護的な操作などにより，テープの剥離刺激の軽減を図る必要がある。

また，テープ交換時には皮膚を清拭する。可能であれば，洗浄剤を用いて皮膚洗浄する。

2）気管切開カニューレ・固定具

気管切開後，気管に作製された人工開口部に挿入して気道確保するために気管切開カニューレ（図28）を使用し，その固定のためにカニューレ固定具（図29）を使用する。

気管切開カニューレの接触部位である頸部前面，気管切開カニューレ固定具の接触部位である頸部全面で，MDRPUが発生する（図30）。頸部は皮膚が薄く，小児は首が短いため，気管切開カニューレの密着部や頸部のしわなどに発汗，痰，よだれなどが貯留しやすい。さらに屈曲・回旋など可動域が広くよく動くため，ずれを生じやすいという特徴もある。

固定の強さや，外力低減のため創傷被覆材を使用することにより，カニューレの浮き，カニューレ固定具のゆるみが生じる場合は主治医

本文P230に続く

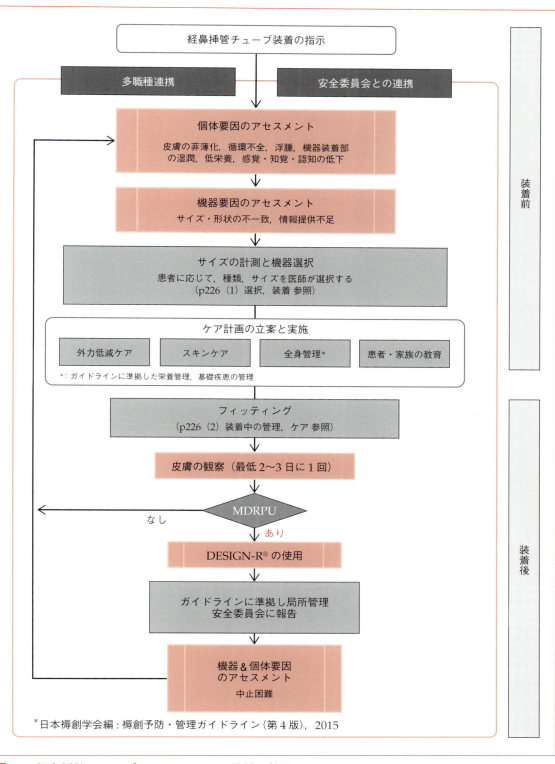

図20 経鼻挿管チューブによるMDRPU予防・管理フローチャート(日本褥瘡学会編,2016より引用,一部改変)[11]

小児の褥瘡予防ケア・MDRPU

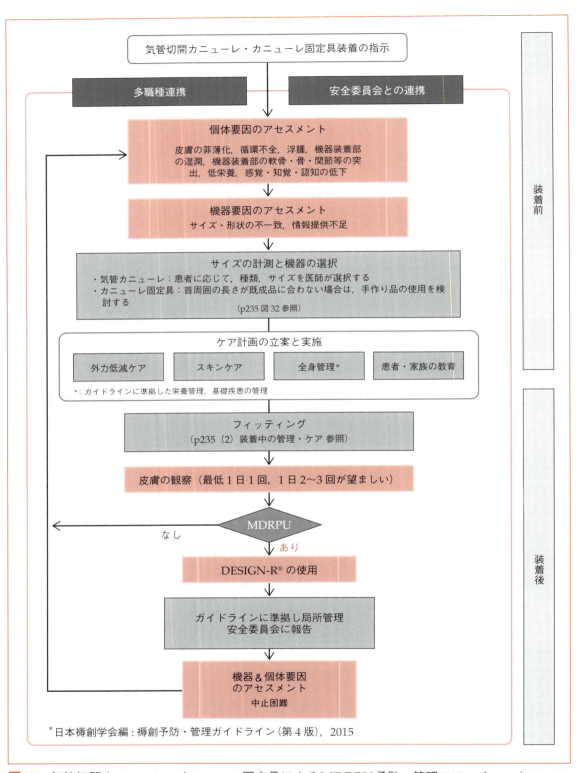

図21 気管切開カニューレ・カニューレ固定具によるMDRPU予防・管理フローチャート（日本褥瘡学会編, 2016より引用, 一部改変）[11]

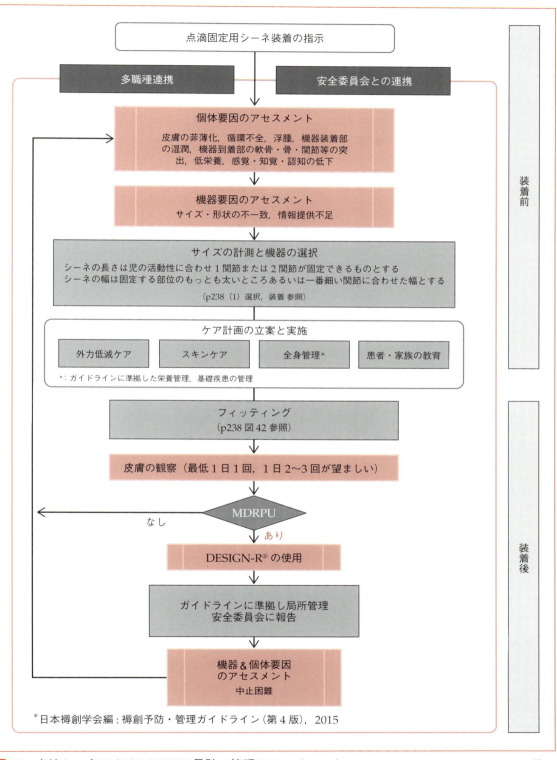

図22 点滴シーネによるMDRPU予防・管理フローチャート（日本褥瘡学会編, 2016より引用, 一部改変）[11]

小児の褥瘡予防ケア・MDRPU

表6 経鼻挿管チューブリスクアセスメント

1)機器要因

要因	アセスメント項目
サイズ・形状の不一致	・柔軟性に乏しいチューブの素材 ・鼻翼や鼻柱にかかるチューブの重さ
情報提供不足	・添付文書に，チューブの固定方法や挿入後の皮膚や粘膜の観察についての不記載

2)個体要因

要因	アセスメント項目
皮膚の菲薄化	・鼻腔内の皮膚粘膜移行部の脆弱性 ・ドライスキン ・ステロイド長期使用
循環不全	・先天性チアノーゼ疾患
浮腫	・装着部位の浮腫
医療関連機器装着部の湿潤	・発汗や鼻汁
装着部の軟骨・骨・関節などの突出	・該当項目なし
低栄養	『褥瘡ガイドブック』の「全身管理　栄養状態のアセスメント」項目に準じる[注]
感覚・知覚・認知の低下	・鎮静状態 ・乳幼児などにおける頭を振る動作 ・乳幼児や重症心身障がい児における理解力や協力度の低さ

3)ケア要因

要因	アセスメント項目
外力低減ケア	・長期留置 ・固定テープの長すぎる交換間隔
スキンケア	・毎日のテープ固定の未実施 ・固定テープによる皮膚の観察困難
栄養補給	・栄養補給不足
患者教育	・乳幼児や鎮静中などによる患者教育の実施困難

4)機器＆ケア要因

要因	アセスメント項目
フィッティング	・医療者の手技(テープ固定の技術)による圧迫の状態の変化

5)機器＆個体要因

要因	アセスメント項目
中止困難	・呼吸管理の必要性

[注]：日本褥瘡学会編：褥瘡ガイドブック第2版，照林社，2015：133–137参照

（日本褥瘡学会編，2016より引用，一部改変）[11]

と確認，検討する。

　在宅の場合は訪問看護ステーションとの情報交換，訪問看護指示書にMDRPU予防ケアや皮膚炎予防などの注意事項を記入する。児とその家族へ指導する際には本項を参照し，皮膚の観察方法，スキンケア方法，外力低減ケア方法，皮膚障害発生時のケア方法などを解説する。固定具を手作りする場合は作製方法やサイズ，皮膚接触面に吸水性があり，洗濯によって縮みにくく，硬くならない，伸縮性がない素材を選ぶよう指導する。

　(1)選択，装着

　気管切開カニューレは，メーカーによってサイズや形状が異なる。個々の症例に適したサイ

表7 気管切開カニューレ・固定具リスクアセスメント

1）機器要因

要因	アセスメント項目
サイズ・形状の不一致 気管切開カニューレ	・メーカーが異なることによるさまざまな形状 ・カフなし気管切開カニューレの使用 ・気管切開口に挿入する形状であることによる装着位置の変更不可 ・素材の硬さ ・メーカーによりサイズや形状が異なることによる個々の症例におけるサイズ選択の明確な基準のなさ
サイズ・形状の不一致 気管切開カニューレ固定具	・成長に応じたサイズ展開が少ないことによる紐や手作り品の使用 ・紐や幅の細いベルト状の固定具 ・固定具の素材の硬さ ・装着位置の変更不可
情報提供不足	・添付文書に，圧迫による皮膚損傷の危険性や適切な固定方法の不記載

2）個体要因

要因	アセスメント項目
皮膚の菲薄化	・ドライスキン，ステロイド長期使用
循環不全	・先天性チアノーゼ疾患
浮腫	・装着部位の浮腫
医療関連機器装着部の湿潤	・素材がプラスチック製やシリコン製の製品の使用 ・乳幼児において頸部の皮膚の密着
装着部の軟骨・骨・関節等の突出	・重症心身障がい児における特異な体型や変形 ・重症心身障がい児における筋緊張や得手肢位
低栄養	・「褥瘡ガイドブック」の「全身管理　栄養状態のアセスメント」項目に準じる[注1]
感覚・知覚・認知の低下	・鎮静，安静が理解不足 ・乳幼児や重症心身障がい児における理解力や協力度の低さ

3）ケア要因

要因	アセスメント項目
外力低減ケア	・カフなし気管切開カニューレの強い固定
スキンケア	・カニューレ交換に協力が得られない
栄養補給	・栄養補給不足
患者教育	・乳幼児や鎮静中などによる患者教育の実施困難

4）機器＆ケア要因

要因	アセスメント項目
フィッティング	・カフなし気管切開カニューレの使用時の抜去予防のための強い固定 ・カニューレ固定具を締める強さの個人差

5）機器＆個体要因

要因	アセスメント項目
中止困難	・生命維持を優先することによる呼吸管理の中止不可

[注1]：日本褥瘡学会編：褥瘡ガイドブック第2版，照林社，2015：133–137 参照

（日本褥瘡学会編，2016より引用，一部改変）[11]

ズ，材質，フランジの形状，カニューレの角度などを医師が選択する。呼吸器に接続している場合には，呼吸器回路の向きに注意し，重みがカニューレにかからないように工夫をする。気管切開カニューレ本体が直接皮膚を圧迫しないように，気管切開カニューレネックプレートの大きさに合わせた適切な厚みのYガーゼなどを皮膚の浸軟予防，圧迫除去のために挟む（図31）。

カニューレ固定具の選択フローチャートは，図32[11]に示した。固定具のサイズ（長さ）＝「首

小児の褥瘡予防ケア・MDRPU　　231

表8 点滴固定シーネのリスクアセスメント

1）機器要因

要因	アセスメント項目
サイズ・形状の不一致	・材質が硬い
	・関節の形状に合わせて成形できない
	・シーネのカバーのずれ
	・長さを切って作製したアルフェンスの鋭利な断端
	アルフェンスを切った断端（アルケア）
情報提供不足	・添付文書に，圧迫やずれによる皮膚損傷を生じる危険性があることや適切な固定方法の不記載
	・添付文書に，定期的な皮膚の観察や固定のし直しの必要性の不記載

2）個体要因

要因	アセスメント項目
皮膚の菲薄化	・ドライスキン
	・ステロイド長期使用
	・低出生体重児
循環不全	・先天性チアノーゼ疾患
浮腫	・装着部位の浮腫
医療関連機器装着部の湿潤	・発熱，発汗
装着部の軟骨・骨・関節等の突出	・重症心身障がい児の場合，身体の変形
低栄養	・『褥瘡ガイドブック』の「全身管理　栄養状態のアセスメント」項目に準じる[注1]
感覚・知覚・認知の低下	・鎮静
	・機械装着部位に摩擦・ずれを生じる小児自身の動き
	・乳幼児，重症心身障がい児の場合の理解力や協力度の低さ

3）ケア要因

要因	アセスメント項目
外力低減ケア	・強い固定
	・同一部位への長期間の固定
スキンケア	・該当項目なし
栄養補給	・栄養補給不足
患者教育	・乳幼児や鎮静中などによる患者教育の実施困難

周囲の長さ」＋「指1本分のゆるみ」－カニューレのプレートの長さ」とし（**図32**）[11]，固定具は指1本が入る程度の締め具合に調整する（**図33**）。さらにその後，固定具が均等になるようにカニューレ固定具の下全周に指を通し，部分的な圧迫や皮膚のずれを解除する。予防的に，創傷被覆材を固定具と皮膚が接触する部位（ネックプレート部位）に使用してもよい（ただし，この場合の創傷被覆材は，保険適用外である）。素材はポリエチレン，ポリウレタンなどがある（**図29**）が，市

表8 つづき

4) 機器＆ケア要因

要因	アセスメント項目
フィッティング	・硬いアルフェンスのアルミ板側を皮膚側に装着 アルフェンスのアルミ板側（上）とウレタンフォーム側（下）（アルケア）
	・医療者のテープ固定の技術（強さ）によるシーネ装着部位の局所圧の変化
	・シーネが大きい場合：固定のずれ
	・シーネが小さい場合：指の重なり
	・点滴挿入部位の形状による固定困難

5) 機器＆個体要因

要因	アセスメント項目
中心困難	・持続点滴を安全に確実に維持することを目的としたシーネ固定の必要性

注1：日本褥瘡学会編：褥瘡ガイドブック第2版，照林社，2015：133–137参照

（日本褥瘡学会編，2016より引用，一部改変）[11]

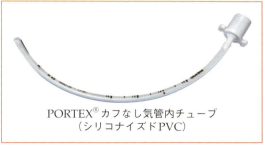

図23　気管内チューブの一例（スミスメディカル・ジャパン）

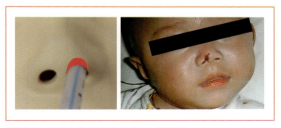

図24　鼻腔縁（好発部位は頭側）

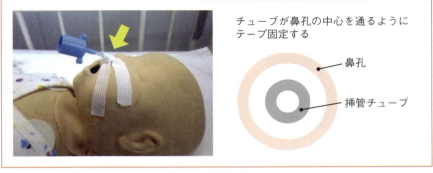

図25　テープ固定

小児の褥瘡予防ケア・MDRPU　　233

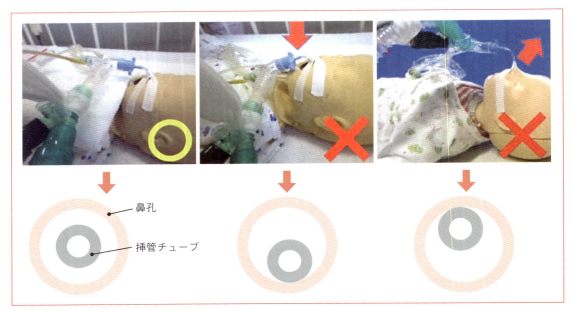

図26 鼻孔部周囲に重みがかからないように固定

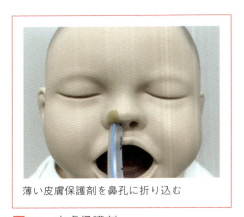

薄い皮膚保護剤を鼻孔に折り込む

図27 皮膚保護剤

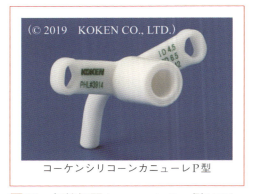

コーケンシリコーンカニューレP型

図28 気管切開カニューレの一例(高研)

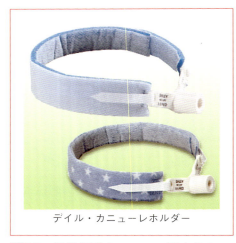

デイル・カニューレホルダー

図29 気管切開カニューレ固定具の一例(名優)

販品はサイズ展開が少なく小児では適合するサイズがないために，布などで手作りしたものを使用することもある(図31，図34)。吸湿性が高く，クッション性があり柔らかく，摩擦が小さく，劣化しない，伸縮性がない素材で，皮膚に食い込まない広い幅のものを選ぶ。また，固定具をはずす危険のある児にはマジックテープ

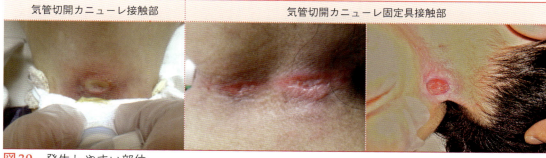

図30　発生しやすい部位

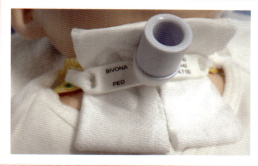

気管切開カニューレ本体が皮膚を圧迫しないようにYガーゼを挟む

図31　Yガーゼと手作り固定具装着

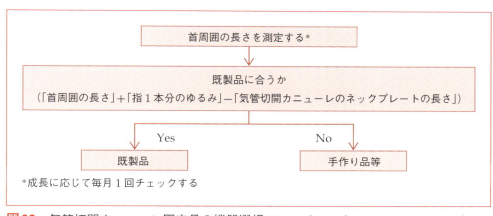

図32　気管切開カニューレ固定具の機器選択フローチャート（日本褥瘡学会編，2016）[11]

式は使用しない（既製品も含む）。

(2) 装着中の管理，ケア

可能であれば1日2～3回，最低でも固定具交換時にはカニューレネックプレートとカニューレ固定具の下の皮膚，気管切開口の汚染，浸軟，発赤やびらん・潰瘍など皮膚障害の有無と程度，固定具の締め具合を観察し，痛み，児の体動や筋緊張，得手肢位の有無を確認する。

装着中のスキンケアとしては，1日1回よく泡立てた石鹸を使用し洗浄するが，気管切開部近接部皮膚は気管切開口への洗浄剤の流入の危険性があるため微温湯で清拭を行う。ただし，協力の得られない児など，洗い流せない対象や部位の場合に限って，拭きとり用皮膚洗浄剤を用

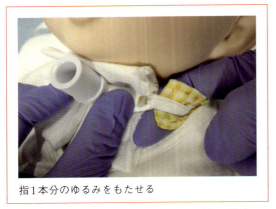
指1本分のゆるみをもたせる
図33 カニューレ固定具の適切な締め具合

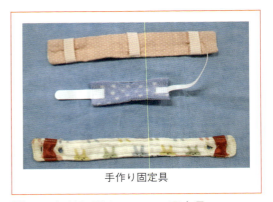
手作り固定具
図34 気管切開カニューレ固定具

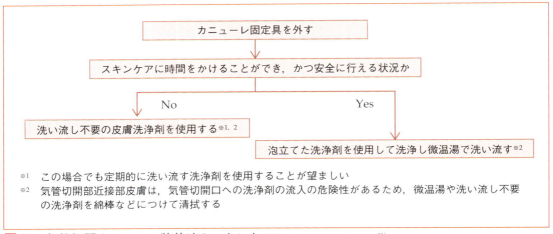
図35 気管切開カニューレ装着時のスキンケア(日本褥瘡学会編，2016)[11]

※1 この場合でも定期的に洗い流す洗浄剤を使用することが望ましい
※2 気管切開部近接部皮膚は，気管切開口への洗浄剤の流入の危険性があるため，微温湯や洗い流し不要の洗浄剤を綿棒などにつけて清拭する

いる(**図35**)[11]。皮膚乾燥が著明なときには保湿を行う。

　痰やよだれの付着により気管切開部周囲の皮膚浸軟が生じる場合は，挟んだYガーゼを適宜交換する。皮膚浸軟防止には皮膚洗浄後，皮膚被膜剤，撥水性クリームを使用する。また，膿性など汚い色の痰の場合には皮膚の感染に注意し，汚染したYガーゼやカニューレ固定具は，適宜交換する。

3）点滴固定用シーネ

　点滴ラインの刺入部位を固定するためのシー

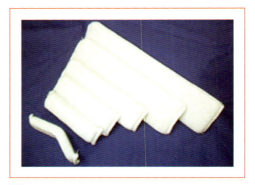
図36 アルミニウムを使用したシーネ（メディカルプロジェクト）

ネで，材質はウレタンフォームとアルミニウムなどの金属を組み合わせたもの，またはMRI検

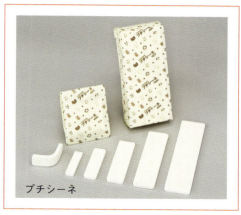

図37 特殊プラスチックを使用したシーネ（オオサキメディカル）

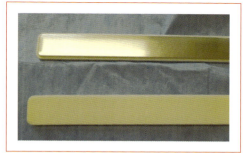

図39 アルフェンス：固定部位に合わせて曲げ加工やハサミで切断可能なアルミ製の芯材（アルケア）

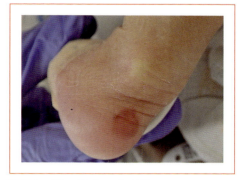

図41 踵に発生した創傷

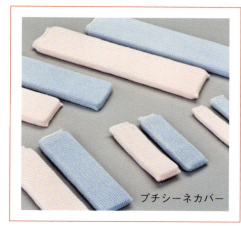

図38 シーネカバー（オオサキメディカル）

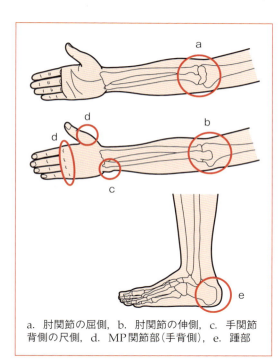

a. 肘関節の屈側，b. 肘関節の伸側，c. 手関節背側の尺側，d. MP関節部（手背側），e. 踵部

図40 発生しやすい部位（日本褥瘡学会編，2016より引用，一部改変）[11]

査に対応した金属不使用のウレタンフォームと特殊プラスチックを組み合わせたもの，固定部位に合わせて曲げ加工やハサミで切断可能なアルミ製の芯材などがある（図36〜図39）。

　MDRPUは，骨突出部で脂肪組織が少ない，皮膚が薄く可動性に乏しいなどの特徴がある前腕の伸側，肘頭，手関節背側の尺側，手背ではMP関節部，下腿，とくに踵などに発生する（図40[11]，図41）。シーネ固定の必要性（抑制の必要性）については，主治医と検討する。また皮膚の状態に応じて，骨突出部位のずれ防止のためポ

小児の褥瘡予防ケア・MDRPU 237

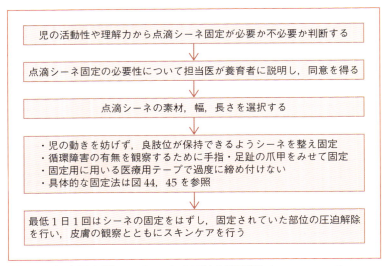

図42 点滴固定用シーネによる圧迫創傷予防ケアフローチャート（日本褥瘡学会編, 2016より引用, 一部改変）[11]

リウレタンフィルムやハイドロコロイド材などを貼付するか検討する必要がある。使用する場合は被覆材の種類を選択する。

患者・家族にはシーネ固定の必要性について説明し，同意を得る。シーネ固定が確実でない（ぐらつきや固定テープのはずれなど）とき，指先の色が悪いときは看護師に報告するよう指導する。

(1) 選択，装着

児の活動性に合わせ1関節または2関節が固定でき，腋窩や肘窩で神経を圧迫しない長さの，固定する部位のもっとも太いところ，あるいは一番細い関節に合わせた幅のものを選択する。市販のものが長すぎる場合は折り曲げて使用する。通気性，クッション性，吸湿性が高く，摩擦の少ない素材で形が成形しやすいものが好ましい。児の活動性が低い場合などは，まずシーネ固定が必要か検討する。必要があると判断された場合は（**図42**）[11]，MDRPU予防のため十分に配慮して装着する。児の動きを妨げず良肢位になるようにシーネを整え，ウレタンフォーム側を皮膚と接触するように当てる。最初に関節

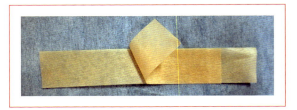

図43 テープの裏打ち

部，次に関節を挟んだ3点で確実にテープで固定する。医療用テープは児の活動性や皮膚の脆弱性などを考慮して選択し，必要なら直接皮膚に粘着する部分を少なくする（ガーゼを挟む，テープで裏打ちするなど）（**図43**）。

手部の場合は循環障害の有無が観察できるように指先，とくに第5指（趾）の爪がみえるように，また活動性を考慮し，第1指は離して固定する。

足部の場合は踵の部分に空間をつくり，シーネが直接踵の皮膚に当たらないように固定する（**図44**）。または，踵に当たる部分を柔らかい素材とするか，柔らかい素材を挟む。

固定部のもっとも太い部位にシーネの幅を合わせた場合，シーネが動きやすい場合は，観察

部位の固定を強化するために不織布などで作製した枕で関節部位の固定を強化する（図45）。

（2）装着中の管理，ケア

テープで過度に締め付けず，少なくとも1日1回シーネ固定をはずすときに，可能であれば1日2～3回，圧迫を解除して皮膚を観察し，浸軟，発赤やびらん・潰瘍，循環障害，固定部位・シーネ接触部の痛みなどの有無や機嫌を確認する。

装着中は可能な限り毎日シーネを交換し，皮膚の観察とスキンケアを行う。

本項は「一般社団法人日本褥瘡学会編：ベストプラクティス　医療関連機器圧迫創傷（MDRPU）の予防と管理．照林社，2016」から　一般社団法人日本褥瘡学会の許諾を得て，小児の創傷管理に関連した内容を再掲しました。

（鎌田　直子）

文　献
1) 須釜淳子：新たな対策が求められる医療関連機器圧迫創傷とは何か．週刊医学界新聞第3081号2014年6月23日
2) 日本褥瘡学会実態調査委員会：第3回（平成24年度）日本褥瘡学会実態調査委員会報告1　療養場所別褥瘡有病率，褥瘡の部位・重症度（深さ）．褥瘡会誌2015；17：58–68.
3) 日本褥瘡学会学術委員会，他：第3回（平成24年度）日本褥瘡学会実態調査報告　療養場所別医療関連機器圧迫創傷の有病率，部位，重症度（深さ），有病者の特徴，発生関連機器．褥瘡会誌2015；17：141–158.
4) 真田弘美，他：褥瘡発生要因の抽出とその評価．褥瘡会誌2003；5：139.
5) 日本褥瘡学会 編，褥瘡ガイドブック第2版，照林社，2015：xxi，18，163，188–191，196–205.
6) Quigley SM, et al：Skin integrity in the pediatric population：preventing and managing pressure ulcers. J Soc Pediatr Nurs 1996；1：7–18.
7) 大山知樹，他：小児における褥瘡好発部位の体圧

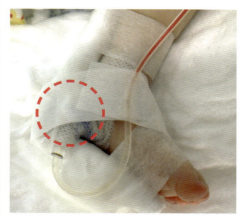

踵の部分に空間をつくり，シーネが直接踵の皮膚に当たらないように固定する

図44　足部のシーネ固定

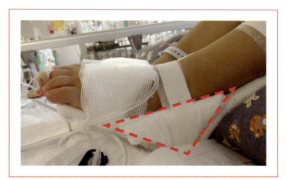

図45　シーネの幅が広い場合の関節部位の固定強化法

測定．褥瘡会誌2004；6：35–39.
8) 真田弘美，他 編，ナースのためのアドバンスド創傷ケア，照林社，2012：2–9, 32.
9) 真田弘美，他 編，NEW褥瘡のすべてがわかる，永井書店，2012：18, 66.
10) 真田弘美，他 編，実践に基づく最新褥瘡看護技術フローチャートでわかるケア手順 改訂版，照林社，2009：63.
11) 日本褥瘡学会 編，ベストプラクティス　医療関連機器圧迫創傷の予防と管理，照林社，2016

第8章　小児の創傷管理

創傷管理に必要な基礎知識
創傷治癒の機序

褥瘡でも手術創でも基本的な創傷治癒過程は同じである。難治性の創では，治癒過程がどこかで障害されている。創をよく観察し，障害されている原因を見つけ，早く正常の創傷治癒過程に戻すために創傷ケアを工夫することが必要である。そのためには，創傷治癒過程のしくみを理解し，それに基づいた根拠のある創傷ケアを行うことが大切である。

皮膚の構造

創傷治癒を理解するには，表皮の基底細胞，真皮の毛根，線維芽細胞の理解が大切である（「正常な皮膚の構造と機能」の項参照）。

1. 表皮

表皮は一番深い部位にある基底細胞から一番表面の角質細胞まで4つの細胞の層に分かれている。その中で基底細胞だけが細胞分裂して増えることができる。基底細胞が細胞分裂して新しい基底細胞ができると，古い細胞は分化して上層へ移動していき，基底細胞から有棘細胞，顆粒細胞，角質細胞へと分化していく。

創傷治癒過程では基底細胞が大切である。上皮が欠損した創では創周囲にある基底細胞の細胞分裂と移動により創面に新しい上皮が誕生する。

2. 真皮

1mmほどの厚さで，毛根は表皮から真皮の途中まで伸びていて，表皮の基底細胞は真皮の毛根の底まで伸びている。真皮で隙間のようにみえる部分はコラーゲン線維を中心とした細胞外基質が埋めている。細胞外基質とは細胞と細胞の間を埋めている物質で，組織の骨組となり細胞どうしの機能の補助をしながら組織の弾力性と柔軟性を保っている。その細胞外基質を産生しているのが線維芽細胞である。創の欠損部を埋める肉芽は線維芽細胞がつくる細胞外基質が骨格となっている。

創傷の深さについて

1. 再生治癒と瘢痕治癒（図1）[1]

1）再生治癒

真皮の浅層までの深さの創では創底部に毛根があるので基底細胞が残っている。そのため，創傷治癒過程は創底部と創辺縁の基底細胞による上皮化のみで再生治癒する。肉芽形成による瘢痕，傷跡は残らない。

2）瘢痕治癒

真皮深層以下の創ではまず創内に肉芽が形成され，その上に創辺縁からの基底細胞による上皮化で治癒が完成する。毛根などの付属器は再

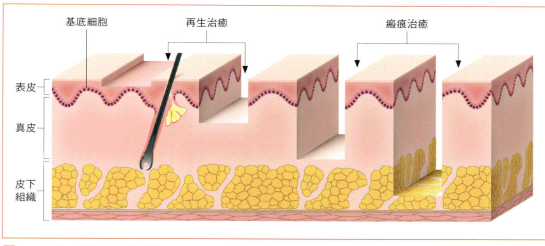

図1 皮膚の構造と治癒過程(廣部, 2010)[1]

生されず，肉芽形成による瘢痕，傷跡が残る。

2. 褥瘡の原因と深部組織損傷

　褥瘡の原因は，圧力による組織の局所血流障害である。その圧の分布は皮膚接地点を頂点として骨に向かって円錐形の範囲で広がる。すなわち，深い部分ほど広範囲に高い圧がかかっており，また解剖学的に皮膚の細胞より筋肉細胞が虚血に弱く傷害されやすい。このことから，圧迫による壊死は深く広いことが理解される。

　初期には皮膚表面には発赤，びらんがなく限局性の紫色の変色程度であるが，すでに深部組織では損傷が進行している状態として深部組織損傷(deep tissue injury：DTI；ディープ・ティッシュ・インジャリー)の概念が提唱された。深部組織損傷では時間経過とともに皮膚全層の壊死など，初期の圧迫で発生した損傷の全体像が明らかになる。外観では診断困難なため早期発見が重要である。臨床所見として，局所の硬結と疼痛を認め，検査では超音波検査で皮下の液体貯留や浮腫所見を同定することで深部組織損傷を早期発見できる。

3. 褥瘡の深さ分類

　褥瘡の深さ分類としてはアメリカ褥瘡諮問委員会(National Pressure Ulcer Advisory Panel：NPUAP)分類がある。2007年から，「深部組織損傷」と「判定不能(unstageable)」を含めて6分類としている(図2)[2]。

感　染

　感染の分類は，感染していない状態から感染しそうな状態，そして感染した状態へと連続的に変化するので，次の4種類に分類できる。創を観察し汚染と感染を区別することが大切で，感染と判断したら迅速な対応が必要となる。

1. ウンドコンタミネーション(wound contamination：汚染創)

　創に細菌がいるが増殖はしない状態で，日常外来でみる外傷のほとんどが汚染創である。

2. ウンドコロナイゼーション (wound colonization：コロニー形成)

　細菌が軽度に増殖しているが，創(宿主)に害

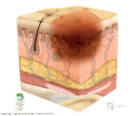
ステージ1
限局した表皮の損傷。
圧迫で消褪しない発赤を伴う。

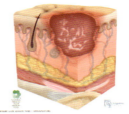
ステージ2
真皮に及ぶ損傷。毛根の有無では分類されない。肉芽組織や痂皮を伴わない。

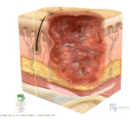
ステージ3
皮膚全層の損傷で皮下脂肪組織に及ぶ。通常肉芽組織や痂皮を伴う。

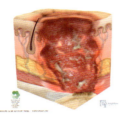
ステージ4
筋肉，腱，骨が露出するもの。骨髄炎を合併することがある。

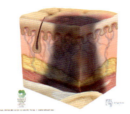
深部組織損傷
皮膚の欠損がなく，深部損傷を正確に評価することができないもの。圧迫で消褪しない皮膚の色調変化を伴う。

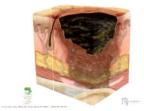
判定不能
壊死組織のため深達度が確定できないもの。

図2 NPUAP分類（2016年改訂版）(NPUAP)[2]

を及ぼさない状態をいう。細菌の増殖能と宿主の免疫能がつり合っている状態である。

3. クリティカルコロナイゼーション（critical colonization：限界保菌状態）

細菌増殖と免疫とのバランスが不安定となり，創傷治癒に障害を及ぼしはじめている状態である。細菌が蛋白分解酵素（matrix metalloproteinase：MMP；マトリックスメタロプロテアーゼ）を増加させ，治癒が遷延し，慢性創傷の原因になると考えられている。MMPは，急性炎症では壊死物質を蛋白分解しているが，慢性炎症では異常分泌されて，線維芽細胞，肉芽を損傷し創傷治癒に障害を与えている。

皮膚の発赤など明らかな感染徴候がないのに悪臭をもつ膿性の滲出液が存在し，創治癒が遅延している創はクリティカルコロナイゼーション（critical colonization）と判断し，殺菌剤を使用する（図3）[1]。

4. ウンドインフェクション（wound infection：創感染）

増殖する細菌が組織内部に侵入して創傷治癒を阻害している状態をいう。外観の特徴として大切なのは，創の周囲正常皮膚に発赤，腫脹，熱感などを認める点である（図4）[1]。宿主の免疫能，白血球などの感染防御だけでは細菌増殖を防ぎきれない状態である。

図4[1]の褥瘡では，壊死組織が多い部位では皮膚発赤を強く認め，壊死組織が少ない部位では発赤を認めていない。壊死物質，糸などの異物

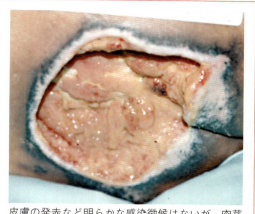

皮膚の発赤など明らかな感染徴候はないが，肉芽の色調不良，凹凸を認め，少々悪臭をもつ膿性の滲出液を認める。

図3 限界保菌状態の創外観(廣部, 2010)[1]

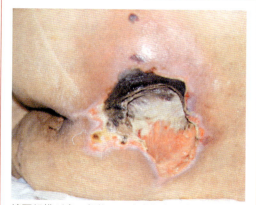

壊死組織が多い部位では皮膚発赤を強く認め，壊死組織が少ない部位では発赤を認めていない。

図4 創感染の外観(廣部, 2010)[1]

表1 慢性創傷の原因

1.	炎症の遷延化	細菌が定着し限界保菌状態となり，蛋白分解酵素(MMP)が増加して，線維芽細胞，細胞外基質を障害する。
2.	不良肉芽(細胞外基質の異常)	線維芽細胞の老化と細胞外基質の産生障害，蛋白分解酵素の増加で細胞外基質が変性し不良肉芽となる。
3.	上皮化障害	基底細胞の細胞分裂障害，遊走障害。

(廣部, 2010)[1]

があると感染は難治性となる。血流のない組織に細菌が付着すると，細菌はバイオフィルムと呼ばれる膜様構造物質で包まれ白血球や抗生物質の殺菌作用を防いでしまう。したがって異物，壊死物質は早く除去することが大切である。

慢性創傷

治療を継続していても，4週間の間，その形状，外観の変化がみられない創傷を慢性創傷という(**表1**)[1]。

慢性創傷になりやすい創傷としては，褥瘡，糖尿病性潰瘍，血流不全に伴う潰瘍(閉塞性動脈硬化症，バージャー病，静脈瘤など)があり，全身的因子としては，免疫能低下，ステロイド治療，低栄養，心不全，腎疾患などがある。

創傷の経過観察—DESIGN(デザイン)とは

DESIGNとは，日本褥瘡学会で2002年に作成された治癒過程を評価するためのツールである。褥瘡の状態を，Depth(深さ)，Exudate(滲出液)，Size(大きさ)，Inflammation/Infection(炎症/感染)，Granulation tissue(肉芽組織)，Necrotic tissue(壊死組織)，Pocket(ポケット)の7項目で評価する判定スケールで，それぞれの頭文字を取ってDESIGNと表記する。軽度をアルファベットの小文字(d, e, s, i, g, n, p)，重度は大文字(D, E, S, I, G, N, P)で表記する。褥瘡治療において，大文字を小文字にすることが指標となる。

2008年に改訂したDESIGN-R®(Rはrating：

評価）は，重症度を数値化し，深さ以外の6項目から個々の重み得点を導き出す（図5）[3]。これにより個々の褥瘡がよくなったか悪くなったかの評価ができ，患児間の重症度を比較することも可能になった（図6）[1]。

1. Depth（深さ）

創内の一番深い部分で評価し，壊死組織のために深さが判定できない場合はDU[*1]とする。このように，深さの評価は客観性に欠ける場合があり，DESIGN-R®では深さの数値は重み値には関係しない。

2. Exudate（滲出液）

ドレッシング交換の回数で判定する。

3. Size（大きさ）

皮膚損傷範囲の，長径と短径（長径と直交する最大径）を測定し（cm），おのおのを掛け合わせた数値から7段階に分類する。

4. Inflammation/Infection（炎症/感染）

創周辺の炎症あるいは創自体の感染の程度を4段階に分類する。

5. Granulation tissue（肉芽組織）

創面の肉芽組織の割合を測定し，6段階に分類する。

6. Necrotic tissue（壊死組織）

壊死組織の状態を3段階に分類する。

7. Pocket（ポケット）

ポケットの広さの計測は，褥瘡潰瘍面とポケットを含めた外形を描き，その長径と短径（長径と直交する最大径）（cm）を測定する。おのおのを掛け合わせた数値から「褥瘡の大きさで測定した数値」を差し引いたものを5段階に分類する。

創傷治癒過程

創傷の瘢痕治癒での治癒過程は，①炎症期，②増殖期，③成熟期の3段階に分けられる。炎症期では創内が殺菌，清浄化され壊死組織が除かれる。増殖期では肉芽が形成され最後に上皮化が起きる。成熟期は肉芽が強化される時期である（図7）[1]。

創傷治癒過程は家の建築過程に例えると理解しやすい（図8）[1]。炎症期は地面の整地の段階，増殖期は肉芽という家の骨組をつくる過程で，成熟期とは家の完成である。創傷を観察するときに，今どの建築段階なのか考えるとわかりやすい。

1. 炎症期

1）炎症期の機序
①血小板の活性化と炎症細胞の遊走

血管が破綻して出血が起き，流出した血小板は活性化して凝集し止血する。活性化した血小板から放出された物質が毛細血管の透過性を亢進し，血管から漏れ出た滲出液が創にたまる。その滲出液の中には白血球，免疫グロブリン，マクロファージなどの炎症細胞が含まれている。

②炎症細胞の働き

まず白血球が創内に遊走して細菌を貪食し殺菌作用を行う。遅れて出現するマクロファージは貪食により壊死組織，異物，細菌，死滅した白血球を創腔から除去して創を清浄化する。以上により創面が整地される。

[*1] Uは判定不能（unstageable）の頭文字

DESIGN-R® 褥瘡経過評価用

カルテ番号（　　　　　）
患者氏名（　　　　　　　　）

			月 日	/	/	/	/	/	/

Depth 深さ 創内の一番深い部分で評価し、改善に伴い創底が浅くなった場合、これと相応の深さとして評価する

d	0	皮膚損傷・発赤なし	D	3	皮下組織までの損傷			
	1	持続する発赤		4	皮下組織を越える損傷			
	2	真皮までの損傷		5	関節腔、体腔に至る損傷			
				U	深さ判定が不能の場合			

Exudate 滲出液

e	0	なし	E	6	多量：1日2回以上のドレッシング交換を要する			
	1	少量：毎日のドレッシング交換を要しない						
	3	中等量：1日1回のドレッシング交換を要する						

Size 大きさ 皮膚損傷範囲を測定：[長径(cm)×長径と直交する最大径(cm)]*3

s	0	皮膚損傷なし	S	15	100以上			
	3	4未満						
	6	4以上　16未満						
	8	16以上　36未満						
	9	36以上　64未満						
	12	64以上　100未満						

Inflammation/Infection 炎症／感染

i	0	局所の炎症徴候なし	I	3	局所の明らかな感染徴候あり（炎症徴候、膿、悪臭など）			
	1	局所の炎症徴候あり（創周囲の発赤、腫脹、熱感、疼痛）		9	全身的影響あり（発熱など）			

Granulation 肉芽組織

g	0	治癒あるいは創が浅いため肉芽形成の評価ができない	G	4	良性肉芽が、創面の10%以上50%未満を占める			
	1	良性肉芽が創面の90%以上を占める		5	良性肉芽が、創面の10%未満を占める			
	3	良性肉芽が創面の50%以上90%未満を占める		6	良性肉芽が全く形成されていない			

Necrotic tissue 壊死組織 混在している場合は全体的に多い病態をもって評価する

n	0	壊死組織なし	N	3	柔らかい壊死組織あり			
				6	硬く厚い密着した壊死組織あり			

Pocket ポケット 毎回同じ体位で、ポケット全周（潰瘍面も含め）[長径(cm)×短径*1(cm)]から潰瘍面の大きさを差し引いたもの

p	0	ポケットなし	P	6	4未満			
				9	4以上16未満			
				12	16以上36未満			
				24	36以上			

合　計*2						

部位［仙骨部、坐骨部、大転子部、踵骨部、その他（　　　　）］

*1 ："短径"とは"長径と直交する最大径"である
*2 ：深さ（Depth：d.D）の得点は合計には加えない
*3 ：持続する発赤の場合も皮膚損傷に準じて評価する

©日本褥瘡学会/2013

図5　DESIGN-R® 褥瘡経過評価用（日本褥瘡学会）[3]

【例】
- 深さ:「皮下組織までの損傷」なら D3
- 滲出液:「1日1回のドレッシングの交換なら「中等量」の3点
- 大きさ:「5 cm × 3 cm = 15 cm²」なら6点
- 炎症/感染:「炎症徴候なし」なら0点
- 肉芽組織:「良性肉芽が半分以上を占める」なら3点
- 壊死組織:「ない」なら0点
- ポケット:「7 cm × 4 cm − 5 cm × 3 cm = 13 cm²」なら9点

表記方法 D3-e3s6i0g3n0P9:21（点）

深さ(D)は冒頭に記す　ハイフンを入れる　"深さ"以外の6項目の合計を出す

ポイント：DESIGNは治癒過程を評価するためのツールであり，受傷から悪化する急性期には使用しない。深さ以外の6項目の合計点が，その創の重症度を表している。

図6 DESIGN-R®の記載方法（廣部，2010より引用，一部改変）[1]

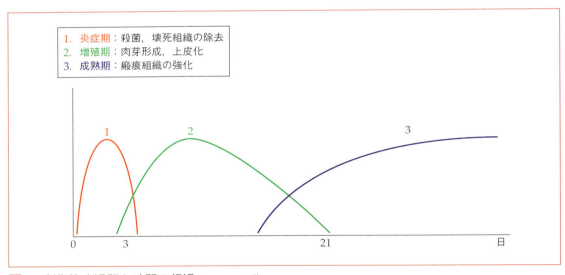

図7 創傷治癒過程と時間の経過（廣部，2010）[1]

2）炎症期の創処置—感染と壊死組織への対策（表2）[1]

①炎症前期の感染対策

感染創では白血球だけでは細菌の増殖を防げない状態であり，われわれが白血球の援助をする必要がある。その原則は，①創の開放，②洗浄，③殺菌剤の使用である（「難治性手術創の管理」の項参照）。

②炎症後期の壊死組織対策

壊死物質が多くマクロファージだけでは整地できない状態では，医師が壊死物質をとり除くデブリードマンを行う必要がある（「難治性手術創の管理」の項参照）。

2．増殖期

1）増殖期のメカニズム（図9）[1]

①細胞成長因子による刺激

炎症期に出てきた白血球，血小板，マクロ

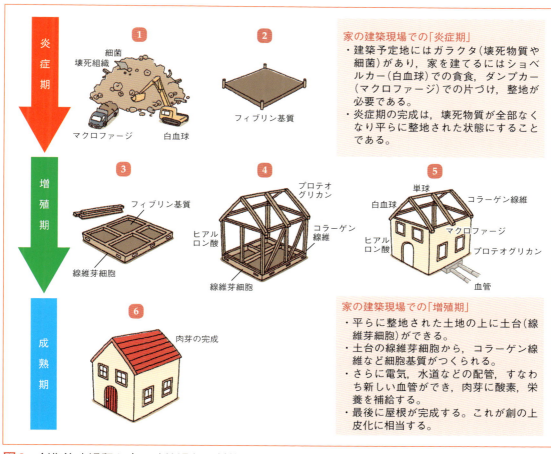

図8 創傷治癒過程と家の建築過程の対比(廣部, 2010)[1]

表2 治癒過程からみた創傷管理の原則

炎症期	
炎症前期―感染対策	1) 開放:閉鎖腔を十分開放する。 2) 洗浄:高圧で多量に洗浄する。 3) 殺菌作用をもつ薬剤(カデックス®)の期間限定使用
炎症後期―壊死組織の完全除去	1) デブリードマン 　鋭的切除, 自己融解法(wet to dry ドレッシング法)
増殖期	
浸潤環境を保つ深さに応じた閉鎖性ドレッシング	・表皮欠損:半透過性フィルム ・真皮欠損:ハイドロコロイド材 ・深い創:創内にゲル化材を詰める。

(廣部, 2010より引用, 一部改変)[1]

ファージなどの細胞からさまざまな細胞成長因子が分泌される。その細胞成長因子の刺激により創の周りで眠っていた線維芽細胞が活性化され、増殖して創の中に移動する。その移動には創が壊死物質のない、整地された状態であることが必要である。したがって、線維芽細胞が移動しやすいように、炎症期に壊死組織を除き、平らに整地しておくことが大切である(図8)[1]。細胞成

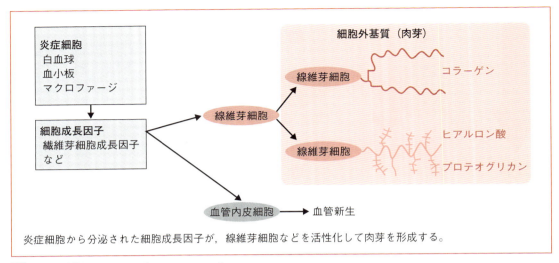

図9 増殖期のメカニズム(廣部, 2010)[1]

長因子は炎症細胞から放出される物質で, 線維芽細胞の活性化以外に血管新生など増殖期では重要な働きをしている。例えば線維芽細胞成長因子(fibroblast growth factor：FGF)は血小板, マクロファージにより産生される物質で, 線維芽細胞を活性化して肉芽をつくり, 血管内皮細胞を活性化して血管新生を促進し, 上皮細胞を活性化して上皮化を促進する。最近では, FGF製剤が開発され創傷の管理に活用されている。

②肉芽形成と線維芽細胞

創内に遊走した線維芽細胞はコラーゲン, ヒアルロン酸, プロテオグリカンなどの細胞外基質を産生して肉芽をつくる。細胞外基質で構成された肉芽に血管新生が加わり血流のよい肉芽が形成される。

③上皮化と基底細胞

肉芽が創面の高さまで達すると創辺縁の表皮にある基底細胞が活性化され, 創内へ移動して上皮化が起こる。肉芽表面を這うように遊走するが, 肉芽表面が乾燥した環境より湿潤した環境のほうが基底細胞の遊走速度が速い。

2) 増殖期の創処置 (**表2**)[1]
①湿潤環境の利点

増殖期には湿潤環境が適している。湿潤環境とは創内に滲出液を適度に保持した状態である。増殖期に活躍する線維芽細胞, 血管内皮細胞, 上皮細胞などの細胞が働くためには適度な水分が必要である。これは生物の細胞に共通した欲求である。また線維芽細胞や上皮細胞は創内に遊走するが, その移動をスムーズに行うためには湿潤環境にある創面が必要である。働く細胞を活性化するには細胞成長因子が必要であるが, それは増殖期の滲出液にたくさん含まれている。したがって, 細胞成長因子がたくさん入った滲出液を捨てない管理としても, 湿潤環境は適している。湿潤環境に保つための閉鎖性環境では細胞が機能しやすい温度環境(30℃以上)に保てる利点がある。

②湿潤環境を保つ管理

創を湿潤環境に保つためには, 創を密封, 閉

表3 治癒過程からみた創傷管理の注意点

1. 炎症期を早く完了させる	炎症期が終わらないと増殖期がこない。
2. 感染と汚染を区別する	・正常皮膚に発赤があれば感染を疑う。 ・感染徴候がある時期に限って殺菌剤を使用する。
3. 壊死組織が残存していないか注意する	壊死組織が残存していると感染しやすく，肉芽ができない。
4. 炎症期と増殖期の境界を見極める	壊死組織がない状態なら，増殖期の処置に切り替える。
5. 肉芽の色は良好か	・肉芽が不良化したら原因を考える。 ・殺菌剤を使用していないか，湿潤環境を保っているか，感染源が隠れていないか，血流障害がないかチェックする。

(廣部，2010)[1]

鎖性に保つ必要がある。そのためには閉鎖性のドレッシング材が必要であり，創の深さに応じた素材を選択する。例えば，表皮欠損であれば半透過性フィルム，真皮欠損であればハイドロコロイドドレッシング材，皮下脂肪以下の深い創では創内にアルギン酸塩ドレッシング材などを詰め，滲出液を吸収してゲル化した状態で創面に接して湿潤環境を保つ（「難治性手術創の管理」の項参照）。

治癒過程からみた創傷管理の注意点(表3)[1]

1. 炎症期を早く完了させる

感染創では炎症期が長く，深い創では増殖期が長くなる。そして大切なことは，炎症期が終わらないと増殖期がこない点である。そのため初期の炎症期を早く完了させることに留意することが重要である。とくに，感染創が難治性である原因は初期の感染のコントロールが不十分であることが多い。

2. 感染と汚染を区別する

創を観察するときには，創に感染徴候がないか常に注意することが大切である。感染創の外観の特徴として正常皮膚に発赤と悪臭を伴う膿

の存在が大切で，常に創周囲の皮膚の色調や膿の性状を観察する注意が大切である。感染と判断したら殺菌剤を使用する必要があるが，殺菌剤は感染徴候がある時期に限って使用することが大切である。なぜなら，殺菌剤は細菌だけでなく，白血球，線維芽細胞，上皮細胞などの機能も障害し，創傷治癒を障害するからである。周囲皮膚の発赤などの感染所見が改善すれば殺菌剤は中止する。

3. 壊死組織が残存していないか

増殖期で線維芽細胞が創の中に移動するためには，創面が壊死物質のない整地された状態であることが必要である。壊死組織が残存していると細菌が増殖しやすく感染の状態に悪化する場合がある。創面に壊死組織がなく平らに整地された状態になっているか観察することが大切である。

4. 炎症期と増殖期の境界を見極める

感染がなく壊死組織がない状態であれば炎症期の完了である。この炎症期と増殖期の境界を意識して観察することが大切である。なぜなら，次の増殖期では肉芽の形成によい環境に保つ処置，すなわち湿潤環境の処置に切り替える必要があるためである。

創傷管理に必要な基礎知識　創傷治癒の機序　　249

5. 肉芽の色は良好か

　増殖期の肉芽は赤くみずみずしい良性肉芽である。白っぽくプヨプヨした不良肉芽に変化したら，不良化した原因を考える。殺菌剤を使用し続けていないか，湿潤環境を保っているか，感染源が隠れていないか，低栄養や圧迫などによる血流障害がないかなどをチェックする。

（廣部 誠一，東間 未来）

引用文献
1) 廣部誠一：創傷管理に必要な基礎知識 創傷治癒の機序．日本小児ストーマ・排泄管理研究会学術委員会，他 編，小児創傷・オストミー・失禁（WOC）管理の実際，照林社，2010：174–183.
2) The National Pressure Ulcer Advisory Panel（NPUAP）http://www.npuap.org　2019.4.1アクセス
3) 日本褥創学会：DESIGN-R® 褥瘡経過評価用 http://www.jspu.org/jpn/member/pdf/design-r.pdf　2019.4.1アクセス

参考文献
1) 日本褥瘡学会 編，褥瘡予防・管理ガイドライン，照林社，2009
2) 廣部誠一：創感染，離開創に対する局所管理．小児外科2002；34：85–89.
3) 溝上祐子編著：カラー写真とイラストで見てわかる！　創傷管理，メディカ出版，2006

| 第8章 | 小児の創傷管理 |

難治性手術創の管理

難治性手術創には，創感染を契機にした離開創が多い。感染が腹壁，腹腔内に及ぶと腸瘻を形成したり，さらには敗血症など生命にかかわるほど重症化する。

難治性の創を創傷治癒のメカニズムに基づき，早く安定した創にする局所管理は，全身状態の改善にも寄与する。

離開創が起きる要因

局所的な要因としては，最初の炎症期での感染，膿瘍形成が原因であることが多い。また増殖期の肉芽形成が不良な場合にも，離開創を認めることがある（**表1**）[1]。

全身的な要因としては，低栄養状態による肉芽形成不全，糖尿病やステロイド投与，免疫能低下時の感染，心不全，肺疾患での低酸素，局所循環不全による創傷治癒の遷延などが考えられる。

離開創の治療

離開創の治療では，①炎症期のプロセスを早期に完了させる，②炎症期と増殖期の境界を見極める，③増殖期のよりよい環境を整える，の3点が大切である（「創傷管理に必要な基礎知識 創傷治癒の機序」の項　表2，表3参照）。

1．炎症前期の管理─感染に対する処置

1）ドレナージ（図1a，b）[1]

創周囲の発赤，腫脹，圧痛などの感染徴候があれば抜糸して開放，排膿する。創を開放することは躊躇しがちであるが，最初から十分開放することが早期治癒には大切である。開放するのが遅れると感染が創の内部で進行し，深く広く膿瘍形成され，結局，難治性の離開創となる。

ドレナージしても感染の改善が不良ならドレナージが不十分である可能性を考える。例えば，感染源の閉鎖腔が深い場合は，さらに深く切開する必要があるし，創縁よりポケット状に延びた閉鎖腔に感染源があれば，ポケットを切開して開放する必要がある場合もある。糸などの異物があると，感染が難治性となる場合があるため，異物は摘出する。

表1　離開創の特徴

1. 感染が高度である	・感染の原因は創内のみならず腹腔内にある場合があり，腸瘻を形成することがある。
2. 創が深い	・術後の離開創では皮膚の縫合が離開すれば皮下脂肪，さらに筋層に及ぶ深さになる。 ・さらに，筋層も離開し腸管が露出したり腸瘻を形成するものなど深く進行する傾向にある。
3. 炎症期，増殖期が長い	・感染が強いと炎症期が長く，深い創では肉芽が盛り上がるための増殖期が長くなる。 ・炎症期が終わらないと増殖期がはじまらないので，初期の炎症期に適切な治療をすることがもっとも大切である。

（廣部，2010より引用，一部改変）[1]

難治性手術創の管理　　251

3歳女児，消化管穿孔術後

【前期】

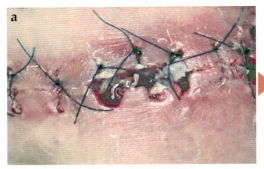

a 皮膚の発赤所見が強く，感染徴候が明らかである。

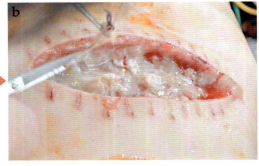

b ドレナージ
縫合糸をはずし，創全体を開放する。浮いている壊死組織は，ハサミで適宜切除する。

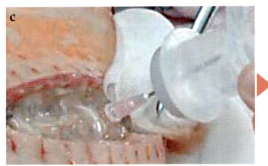

c 離開創の洗浄
創の洗浄は生食100 mLのボトルに18 G針を付けて高圧をかけて洗浄する。

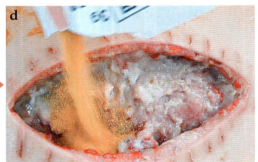

d 殺菌剤の使用
殺菌作用をもつカデックス®を創内が埋まるように入れる。

【後期】

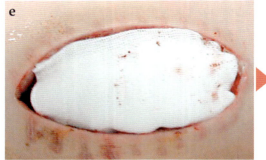

e wet to dry ドレッシング法
創内全体にガーゼを詰め，生食をかける。

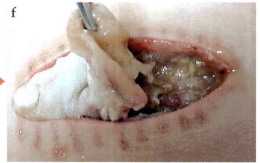

f ガーゼ交換時に壊死組織がガーゼに固着して除去できる。

図1 炎症期の管理（深い創の場合）（廣部，2010より引用，一部改変）[1]

2) 洗浄（図 1c）[1]

創を開放したら生理食塩液（生食）で洗浄する。高い圧で十分洗浄することが細菌数を減らすのに有効であり，例えば生食100 mLのボトルに18 G針を付けて力一杯洗浄する。有効に洗浄するためにも最初に十分創を開放してあることが前提である。膿汁，壊死組織の除去のためガーゼで創内を軽くこすりながら洗浄する。

生食洗浄には包帯交換（包交）時に創の状態を正確にアセスメントをする目的もあり，炎症期に限らず増殖期でも処置の最初に行う。強酸性水やイソジン®液の使用は細胞毒性のため多核白血球，マクロファージ，線維芽細胞を障害して創傷治癒を妨げる。また，創内をイソジン®液で消毒しても作用時間は一時的で短く，また壊死組織や膿と結合して殺菌効果は弱いと考えられる。

3) 殺菌剤の使用（図 1d）[1]

カデックス®はカデキソマーの基質に0.9 %ヨウ素を含有しており，粉末と軟膏の製剤がある。基質は吸水性に優れ，1 gのカデックス®は5 gまで膿汁を吸収する。ヨウ素は基質から放出されて殺菌作用をもち，メチシリン耐性表皮ブドウ球菌（methicillin-resistant *Staphylococcus epidermidis*：MRSE），真菌にも有効である。ヨウ素は徐々に放出されて24時間持続的に殺菌作用をもつので，イソジン®液などの消毒液の作用時間が短い点を改良している。

創を生食で洗浄したのち，内腔を埋めるように散布し創表面はガーゼでカバーする。カデックス®が飽和し，滲出液がガーゼにしみ出るときが交換時期である。吸水性がよいカデックス®は膿汁が多い感染創での周囲皮膚のびらんを予防する点でも利点がある。

欠点としては，ヨウ素は細胞毒性があり，創傷治癒に働く細胞である白血球，線維芽細胞，上皮細胞などの機能を障害する。したがって，周囲皮膚の発赤などの感染所見が改善すれば，すぐに中止する。また創内に残ると異物となるため，包交時の洗浄で洗い流す。

2. 炎症後期の管理—壊死組織をとり除く処置（デブリードマン）

膿汁が減り感染が強い状態が軽快してくると，壊死組織の全体像がわかりやすくなる。この炎症後期では壊死組織をとり除く処置（デブリードマン）が中心となる。創に壊死組織があると肉芽をつくる線維芽細胞の遊走の障害となる。また，壊死組織や異物に細菌が付着すると，細菌はバイオフィルムと呼ばれる膜様構造物で包まれ，白血球や抗生物質の殺菌作用を防いでしまい難治性の感染となる。したがって，炎症期を完了するためには全体的に壊死物質がなく整地された状態を早くつくることが大切である。

壊死物質をとり除く基本はハサミでの切除で，包交のたびにハサミで血流のない組織を鋭的に切除する（図 1b）[1]。

wet to dry ドレッシング法（図 1e，図 1f）[1]

深い創，大きな創ではハサミでの切除とともに創面全体から壊死組織をゆっくり除去する方法であるwet to dryドレッシング法を行う。

生食洗浄後，創内の全体，壊死組織が隠れている死腔，ポケット状の部分にもガーゼを詰めて生食をかけ，その上から半透過性フィルム（3M™テガダーム™コンフォートフィルムドレッシングなど）でカバーする。ウェットなガーゼによる湿潤環境で壊死組織が柔らかくなり自己融解する。半透過性フィルムから水蒸気が出ていき，徐々にガーゼはドライとなり壊死組織を表面に付着させる。このようにウェットなガーゼによる壊死組織の自己融解とドライなガーゼ

難治性手術創の管理　　253

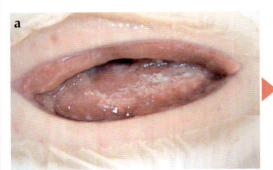 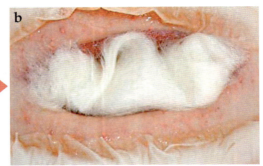

a 壊死組織がなく炎症期が完了した状態であり，増殖期の処置をはじめる。

b リボン状のアルギン酸塩ドレッシング材を創内に詰める。

図2 増殖期の管理（深い創の場合）(廣部, 2010)[1]

による壊死組織の固着を利用して，ガーゼ交換時に壊死組織を除去していく。ドライなガーゼは新生した肉芽や上皮なども剥離するので，増殖期の段階では中止する。殺菌作用はないので感染の強い部位が部分的に残存しているときは，そこにカデックス®をかけて同様の処置をする。

3．増殖期の管理

増殖期のよりよい環境を整えるには，まず炎症期と増殖期の境界を見極める。そして創に適した湿潤環境を保つ処置を維持することが大切である。

1）深い創の処置—詰め物が必要（図2a, b）[1]

深さのある創では創内全体を湿潤環境に保つ素材を詰める必要がある。その素材としてアルギン酸塩ドレッシング材やハイドロファイバー®ドレッシング材のリボン状のものが使いやすい。これらは滲出液を吸収してゲル化した状態で創面に接して湿潤環境を保つ。さらに創表面を半透過性フィルムで密封して閉鎖環境に保つ。

生食で洗浄し創内の肉芽の状態を観察して，リボン状のアルギン酸塩ドレッシング材を創内に詰めるが，ポケット状の部分にも入れて，創内全体が湿潤環境となるように配慮する。創内に詰めたら半透過性フィルムで表面をカバーし，閉鎖環境とし湿潤と保温の環境を保つ。包交のときには，古いアルギン酸塩ドレッシング材はとり除くが，組織への固着はなく，乾いても生食をかけるとゲル化して摘出が容易で肉芽を傷めない。しかし，細かい繊維が残ることがあり，異物となるので生食洗浄で十分にとり除く。

2）浅い創の処置

創の肉芽が上がって創が浅くなってきたら創内に詰める処置をやめ，ハイドロコロイドドレッシング材のシート状のもので創を被覆する。ハイドロコロイドドレッシング材はガスや液体を通過しない閉鎖環境を保ち，内側の層は滲出液を吸収してゲル化して創面に接し湿潤環境を保つ。

3）陰圧閉鎖療法

陰圧閉鎖療法（negative pressure wound therapy：NPWT）とは，創部を半透過性フィルムで閉鎖密封し，閉鎖した空間をチューブで持続的に吸引する方法である。陰圧閉鎖療法の利点は，微小循環が改善することで浮腫が軽減し，さらに細菌数の減少，陰圧で死腔が小さくなり

表2 陰圧閉鎖療法の利点

1. 創床の毛細血管を拡張し，微小循環を改善
2. 組織間液を減らし浮腫軽減
3. 細菌数の減少
4. 創縁引き寄せ作用
5. 湿潤環境維持

(廣部，2010)[1]

創縁が引き寄せられる作用などがある(**表2**)[1]。

NPWTは**図3**[1]に示すように院内に常備された物品で施行することが十分に可能であるが，適切な陰圧を持続させるのが難しい。これに対して陰圧を適度に管理，持続させる製品が発売されており，簡便に開始できるようになった(**図3**d[1]：RENASYS創傷治療システム)。また，滲出液を貯留するキャニスターが不要な，高吸収ドレッシング材を使用した製品(**図3**e[1]：PICO創傷治療システム)も販売されており，外来でもNPWTが可能となっている。

NPWTの適応は増殖期にある深い創傷，滲出液の多い創傷である。創部は通常数日の間密封状態とするため壊死組織や感染の残存があると状態を悪化させるおそれがある。したがって，創傷が増殖期に入ったことを見極めてNPWTを開始することがとくに重要である。

瘻孔を有する創の管理

離開した創内や創に近接した部位の瘻孔は，創傷治癒を難治性にする(**表3**)[1]。また，手術時に留置したドレーンからの排液が多い状態でも類似した問題がある。排液が多い創の管理について瘻孔管理を中心に考える。

1. 瘻孔の種類

瘻孔とは，体表の皮膚に内臓臓器の内容が排液する状態で，大きく2つに分類できる。

1) 唇状瘻

瘻管が完全に上皮で覆われ皮膚面に内臓の粘膜がみえる状態で，人工肛門が典型的である。創周囲に形成した腸瘻でも皮膚面に腸粘膜がみえる場合は唇状瘻である。唇状瘻では粘膜上皮が癒合することはなく自然閉鎖することはない。唇状瘻を治すには手術が必要である。

2) 管状瘻

皮膚面に内臓の粘膜がみえない瘻孔で，離開創の中にできた腸瘻やドレーンの先にできた腸瘻のほとんどが該当する。管状瘻では創の治癒がすすむとともに肉芽で閉鎖して自然閉鎖する可能性がある。しかし，腸瘻からの消化液が創傷治癒過程を妨げ肉芽の状態を不良にして，腸瘻も創傷も難治性となる場合があり，その創傷管理には工夫が必要である。

管状瘻でも肛門側の腸管の通過障害があると消化液の量が増えて自然閉鎖しにくいので，腸瘻造影で位置と通過障害の有無を確認する必要がある。

2. 腸瘻に対する管理の決定手順

以下の項目を考慮して管理方法を決める。目的は，腸液による周囲皮膚のびらんを予防し，頻回のドレッシング交換が不要となり児の苦痛を軽減でき，また消化液が創面に接する時間を減らすことで創傷治癒過程をすすめることである。

1) 唇状瘻か管状瘻かを区別する

自然閉鎖する可能性があるのかないのか予想する。

2) どこと交通しているのかを確認する

造影検査でどこと交通しているのかを確認する。上部腸管ほど消化液の量が多く刺激性があ

難治性手術創の管理　　255

2歳男児，心室中隔欠損症術後

a 創面の被覆

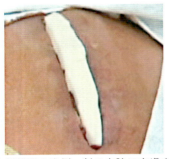

胸骨正中創離開の症例。創の内腔に充填する素材はポリウレタンフォームドレッシング材（ハイドロサイト®）を用い，創の大きさに合わせてカットし成形する。さらに表面フィルムを切除し水分が通過しやすい状態にして創の内腔に充填する。

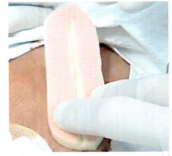

創の表面にも別のポリウレタンフォーム材を用意する。中央部分の表面を，チューブ（セイラム サンプチューブ）を留置しやすい溝状に切開して，創表面に置く。

b チューブの固定

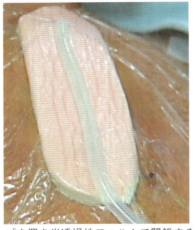

チューブを置き半透過性フィルムで閉鎖する。ストーマ用のペーストでチューブ周囲の隙間をふさぐ。吸引チューブの固定による皮膚損傷に注意が必要である。吸引器で陰圧をかける（-100〜150 mmHg）と，創は陰圧閉鎖される。

c 吸引機器へのとり付け

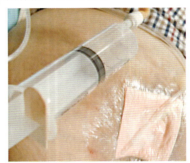

8歳女児，二分脊椎
仙骨部褥瘡の症例。チューブに三方活栓を付け，50 mLシリンジで陰圧をかけ，三方活栓をロックすることでも陰圧に保つことができ，児の自由を制限しない。

> **ポイント**
> 密閉した状態で吸引が不十分だと感染が増悪するので注意が必要である。
> ドレッシング交換は陰圧が保たれていれば頻回には行わず，3日程度ごとに行う。

d RENASYS創傷治療システム装着の様子

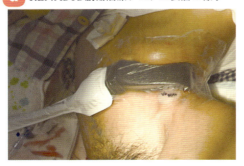

e PICO創傷治療システム装着の様子

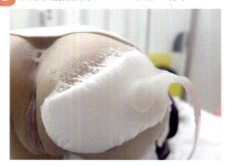

図3 陰圧閉鎖療法の実際（廣部，2010より引用，一部改変）[1]

り，厳重な局所管理，水分，電解質管理が必要となる。とくに，膵液瘻は強い刺激性で皮膚炎が起きやすくスキンケアがきわめて大切となる。

3）肛側腸管に通過障害がないかを確認する

造影検査で確認する。通過障害があると排液も多くなり，難治性で手術を要する可能性が高くなる。

4）手術が必要な場合の創傷管理の目的

上記1）～3）項目より，手術が必要か否かを予想できる。手術が必要な場合は，手術のために良好な局所状況にすることが目的で，手術をするまでの期間に腸瘻周囲の皮膚の状態を改善する。

表3 瘻孔形成の問題点

1. 排液，消化液の刺激により，創の治癒過程が遷延し，創周囲の皮膚炎を引き起こす。
2. 創傷治癒が遷延することで瘻孔の治癒も遷延するので悪循環となる。
3. 皮膚炎は児に疼痛を与え，創傷治癒過程を妨げる。
4. 頻回の包交が必要となり，体動が制限され，児の苦痛が増す。

（廣部, 2010より引用，一部改変）[1]

5）自然治癒が期待できる場合の創傷管理

自然治癒が期待できる場合は，瘻孔周囲の創傷治癒をすすめ，瘻孔に向かって肉芽を上げて瘻孔が閉鎖するように管理する。腸瘻周囲の皮膚の状態を良好にする管理は瘻孔の種類によらず大切である。

3. 瘻孔管理の基本方針

瘻孔管理の原則はパウチングを行うことである。ただし，皮膚面に土台ができずパウチングが不可能な深い離開創内の腸瘻では，陰圧閉鎖療法を行う。

1）パウチング法

腸瘻部にストーマと同様にパウチを用いて，消化液を周囲に漏らさずに集めることで腸瘻を有する創傷を管理する方法である（**図4**）[1]。

①適応

腸瘻やドレーンからの排液が多く，創傷治癒や周囲皮膚炎を起こす場合が適応となる。1日の排液量は200 mL以上が目安であるが，皮膚炎が起きやすい場合は積極的に適応とする。

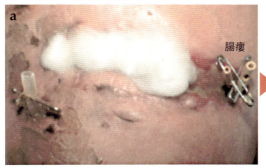
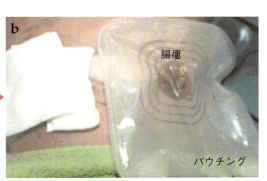

10か月女児，消化管穿孔術後

手術離開創の右側（本人の左側）に腸瘻があり，チューブが挿入してある。離開創は壊死組織がないのでアルギン酸塩ドレッシング材を創内に詰めてある。

瘻孔をパウチングして，離開創と隔絶した。

図4 手術離開創の腸瘻に対してパウチングを施行（廣部, 2010より引用，一部改変）[1]

表4　パウチング法の利点

1. 消化液が創面に接する時間を減らすことで創傷治癒過程をすすめる。
2. 腸液による周囲皮膚のびらんを予防する。
3. 頻回の包交が不要となり児の苦痛を軽減できる。
4. 排液の量，性状を正確に観察できる。

（廣部，2010より引用，一部改変）[1]

②利点

パウチに消化液を効率よく集めることは表4[1]に示す利点がある。

③方法

瘻孔のパウチングは基本的にはストーマ処置と同じである。瘻孔は予定外の部位にできるため，皮膚にパウチを貼る土台がつくりにくい場合が多く，板状，練状（ペースト状）の皮膚保護剤を利用して皮膚面に土台をつくる。皮膚のびらんができると土台をつくるのが困難となるので，皮膚障害が進行する前に的確な処置が必要である。

排液を誘導するのにチューブを一時的に利用する工夫も有効な場合がある。

2）陰圧閉鎖療法

①適応

工夫してもパウチを貼れない深い離開創内での瘻孔が適応となる。

②利点

瘻孔からの排液を持続吸引して創内から体外に排泄することで，排液による周囲皮膚のびらんを予防し，頻回の交換による児の苦痛を軽減できる。また，排液が創面に接する時間を減らすことで創傷治癒過程をすすめることができる。

しかし，パウチングほどそれらの効果は確実ではなく，また児の体動制限もあるので，創が浅くなったらパウチングを目指す。

③方法

図5[1]に正中離開創内に腸瘻ができた症例を示す。

④管理

ガーゼが汚れていても漏れがなく，陰圧で引けていればガーゼは交換しない。吸引不全で漏れたときのみ交換するようにして，児の負担を減らす。有効な吸引ドレナージにより創内が消化液に接触する程度を減らし，創傷治癒をすすめることを目指す。

＊

難治性の手術創の管理では，まず創傷治癒過程を邪魔しているものを見つけて対処することが大切である。炎症期では感染に対する処置，残存する壊死物質の除去がポイントで，さらに炎症期と増殖期の境界を見極め，増殖期には湿潤環境を保つ工夫が大切である。そのためには，創の状態の変化を正確に観察し，悪化したときにその要因を考えながら管理する態度が大切である。

（廣部 誠一，東間 未来）

引用文献
1) 廣部誠一：難治性手術創の管理．日本小児ストーマ・排泄管理研究会学術委員会，他 編，小児創傷・オストミー・失禁（WOC）管理の実際，照林社，2010：184–192.

参考文献
1) 廣部誠一：創感染，離開創に対する局所管理．小児外科 2002；34：85–89.
2) 溝上祐子 編著：カラー写真とイラストで見てわかる！　創傷管理，メディカ出版，2006

12歳女児，腹膜炎術後，正中創離開，腸瘻形成症例

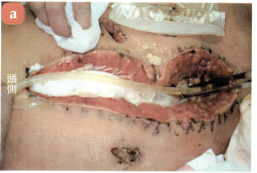

- 創内を生食洗浄後，創の底面にガーゼを置いて腸壁や新生肉芽を吸い込まないように保護し，吸引チューブの先端が腸瘻部近くに位置するように位置決めをする。
- 腸瘻内にチューブを入れると腸瘻の孔が広がったり出血したりするので，瘻孔の上に横たわる形とする。本症例では腸瘻部が正中創下端にあるため，チューブを創上方で固定することでチューブ先端が吸引しやすい状態に固定することができた。

ポイント 吸引チューブは24 Fr前後の柔らかい材質のものを選択。チューブの先端付近に穴を3，4か所開け，閉塞しにくくする。

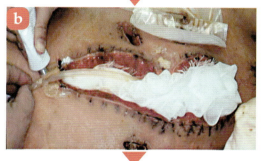

チューブの固定は皮膚縁でペーストを用いて固定する。

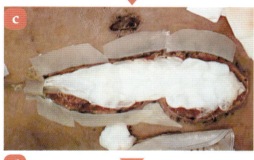

固定したチューブの上から創内にガーゼを詰め，生食で湿らせ，wet to dry ドレッシング法と同様の処置を行う。

壊死組織がなくなり肉芽形成部があれば，その創面にはアルギン酸塩ドレッシング材（ソーブサン）を詰めて肉芽増殖に適した環境にする。周囲皮膚には皮膚保護材を貼り，びらんを予防し，創面を半透過性フィルムでカバーする。

ポイント ひとたび皮膚炎が起こると疼痛が出現するとともに，フィルムも剥がれやすくなるので，皮膚炎を進行させない注意が大切である。

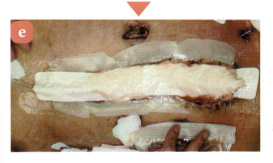

持続吸引器を用いて10〜20 cmH₂Oで吸引をはじめると，フィルム材が陰圧で陥没し，腸液がガーゼにしみ出し，吸引チューブから排液されはじめる。

ポイント 空気漏れがあり陰圧にならないときは皮膚辺縁に隙間があるためである。陰圧になるように隙間にペーストを用いて補強する。

図5 正中創の深い離開と腸瘻に対する陰圧閉鎖療法（廣部，2010より引用，一部改変）[1]

難治性手術創の管理

第8章　小児の創傷管理

創傷管理の実際

　小児の創傷には，外傷や熱傷，術後創，そして褥瘡がある。本項においては，おもに褥瘡のアセスメントに応じた局所管理について述べる。

　実態調査によれば，小児期の褥瘡は乳幼児期に多く発生し，成人と異なり医療関連機器圧迫創傷（medical device related pressure ulcer：MDRPU）が半数以上を占めるが，近年は予防ケアによりNPUAP分類Ⅰ～Ⅱ度の浅い褥瘡が多いと報告されている[1]。褥瘡は，「褥瘡予防・管理ガイドライン」「ベストプラクティス　医療関連機器圧迫創傷の予防と管理」「科学的根拠に基づく褥瘡局所治療ガイドライン」をもとに管理方法を検討していく（日本褥瘡学会，図1）。

創傷アセスメントに基づく創傷用品の選択とポイント

　褥瘡経過評価用スケール（DESIGN-R®）の5項目（「創傷管理に必要な基礎知識　創傷治癒の機序」の項参照）の中で，大きな問題に注目して，局所管理を行う。つまり，創傷治癒を促進する最優先事項は，①感染制御，②壊死組織など異物の除去であり，創傷を「整地」していく。増殖期においては滲出液のコントロールを行い，適度な湿潤環境を維持するドレッシング材を選択する。

1. 創傷の深さに注目する

　DESIGN-R®の「D」「d」は，褥瘡の深さを表しており，ドレッシング材の選択は，深さによって使用できるものが区分されている（「第3章　ケアに活かす用品の知識」参照）。深さは創内のもっとも深い損傷部分で評価され，真皮までの部分層損傷か，皮下組織から深部までの全層損傷か見極める。

1）発赤・紅斑

　赤色だけの発赤か，紫～黒ずみを帯びた限局性の発赤かどうか見極める（図2，図3）。外力の圧の強さ，外力がかかった時間の長さ，頻度に

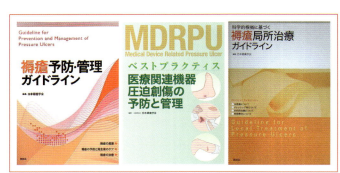

図1　褥瘡管理に関する各種ガイドラインなど

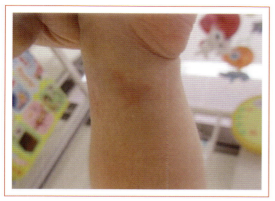

図2　ギプス固定により生じた発赤

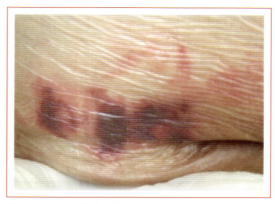

図3　DTIを疑う発赤

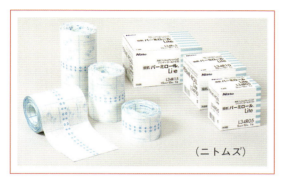

図4　優肌パーミロール®Lite
（ニトムズ）

よって，生じた発赤の程度が異なる。赤色だけの発赤であれば，観察しやすいポリウレタンフィルム（図4）を第一選択とする。紫〜黒ずみを帯びた発赤であれば，DTI（deep tissue injury）を疑い（図3），経過観察とする。

2）真皮に至る創傷

真皮までの損傷は再生治癒（「創傷管理に必要な基礎知識 創傷治癒の機序」の項参照）する。炎症・感染を伴わなければ，滲出液を適度に吸収し湿潤環境を維持するドレッシング材（図5〜図8）を選ぶ。真皮には神経も存在するため疼痛が生じるが，創を被覆し閉塞性環境に置くことで疼痛も緩和する。

3）皮下組織または骨・筋に至る創傷

創傷が深くなると滲出液量も増えるため，吸収力が高く創底の深さや形状に応じたドレッシング材を選ぶ（図9，図10）。創傷の深さがあるため平坦な形状のドレッシング材は適さないことが多い。異形型のドレッシング材は，創が小さい，創口が狭いなど，標準型のドレッシング材では創面に密着しにくい状態の創傷に用いられる。顆粒状，ペースト状，ジェル状は，いずれも処置の際に創内をしっかりと洗浄することが重要となる。

2．創傷の部位に注目する

身体のどこにある創傷なのか，ドレッシング材を貼付しやすい部位か，ドレッシング材の素材や厚みによって関節などの動きを妨げないか，逆に動きによって剥がれやすくないかなどをアセスメントし，選択する。必要に応じて，低粘着性，低刺激性の医療用粘着テープを併用する。

3．創傷の滲出液の量に注目する

創の大きさや深さ，炎症・感染の有無により滲出液の量が変わるため，図11を目安に量に応じたドレッシング材の選択を行う。とくに小児は不感蒸泄や発汗量が多く，年齢によって活動量も大きく変わるため，ドレッシング材の吸

創傷管理の実際　　261

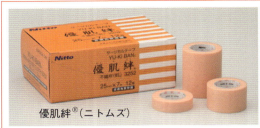
優肌絆®（ニトムズ）
ジェル粘着剤の医療用粘着テープにて固定

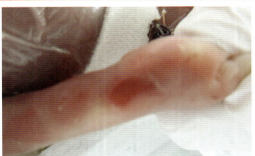

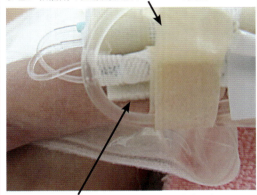
留置針とラインの接続部が接触する皮膚を保護

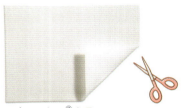
メピレックス®トランスファー
（メンリッケヘルスケア）

在胎週数26週で出生し，末梢点滴ラインの留置2日目にMDRPUを発生したため，超薄型のシリコーン粘着性ウレタンフォームをカットして創部と新たに留置した部位に予防的に使用。観察も容易となる。

図5 極低出生体重児の点滴ライン接続部の圧迫によって発生したMDRPU

びらんの上皮化を促進しつつ，水疱の保護を目的として，薄くて柔らかく，セーフタック®により剥離刺激がほとんど生じないポリウレタンフォームを用いた。関節や鼠径など平面ではない部位では，フォーム材に切り込みを入れて創面への追従性を高めることができる。
先天性表皮水疱症では，指定されたドレッシング材であれば無期限に診療報酬が算定できる。

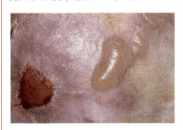
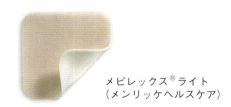
メピレックス®ライト
（メンリッケヘルスケア）

図6 びらんと水疱が混在する先天性表皮水疱症の乳児

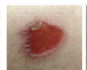
受傷日
表皮剝離

3日目
創縁より上皮化

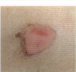
7日目
ほぼ上皮化

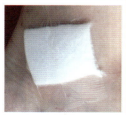
エスアイエイド®（アルケア）

図7 表皮剝離に非固着性シリコーンゲルドレッシングを使用し上皮化する過程

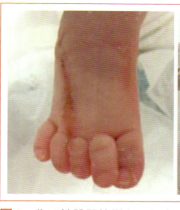
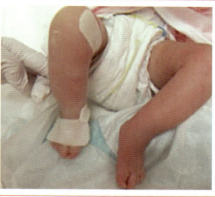

平坦ではない皮膚の創傷や面積が狭い皮膚の創傷では，ドレッシング材をカットできる，切り込みを入れて使用できるものを選ぶとよい。ギプスの巻き替え間隔を医師と検討することも必要となる。

図8 先天性股関節脱臼の新生児に下肢ギプス装着により発生したMDRPU

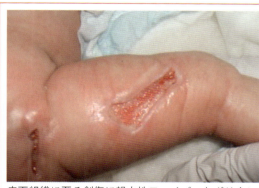
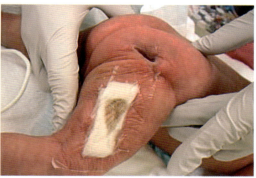

皮下組織に至る創傷に親水性ファイバーとポリウレタンフィルムにて被覆する。滲出液の量の観察も容易となる。数日間，閉塞性環境とできるため，沐浴はポリウレタンフィルムの防水性が活かされる。

図9 日齢63 壊死性筋膜炎，増殖期の肉芽形成を促進する時期の創傷

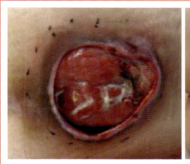
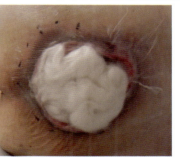

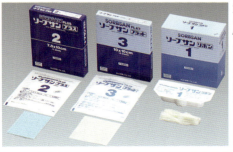

筋に至る肉芽，凹凸がある創傷をリボン状の親水性ファイバーとポリウレタンフィルムにて被覆する。リボン状のドレッシング材は，あらゆる形状の創傷でムラなく充填できる。

ソーブサン（アルケア）

図10 多量の滲出液によって肉芽に凹凸ができ，創周囲皮膚が色素沈着した褥瘡

創傷管理の実際 263

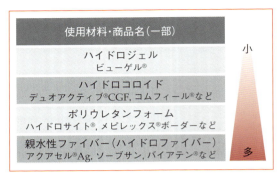

図11 滲出液の量に応じたドレッシング材選択の目安

収力が高くても，長期間，貼付できない場合も多い．製品によって粘着力もさまざま（図9，図10，図12）であるため，滲出液の量と固定力および児の療養生活状況をアセスメントし，ドレッシング材の交換のタイミングを決めていく．

4．壊死組織を伴う創傷

1）黒色壊死組織・黄色壊死組織

炎症・感染を伴わず硬く固着した壊死組織（図13）には，自己融解を促進するため，壊死組織に水分を与えるハイドロジェルを用いる．柔らかな壊死組織（図14）には，基剤に補水効果がある外用薬や蛋白分解酵素である外用薬を用いる．炎症・感染を認める場合には，抗菌作用のある外用薬（表1）[1]を第一選択とする．また，緊急的に切開，排膿を要する創傷か見極める．

2）壊死組織と肉芽組織が混在する場合

壊死組織に水分を与えて除去するデブリードマン効果とともに，肉芽形成や上皮化を促進するための湿潤環境も形成するハイドロジェルを用いることができる（図15）．併せて外科的デブリードマンも実施していく．

（田代 美貴）

引用文献
1) 髙橋愼一：外用薬—"これだけ知って"選択の基準．溝上祐子 編，褥瘡・創傷のドレッシング材・外用

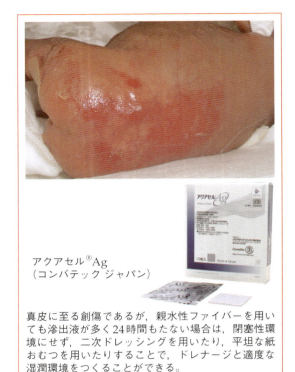

アクアセル®Ag
（コンバテック ジャパン）

真皮に至る創傷であるが，親水性ファイバーを用いても滲出液が多く24時間もたない場合は，閉塞性環境にせず，二次ドレッシングを用いたり，平坦な紙おむつを用いたりすることで，ドレナージと適度な湿潤環境をつくることができる．

図12 クベース管理中，体位変換禁止により体圧で背面の広範に発生した褥瘡

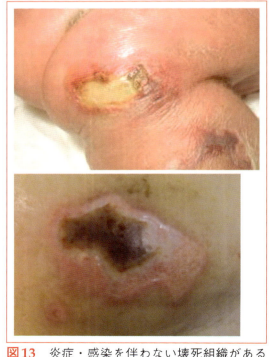

図13 炎症・感染を伴わない壊死組織がある創傷

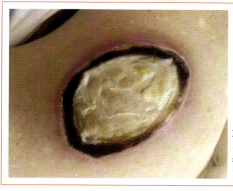

創全体に壊死が付着しているため，創底がみえず深さはわからない。感染はないため基剤に補水効果がある外用薬を用いてもよい。

図14 黒色壊死組織を外科的デブリードマン後，黄色壊死組織が露出した創傷

表1 褥瘡・創傷に用いられる外用薬の例

	商品名	主薬	薬理作用・特徴
抗菌効果	カデックス®軟膏0.9%	カデキソマー・ヨウ素	抗菌・壊死組織除去
	ゲーベン®クリーム1%	スルファジアジン銀	抗菌（とくに緑膿菌）
	ユーパスタコーワ軟膏	ポビドンヨード・シュガー	滅菌効果・白糖による創傷治癒促進
壊死組織除去	ブロメライン軟膏5万単位	ブロメライン	蛋白分解酵素
	ゲーベン®クリーム1%	スルファジアジン銀	基剤の補水効果による壊死組織が融解
肉芽形成・上皮化促進	フィブラスト®スプレー	トラフェルミン	肉芽形成促進
	リフラップ®軟膏5%	リゾチーム塩酸塩	肉芽形成・上皮化促進
	アクトシン®軟膏3%	ブクラデシンナトリウム	肉芽形成・上皮化促進

（髙橋，2018より引用，一部改変）[1]

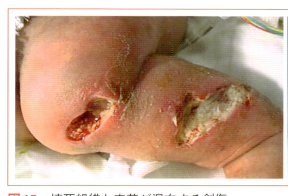 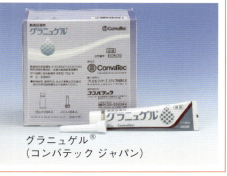

グラニュゲル®
（コンバテック ジャパン）

図15 壊死組織と肉芽が混在する創傷

薬の選び方と使い方，照林社，2018：26–27.

参考文献
1) 田代美貴，他（日本小児ストーマ・排泄・創傷管理研究会 装具等検討委員会） 多施設共同研究―小児に発生する褥瘡の実態調査．褥瘡会誌2017；19：353.
2) 日本褥瘡学会 編：褥瘡予防・管理ガイドライン第4版．褥瘡会誌2015；17：487–557.
3) 日本褥瘡学会 編，ベストプラクティス 医療関連機器圧迫創傷の予防と管理，照林社，2016
4) 日本褥瘡学会 編，科学的根拠に基づく褥瘡局所治療ガイドライン，照林社，2005

創傷管理の実際

第9章

在宅ケアと
サポートシステム

在宅ケア　268

社会保障　275

第9章	在宅ケアとサポートシステム

在宅ケア

2018年の診療報酬改定より，入退院支援加算の算定が開始となり，入院前の外来受診から，在宅，入院中，退院後，外来・在宅療養まで，継続した支援が重要視されている。

創傷・オストミー・失禁（WOC）ケアを必要とする児は，成長発達段階によってケアを提供する場所，ケア提供者も変化する。児によっては，精神的な発達により，自らの身体の特徴と変化について受け止める支援も必要となってくる。

近年では成人における地域包括ケアシステムが構築され，それに小児への支援も連携している。しかし小児の場合は，児の状態によって支援すべき施設やサービスがさまざまである。また，成長発達に合わせて在宅医療を支える医療，介護，介護予防，住まい，生活支援や学習支援の提供などといった体制を構築する必要がある。

ここでは，在宅における具体的なWOCケアについて説明する。

在宅における褥瘡ケア

1．予防対策ケア

退院後の児の生活を想定し，以下の項目についてケア計画を立案する。

1）褥瘡発生リスクアセスメント

褥瘡発生を予防する際は，圧迫・ずれ力の排除，スキンケア，栄養状態，リハビリテーション，介護力をアセスメントする。

児の発達段階，疾患に伴う可動域などの療養児の要因（個体要因）に加え，体位変換における制限や，介護力（環境ケア要因）ともにアセスメントすることが重要である。その際，必要とされるケアに加え，提供側のケアの限界の情報を統合してケア計画を立てる必要がある。

2）圧力，ずれの除去：体位変換，体圧分散寝具の使用

重症心身障がい児や意識障害がある児の場合，1日の大半をベッド上で過ごすことが多い。そのような場合は，①外力の大きさをできるだけゼロに近づけること，②外力負荷の持続時間を短くすること，が重要である。計画的に体位変換を行うことで，骨突出部の皮膚・組織に加わる外力をゼロにし，かつ持続時間も短くできる。介護力の限界により体位変換時間を延長したい場合は，反応性充血が出現するまでの時間を観察し，反応性充血が出現する時間内での体位変換を計画する。

坐位で長時間過ごす児については，成長発達に伴い，リハビリテーション科医，理学療法士と協働し車椅子やバギーが児の体に適しているか，可能であれば体圧分布をもとに調整することが必要である。また，二分脊椎などで，歩行

する児については下肢装具や靴の不一致による褥瘡発生が多くみられるため、定期的な装具の調整が必要となる。

就学中の児については、予防行為(除圧に伴うプッシュアップ、湿潤予防のためのおむつ交換、清潔間欠的(自己)導尿(clean intermittent(self)catheterization：CI(S)C))を意識づけるための声かけなどを依頼するなど、学校側と協働する。

2. 褥瘡発生後のケア

褥瘡発生後の創傷管理の基本は、①細菌感染の抑制、②壊死組織の除去、③肉芽組織形成の促進、④表皮再生の促進、である。

在宅ケアの環境を確認し、ケア計画を立案する。在宅においてもDESIGN-R®を評価し、在宅と病院施設との連携が可能となるよう、定期的な評価は必要不可欠である。褥瘡の重症度が高くなり、介護側のケア提供の限界がある場合は、医療者のケア提供を調整するため、在宅医に褥瘡処置に伴う特別指示書の作成を依頼する。

在宅におけるストーマケア

1. 成長・発達過程の変化

新生児期は腹部面積が小さいため、ストーマ装具は比較的接皮面積が小さく柔らかい装具を選択することが多い。しかし、成長発達に伴い同様のストーマ装具・ケア方法では便漏れや皮膚障害の発生、家族のケア負担などを生じることがある。

在宅でなんらかのトラブルが生じた場合、ケアを行う母親は手間が増えるという以上に精神的な負担を強いられることになる。成長発達の変化に予測的にかかわることで、それに伴うトラブルの予防および重症化を回避し、児とその家族が安心して生活できるケアを提供する。

2. 日常生活指導

成長発達過程に応じて日常生活指導を行う（**表1**）[1]。

1) 食事（授乳）

小児は、成長に応じてミルク主体から離乳食・幼児食へと新しい食品を体験していく。食を通した体験は、栄養補給だけではなく意欲や探索・好奇心といった心の発達にも関係してくる[2]。治療上の理由がない限りストーマを有する児も、とくに食事内容・量の制限は行わない。一般的に、下痢・便秘になりやすい食品、ガスが発生しやすい食品を**表2**[1]に示す。両親へは、体調や体質など個人差があること、調理方法によっても異なることを説明する。

2) 入浴

小児は新陳代謝が盛んで発汗も多い。基本的には毎日入浴し、皮膚の清潔を保つ。

3) 運動・遊び

乳幼児期の運動・遊びは、運動機能、人間関係、言語など多様な側面の発達につながる。ストーマをもつ児も、過度に運動や遊びを制限しない。

ただし、ストーマに直接物理的な刺激が加わるような運動・遊び(鉄棒や相撲などの格闘技)は、粘膜損傷の危険性が高いため避ける。児の年齢に応じて自己管理できるよう、本人にも説明する。

4) 外出

不意のトラブルに備えて、ストーマ装具は、交換回数分だけでなく余分に準備しておく。また、石鹸や剥離剤・皮膚被膜剤など普段使用しているケア用品も、装具と一緒に一つにまとめ

在宅ケア　269

表1 ストーマを保有する児・家族への日常生活指導

項目		特徴
食事	乳児期	・人工乳より母乳のほうが便性がゆるくなりやすい。 ・離乳食期は新しい食品や調理形態によって下痢に傾きやすい。 ・哺乳，啼泣，離乳食摂取時に空気を飲み込みやすくガスが多い。
	幼児期	・摂取量は徐々に増える。 ・小食・偏食や噛まずに丸飲みするなど，嗜好や食べ方に個人差が出やすい。 ・結腸ストーマでは，消化管での消化・吸収能が高まり，便の性状は硬化し回数も少なくなる。
	回腸ストーマ	・栄養・水分の吸収障害により脱水・電解質異常や栄養不良になりやすい。 ・食物繊維を多く摂取するとストーマ排泄口付近で閉塞することがある。
入浴	乳児期	・ストーマ装具貼付後，目を離すと児の指や手が引っかかり装具を剥がしてしまうことがある。
	乳幼児期	・小児は新陳代謝が盛んで発汗も多い。 ・入浴後ストーマ袋が濡れたまま放置すると接触性皮膚炎を起こす危険性がある。 ・発汗の多い入浴直後にストーマ装具を貼付すると剥がれやすく汗疹を引き起こすことがある。
運動・遊び	新生児・乳児期	・ストーマ粘膜は機械的刺激で容易に出血する。 ・出血を繰り返すとストーマ粘膜上に肉芽が増殖し面板の貼付が困難となる場合がある。 ・腹臥位やハイハイでストーマ粘膜がこすれ出血しやすく装具が剥がれやすくなることがある。 ・体重増加に伴い，寝返り・お座りなど姿勢・体動によって，ストーマの3・9時方向に新たなしわ，くぼみが発生することがある。
	幼児期以降	・運動機能の発達，集団生活への参加により活動性が高まる。 ・水泳の機会が増える。 ・活発な運動によって装具が剥がれる，皮膚障害が起こるなどのトラブルが発生する可能性がある。 ・セルフケア導入の時期
衣類	新生児・乳児期	・児がストーマ袋を引っ張ることがある。 ・おむつとストーマ位置が重なることがある。 ・ストーマ袋をおむつ内に入れると尿汚染したり汗で蒸れやすい。
	幼児期以降	・上下分かれた服を着ることが多く，ベルト位置がストーマ上に重なることがある。
睡眠	乳幼児期	・入眠中に無意識にストーマ袋を引っ張ることがある。 ・排泄物の処理で睡眠が妨げられる可能性がある。

て準備しておく。最近は，オストメイト対応トイレも増えている。オストメイト対応トイレには，汚物流し台やシャワーも設置されており，ベビーベッドが併設されているところもある。外出先のトイレの場所は事前に確認しておく。

児・家族への説明・ケアの方法
・母乳や離乳食は制限せずケアで対処する。 ・ストーマ装具の耐久性を高める（リング状の皮膚保護剤を追加する）。 ・ストーマ装具の交換間隔を短くする。 ・ストーマ袋の容量は便量，ガス量に合ったものを選択する。
・基本的には食事制限はしない。 ・規則正しくバランスのよい食事，楽しく摂取できる環境づくりを心がける。 ・治療上食事管理が必要な児は，日頃の食生活を通して児の理解できる言葉で説明を繰り返し行う。
・日頃から排泄物（便・尿）の量・性状，脱水症状の有無，摂取量を観察しておく。 ・異常時は，早めに水分補給し医師に相談する。 ・食事は細かく切って調理する，食物繊維を摂り過ぎない，丸飲みする児にはよくかむよう声かけをして予防する。
・ストーマ装具装着後は，手早く衣類を着せる。
・基本的には毎日入浴し，皮膚の清潔を保つ。 ・装具をはずして入浴することも可能。 ・石鹸は普段身体を洗うときに使用している浴用石鹸でよい。 ・ストーマ袋が乾くまでストーマ袋と皮膚の間にガーゼハンカチやタオルなどを挟んでおく。 ・とくに夏場は汗が引いてからストーマ装具を貼付する。
・粘膜は出血しやすいこと，粘膜からの出血はすぐに止まるので心配ないことを説明する。 ・腹臥位やハイハイ・寝返りを制限しない。 ・出血予防にストーマ袋内に少し空気を入れておく，潤滑剤を併用する，腹巻でストーマをカバーするなどのケアを追加する。 ・装具が剥がれやすい場合は，ストーマ装具のベルトタブに弾性包帯やストーマベルトを装着し密着性を高める。 ・3・9時方向のくぼみは用手成形皮膚保護剤や板状皮膚保護剤で補正する，二品系固定型装具への変更を検討する。
・運動によってトラブルが起こらないよう確実に漏れない装具・ケア方法を検討する。 ・面板外縁部を医療用テープで補強する，ストーマ装具の交換間隔を短くする，耐久性のある皮膚保護剤への変更などについて検討する。 ・水泳の際，ストーマ袋がかさばる場合は閉鎖型ストーマ袋の使用も検討する。 ・セルフケア導入に向けて両親が児の疾患を理解・受容しているかを確認する。 ・セルフケアは児が扱いやすい装具・ケア方法を選択する。
・つなぎの服や腹巻でストーマ装具を覆っておく。 ・ストーマ袋はおむつの外に出しておく。 ・ストーマ袋に綿やガーゼ素材でつくったカバーを装着し，汗によるトラブルを予防する（写真）。 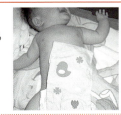
・ベルト位置がストーマ上に重なる場合はサスペンダーやオーバーオールタイプの服を選ぶ。 ・服が上がってストーマ装具が直接みえないようストーマカバーを装着しておく。
・腹巻やつなぎの寝巻きを着せる。 ・就寝前にストーマ袋の排泄物を処理しておく。 ・夜間睡眠を妨げないよう十分な容量のあるストーマ袋を選択する。

（加藤，2010より引用，一部改変）[1]

5）衣類

　ストーマは傷つきやすいため，ズボンのゴムやベルトで圧迫されないよう衣類を工夫する。

6）災害時の備え

　災害時に備えて，ストーマ装具・ケア用品は一つにまとめて緊急時に持ち出しやすい場所に

表2 下痢・便秘になりやすい食品，ガスが発生しやすい食品の例

下痢になりやすい食品	・冷たい飲み物(牛乳，アイスクリームなど) ・生の果物(ブドウ，ナシ，メロンなど) ・生野菜(キャベツ，トマトなど) ・揚げ物類(てんぷら，フライなど) ・種子類(ピーナッツ，アーモンドなど) ・脂肪の多い食品(豚肉，ベーコンなど)
便秘になりやすい食品*	・うどん，米飯，もち，パン ・消化しにくい食品〔海藻類(ワカメ，コンブ，ひじきなど)，キノコ類(えのき，なめこなど)，野菜類(モヤシ，トウモロコシなど)，こんにゃく〕
ガスが発生しやすい食品	・あくの強い食品(ゴボウ，山芋など) ・生野菜 ・豆類(ピーナッツ，大豆など) ・炭酸飲料 ・チューインガム ・脂肪の多い食事

*野菜(食物繊維)摂取不足も便秘の原因となる。

(加藤，2010より引用，一部改変)[1]

表3 携帯メモ例

ストーマの種類	結腸・小腸・尿路
ストーマサイズ	縦×横×高さ(mm)
装具名・サイズ	面板・ストーマ袋
製品番号	○○○○○
購入代理店名・連絡先	○○○○○　Tel.
ストーマ外来・担当者名	○○病院　Tel.

(加藤，2010)[1]

表4 WOC領域の代表的な患者会

ストーマを保有する小児を対象とした患者会	
つぼみ会	関東(1988年発足)
たんぽぽの会	関西(1993年発足)
	九州(1999年発足)
疾患別の患者会	
鎖肛の会(ももの会)	直腸肛門奇形
日本二分脊椎症協会	二分脊椎

2019年3月現在

(加藤，2010より引用，一部改変)[1]

準備しておく。ライフラインが復旧し個々に応じた装具が入手できるまでに期間を要するため，余裕をもって2週間程度の枚数を準備しておく。緊急用メモは常時携帯する(**表3**)[1]。

また，水が使えないこともあり得るため，アルコールを含有しないウエットティッシュや小さめのゴミ袋を避難用具にセットし，浴槽にも水をためておくとよい。自宅だけではなく，学校の保健室や祖父母宅など複数箇所に保管しておくとよい。

3. ストーマ装具の購入・保管・廃棄

ストーマ装具は成長発達に応じて変更する可能性がある。2〜3か月分程度を目安に購入する。児の成長とともにストーマサイズも変化するため，面板ストーマ孔はその都度カットするよう説明する。

ストーマ装具の保管は，直射日光が当たる場所や高温多湿な環境下に置くと皮膚保護剤が変形・変質してしまうため避ける。ストーマ装具の廃棄は，ストーマ袋内の排泄物はトイレに流し，新聞紙などに包んで外からみえないようにして出す。ゴミの分別は各地方自治体によって扱いが異なるため，自治体の指示を確認する。

4. 患者会

とくに排泄ケアを必要とする児は，外見からは他者の理解を得にくいため，孤立感をもつ家族や児もいる。患者会は，情報交換の場としてだけでなく同じような体験や感情を共有する仲間としての存在意義が大きく，将来への希望にもつながる。医療者は，その重要性を十分に理解しておく必要がある。代表的な患者会を**表4**[1]に示す。

第9章　在宅ケアとサポートシステム

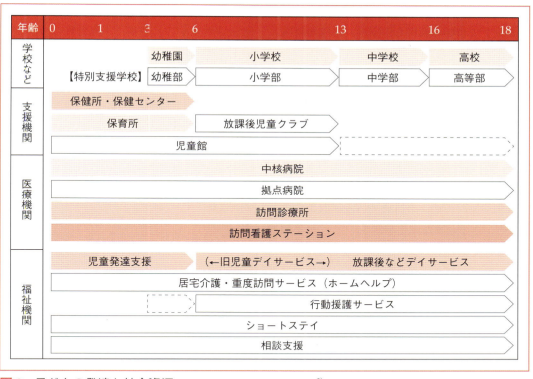

図1 子どもの発達と社会資源(梶原，2013より引用，一部改変)[3]

在宅における排泄障害（便・尿失禁）ケア

1. 便失禁を認める児の場合

　排泄障害を起こす代表的な疾患は，直腸肛門奇形や二分脊椎である（「小児の排泄障害とケアの基本」の項参照）。これらの疾患を有する児は，排便機能障害から生涯にわたって，排便のコントロールを必要とする。

　排便コントロールの方法は，薬剤調整，浣腸，逆行性・順行性洗腸療法などがある（「排便コントロールと便失禁の治療」「強制排便法」の項参照）。浣腸を主体に排便コントロールを行っている児の場合，癖になるのではないかと心配する母親が多い。病態が理解できるよう説明し，浣腸が排便リズムをつくるうえで大切なケアであ

ることを伝える。

2. CI(S)Cが必要な児の在宅ケア

　CI(S)Cが必要となる代表的な疾患は二分脊椎である（「清潔間欠的（自己）導尿（CI(S)C）を中心とした保存的尿路管理」の項参照）。1日に複数回，CI(S)Cを要する児の場合，その継続性が損なわれると水腎症や尿路感染を併発し，腎機能廃絶につながる危険性がある。ケアの主体者が両親から本人に移行し自立したのちも，本人がその必要性を理解し継続できるよう支援していく必要がある。

　思春期になると友人関係や学校生活が優先し，「時間がかかって授業に遅れるのが嫌」などの理由でCI(S)Cが疎かになることもある。外来では，本人と面談し，ケアの方法・ケアの環境や実施のタイミングについて情報を集め，ケアが継続

在宅ケア

できない原因を探る。実施・継続可能な方法・タイミングについて模索し，家族，泌尿器科医らとともに支援する。

病院施設と地域との連携

WOCケアを継続して行ううえでは，多職種連携は不可欠である。

WOC領域の疾患は，複数の診療科を対象とすることが多い。また，成長発達に伴い，生活環境の変化や集団生活，支援者である家族からの独立など，さまざまな変化がある。図1[3]は年齢に合わせた支援施設について示したものである。支援する際は，皮膚・排泄ケア認定看護師だけではなく，複数の診療科の医師，小児専門看護師，臨床心理士，その他コ・メディカル，訪問看護師，就学先の教員など，協働し児へのかかわりを決定する必要がある。その際には看護師が中心となって多職種を調整し，カンファレンスを開催することも必要となる。

外来継続看護は，入院病棟と在宅看護の中継地点として非常に重要な役割を担う。継続し，児の情報を共有するシステムをつくり，成長発達に伴い地域包括的に支援することが，現在必要とされている。今後，小児分野についても，地域包括ケアシステムなどの共通認識をするツールが必要となるであろう。

本項執筆にあたり転載許可をいただいた2010年照林社発行『小児創傷・オストミー・失禁（WOC）管理の実際』初版著者である加藤好美先生に深謝する。

（小柳 礼恵）

引用文献
1) 加藤好美：間欠的自己導尿のケア．日本小児ストーマ・排泄管理研究会学術委員会，他編，小児創傷・オストミー・失禁（WOC）管理の実際，照林社，2010：204–212.
2) 二木 武：食欲と意欲の発達．二木 武，他編，新版 小児の発達栄養行動 摂食から排泄まで/生理・心理・臨床，医歯薬出版，1995：15.
3) 梶原厚子：第7章 Q6地域の社会資源や行政との関わり方をどう伝える？ 前田浩利，他編，NICUから始める退院調整＆在宅ケアガイドブック，ネオネイタルケア2013年秋季増刊，メディカ出版，2013：214–217.

参考文献
1) 日本褥瘡学会：褥瘡ガイドブック第2版 褥瘡予防・管理ガイドライン（第4版）準拠，照林社，2015

第9章　在宅ケアとサポートシステム

社会保障

本項では小児を対象とした医療費負担制度を紹介し，また，ストーマに関連する福祉制度について記述した。実際の臨床とは少し離れた話題であるが，ストーマ造設者に対する助成は，ストーマをもつ児とその両親にとって非常に大切な問題である。

小児を対象とした医療費公費負担制度

1.　障害者総合支援法：正式名称「障害者の日常生活及び社会生活を総合的に支援するための法律」

身体障害者福祉法，知的障害者福祉法，精神保健福祉法の3福祉法を共通の制度とするために，2006（平成18）年に「障害者自立支援法」が施行された。その後，障害者基本法の改正を踏まえ，基本理念を創設することにより，「障害者自立支援法」を「障害者総合支援法」に改正し，2013（平成25）年4月から施行されている[1]。

「障害者総合支援法」では，新たな目的として，①「自立」の代わりに，「基本的人権を享有する個人としての尊厳」を明記，②障害福祉サービスに係る給付に加え，地域生活支援事業による支援を明記し，それらの支援を総合的に行うこととする，があげられている。

1）障害者総合支援法の基本理念

①全ての国民が，障害の有無にかかわらず，等しく基本的人権を享有するかけがえのない個人として尊重されるものであるとの理念
②全ての国民が，障害の有無によって分け隔てられることなく，相互に人格と個性を尊重し合いながら共生する社会を実現
③可能な限りその身近な場所において必要な日常生活または社会生活を営むための支援を受けられること
④社会参加の機会の確保
⑤どこで誰と生活するかについての選択の機会が確保され，地域社会において他の人々と共生することを妨げられないこと
⑥社会的障壁の除去

2）障害者の範囲の見直し

「障害者」とは，身体障害者福祉法に規定する身体障害者，知的障害者福祉法にいう知的障害者のうち18歳以上である者，及び精神保健及び精神障害者福祉に関する法律に規定する精神障害者のうち18歳以上である者，ならびに治療方法が確立していない疾病その他の特殊の疾病であって政令で定めるものによる障害の程度が厚生労働大臣が定める程度である者であって18歳以上であるもの，と定義されている。

従来は障害者手帳を取得した人のみが障害者

社会保障　　275

と認定されていたが，今回の改正により，障害者手帳の取得対象とならない難病患者も障害福祉サービスなどの対象に加えられている。

(注) 障害者総合支援法の対象年齢は18歳以上になっている。障害のある18歳未満の子どもも同様の支援を受けることができる。児童期に限定した福祉サービスは児童福祉法，児童も成人も対象となる福祉サービスは総合支援法が適用法令となる。

3）障害福祉サービスの体系

「障害者総合支援法」による障害福祉サービスは自立支援給付と地域生活支援事業の2つに大きく分かれる。

自立支援給付はさらに介護給付費，訓練等給付費，地域相談支援給付費，計画相談支援給付費，自立支援医療費，補装具費などに分けられる。ストーマ関連費用は補装具費の中に含まれる。

地域生活支援事業は，障害者等が自立した日常生活または社会生活を営むことができるよう，住民にもっとも身近な市町村を中心として実施される事業である。おもな事業として，地域住民を対象とした研修・啓発，障害者等による自発的活動に対する支援，相談支援，成年後見制度利用支援，コミュニケーション支援，日常生活用具の給付，移動支援などがあげられる。

4）障害者総合支援法の対象となる難病等の範囲について

2018（平成30）年4月の時点で359疾病が対象となっている[2]。

2．小児慢性特定疾病対策

1）事業および目的（2015（平成27）年改正）[3]

①医療費助成：小児慢性特定疾病にかかっている児童等について，健全育成の観点から，患児家庭の医療費の負担軽減を図るため，その医療費の自己負担分の一部を助成する制度。

②自立支援事業：慢性的な疾病を抱える児童

表1 小児慢性特定疾病対策対象疾患

小児慢性特定疾病対策対象疾患群	細分類疾患数 （平成30年7月17日）
1．悪性新生物	91
2．慢性腎疾患	48
3．慢性呼吸器疾患	14
4．慢性心疾患	98
5．内分泌疾患	92
6．膠原病	25
7．糖尿病	7
8．先天性代謝異常	139
9．血液疾患	54
10．免疫疾患	56
11．神経・筋疾患	78
12．慢性消化器疾患	43
13．染色体又は遺伝子に変化を伴う症候群	32
14．皮膚疾患	13
15．骨系統疾患	16
16．脈管系疾患	7
合計	813

追加　成長ホルモン治療（平成30年4月から）
（厚生労働省（小児慢性特定疾病対策の概要）より作成）[3]

及びその家族の負担軽減及び長期療養をしている児童の自立や成長支援について，地域の社会資源を活用するとともに，利用者の環境等に応じた支援を行う事業。

2）対象疾患：16疾患群（813疾患）（表1）[3]

①慢性に経過する疾病であること

②生命を長期に脅かす疾病であること

③症状や治療が長期にわたって生活の質を低下させる疾病であること

④長期にわたって高額な医療費の負担が続く疾病であること

3）対象年齢

18歳未満の児童（引き続き治療が必要であると認められる場合は20歳まで）が対象となる。所得の状況に応じて自己負担が生じる。小児慢性

特定疾病対策の詳しい内容(対象疾病や対象基準等)については，小児慢性特定疾病情報センターのホームページを参照してほしい[4]。

(注) 小児慢性特定疾病の対象年齢は最高で20歳までであるが，20歳を過ぎた場合でも，次項の指定難病に含まれる疾患では難病医療費助成に移行することが可能になった。

3. 難病医療費助成

1972(昭和47)年に難病対策要綱が策定された。この要綱において，難病は，①原因不明，治療方針未確定であり，かつ，後遺症を残すおそれが少なくない疾病，②経過が慢性にわたり，単に経済的な問題のみならず，介護等に等しく人手を要するために家族の負担が重く，また精神的にも負担の大きい疾病，と定義されている。

2014(平成26)年5月の難病制度の改正により「難病の患者に対する医療等に関する法律」が成立し，2015(平成27)年1月に施行された。難病患者に対する医療費助成に消費税などの財源が充てられることとなり，安定的な医療費助成の制度が確立した。難病法による医療費助成の対象となるのは，原則として「指定難病」と診断され，「重症度分類等」に照らして病状の程度が一定程度以上の場合に限られる。

難病は，①発病の機構が明らかでなく，②治療方法が確立していない，③希少な疾患であって，④長期の療養を必要とするもの，という4つの条件を必要としているが，「指定難病」にはさらに，⑤患者数が本邦において一定の人数(人口の約0.1%程度)に達しないこと，⑥客観的な診断基準(またはそれに準ずるもの)が成立していること，という2条件が加わっている。すなわち，指定難病は，難病の中でも患者数が一定数を超えず，しかも客観的な診断基準がそろっていること(さらに重症度分類で一定程度以上であること)，が要件としてさらに必要になる。2018(平成30)

表2 育成医療の対象となる障害

1.	視覚障害	白内障，先天性緑内障など
2.	聴覚障害	先天性耳奇形など
3.	言語障害	口蓋裂など
4.	肢体不自由	先天性股関節脱臼，脊椎側彎症，くる病など
5.	内部障害	先天性・後天性心疾患 腎臓機能障害 肝臓機能障害 小腸機能障害 HIVによる免疫機能障害 その他の先天性内臓障害 先天性食道閉鎖症 先天性腸閉鎖症 鎖肛 巨大結腸症 尿道下裂 停留精巣など

(厚生労働省(自立支援医療(育成医療)の概要)より作成)[6]

年4月現在の指定難病は331疾病になっている。

難病医療費助成の詳しい内容については，難病情報センターのホームページを参照してほしい[5]。

4. 育成医療

身体に障害を有する児童で，その障害を除去・軽減する手術等の治療により確実に効果が期待できる者は，自立支援医療の一環としての育成医療の給付を受けることができる。肢体不自由，視覚障害，内部障害をもつ18歳未満の児童が対象となる。生活の能力を得るために必要な自立支援医療費の支給を行うものである。2006(平成18)年に新たに創設され，実施主体は市町村になっている。

対象となる障害を**表2**[6]に示す。尿道形成，人工肛門造設などの外科手術を必要とする疾患も含まれる。小児のストーマ関連の疾患においては大切な給付制度のひとつになっている。指定医療機関での診療が必要で，事前申請を行わないと受けることができない。

5. 乳幼児医療費助成制度

健康保険法により，日本では0〜6歳の義務教育

社会保障　　277

就学前の子どもでは，医療費の自己負担分は2割に軽減されている。小学生以上の場合は医療費負担は3割になり，成人と同額の医療費が必要となる。

このような子どもにかかる医療費（入院および通院，歯科を含む）の自己負担分を軽減させるために，「子どもの医療費助成制度」と称したとり組みが各地方自治体で行われている。一般に受給資格者証の交付申請が必要となる。助成の対象となる年齢や助成方法は各自治体により異なっている。詳しくは各市町村の担当窓口に問い合わせる必要がある。

6. 未熟児養育医療給付制度

身体の発育が未熟な状態で生まれ入院を必要とする未熟児に対して，指定養育医療機関の医師が必要と認めた場合，母子保健法に基づき必要な健康保険対象内の医療費を助成する制度である。

次のいずれかの状態で生まれた未熟児が対象となる。

- 出生時の体重が2,000 g以下
- 在胎週数35週未満
- 先天異常
- 重症仮死
- 呼吸不全
- 重症黄疸
- 低血糖
- けいれんその他の神経学的異常等
- その他未熟性に起因する異常

必要書類をそろえて，未熟児の出生後1か月以内に，市町村担当課へ申請する必要がある。

身体障害者（児）と身体障害者手帳

1. 身体障害者の定義

「身体障害者」とは身体障害者福祉法により，表3[7]に掲げる身体上の障害がある18歳以上の者

表3　身体障害者の範囲

1. 視覚障害
2. 聴覚又は平衡機能障害
3. 音声機能，言語機能又はそしゃく機能の障害
4. 肢体不自由
5. 心臓，じん臓又は呼吸器の機能の障害
6. その他政令で定める障害

ぼうこう又は直腸の機能の障害（昭和59年9月）
小腸の機能の障害（昭和61年9月）
ヒト免疫不全ウイルスによる免疫の機能の障害（平成10年1月）
肝臓の機能の障害（平成21年12月）
（いずれも永続し，かつ，日常生活が著しい制限を受ける，ことが要件とされている）

（厚生労働省（障害者福祉）より作成）[7]

であって，都道府県知事から身体障害者手帳の交付を受けた者と定められている。なお，18歳未満の場合は児童福祉法により身体障害者と同様の援助・保護を受けることができる。詳細に関しては身体障害者福祉法を参照してほしい[7]。

身体障害者手帳の交付を受けることによって，医療費の助成，補装具の助成，リフォーム費用の助成，所得税・住民税・自動車税などの軽減，公共料金の割引サービスなど，さまざまな援護措置を受けることができる。身体障害者手帳交付の事務手続きなどについては，各市町村の福祉事務所に問い合わせるようにしてほしい。

2. 身体障害者の認定と障害程度等級：ストーマ関連を中心に

ストーマ関連の障害としては，腎臓・膀胱・直腸・小腸などの機能の障害が含まれる。認定の対象となるストーマは，排尿・排便のための機能をもち，かつ，永久的に造設されたものに限られる。一時的なストーマは身体障害者の認定の対象とはならない。

ぼうこう又は直腸機能障害と小腸機能障害の障害程度等級を表4[7]に示す。ぼうこう又は直腸

表4 ぼうこう又は直腸機能障害と小腸機能障害の障害程度等級

	障害程度等級表	
級別	ぼうこう又は直腸機能障害	小腸機能障害
1級	ぼうこう又は直腸の機能の障害により自己の身辺の日常生活活動が極度に制限されるもの	小腸の機能の障害により自己の身辺の日常生活活動が極度に制限されるもの
2級		
3級	ぼうこう又は直腸の機能の障害により家庭内での日常生活活動が著しく制限されるもの	小腸の機能の障害により家庭内での日常生活活動が著しく制限されるもの
4級	ぼうこう又は直腸の機能の障害により社会での日常生活活動が著しく制限されるもの	小腸の機能の障害により社会での日常生活活動が著しく制限されるもの

(厚生労働省(障害者福祉)より作成)[7]

表5 ぼうこう又は直腸機能障害：障害認定の対象となるストーマ

1級に該当する障害	a	腸管のストーマに尿路変向(更)のストーマを併せもち，かつ，いずれかのストーマにおいて排便・排尿処理が著しく困難な状態があるもの
	b	腸管のストーマをもち，かつ，ストーマにおける排便処理が著しく困難な状態及び高度の排尿機能障害があるもの
	c	尿路変向(更)のストーマに治癒困難な腸瘻を併せもち，かつ，ストーマにおける排尿処理が著しく困難な状態又は腸瘻における腸内容の排泄処理が著しく困難な状態があるもの
	d	尿路変向(更)のストーマをもち，かつ，ストーマにおける排尿処理が著しく困難な状態及び高度の排便機能障害があるもの
	e	治癒困難な腸瘻があり，かつ，腸瘻における腸内容の排泄処理が著しく困難な状態及び高度の排尿機能障害があるもの
3級に該当する障害	a	腸管のストーマに尿路変向(更)のストーマを併せもつもの
	b	腸管のストーマをもち，かつ，ストーマにおける排便処理が著しく困難な状態又は高度の排尿機能障害があるもの
	c	尿路変向(更)のストーマに治癒困難な腸瘻を併せもつもの
	d	尿路変向(更)のストーマをもち，かつ，ストーマにおける排尿処理が著しく困難な状態又は高度の排便機能障害があるもの
	e	治癒困難な腸瘻があり，かつ，腸瘻における腸内容の排泄処理が著しく困難な状態又は高度の排尿機能障害があるもの
	f	高度の排尿機能障害があり，かつ，高度の排便機能障害があるもの
4級に該当する障害	a	腸管又は尿路変向(更)のストーマをもつもの
	b	治癒困難な腸瘻があるもの
	c	高度の排尿機能障害又は高度の排便機能障害があるもの

(厚生労働省(障害者福祉)より作成)[7]

機能障害の各等級に該当する障害の詳細を**表5**[7]に示す。ストーマ造設者は，ストーマ造設後の初回申請で通常4級と認定され，造設後6か月以降の再申請により，障害認定基準に基づき，1級，3級，4級のいずれかに再認定される。

3. 補装具と日常生活用具

障害者に対する支援機器支給システムには，「補装具」と「日常生活用具」が含まれる。いずれも医療としての範疇には含まれないため，医療費補助の対象とはなっていない。

補装具とは，「障害者等の身体機能を補完し，または代替し，かつ，長期間にわたり継続して使用されるものその他の厚生労働省令で定める基準に該当するものとして，義肢，装具，車いすその他の厚生労働大臣が定めるもの」とされて

社会保障　279

表6　日常生活用具の用途

イ．介護・訓練支援用具
特殊寝台，特殊マットその他の障害者等の身体介護を支援する用具並びに障害者が訓練に用いるいす等のうち，障害者等及び介助者が容易に使用できるものであって，実用性のあるもの
ロ．自立生活支援用具
入浴補助用具，聴覚障害者用屋内信号装置その他の障害者等の入浴，食事，移動等の自立生活を支援する用具のうち，障害者等が容易に使用することができるものであって，実用性のあるもの
ハ．在宅療養等支援用具
電気式たん吸引器，盲人用体温計その他の障害者等の在宅療養等を支援する用具のうち，障害者等が容易に使用することができるものであって，実用性のあるもの
ニ．情報・意思疎通支援用具
点字器，人工喉頭その他の障害者等の情報収集，情報伝達，意思疎通等を支援する用具のうち，障害者等が容易に使用することができるものであって，実用性のあるもの
ホ．排泄管理支援用具
ストーマ装具その他の障害者等の排泄管理を支援する用具及び衛生用品のうち，障害者等が容易に使用することができるものであって，実用性のあるもの
ヘ．居宅生活動作補助用具
障害者等の居宅生活動作等を円滑にする用具であって，設置に小規模な住宅改修を伴うもの

（厚生労働省（補装具と日常生活用具）より作成）[8]

いる。補装具の購入または修理に要した費用（基準額）の100分の90に相当する額（補装具費）が支給される（原則定率1割負担）。

　日常生活用具は要件として次の3項目をすべて満たすものである。

　①障害者等が安全かつ容易に使用できるもので，実用性が認められるもの

　②障害者等の日常生活上の困難を改善し，自立を支援し，かつ，社会参加を促進すると認められるもの

　③用具の製作，改良または開発に当たって障害に関する専門的な知識や技術を要するもので，日常生活品として一般に普及していないもの

　日常生活用具の用途を**表6**[8]に示す。ストーマ装具は，日常生活用具の中の排泄管理支援用具（ストーマ装具，紙おむつ，洗腸用具，サラシ・ガーゼ等衛生用品）に分類されている。排泄管理支援用具はストーマ造設者，高度の排便機能障害者，脳原性運動機能障害かつ意思表示困難者，

高度の排尿機能障害者などが対象となっている。

ストーマを保有する小児に対する医療費助成の現状

　永久ストーマと診断された場合には，障害者手帳を申請することにより，医療費だけでなく，さまざまな手当の助成を受けることが可能となる。一般的なストーマで小児慢性特定疾病に該当する場合には，医療費助成だけでなく自立支援事業による助成も受けることができる。また，小児慢性特定疾病で「指定難病」に相当する場合には，20歳以降も難病医療費助成へと移行することにより引き続き医療費助成を受けることができる。

1. ストーマ造設術を含めた入院医療費

　出生直後に造設を要する場合には，育成医療や未熟児養育医療給付制度を申請することにより，入院医療費の助成を受けることができる。

　ある程度成長してからストーマ造設術が必要

になった場合や，再入院してストーマ閉鎖術や原疾患の根治術を行う場合などにも，17歳までは育成医療の申請が可能である。

また，一般的には乳幼児医療費助成制度により，一定の年齢まで入院および外来の医療費の助成を受けることができる(乳幼児医療費助成の対象となる年齢や助成方法は，各自治体により異なる)。永久ストーマと診断された場合には身体障害者手帳の申請を行うことになる。

2．外来医療費

育成医療や乳幼児医療費助成制度により助成を受けることができる。身体障害者手帳が交付された場合には，身体障害者福祉法による助成を受けることになる。

3．ストーマ管理に要する費用：日常生活用具給付

前述したように，ストーマ管理に要する費用は医療費補助の対象ではない。永久ストーマで身体障害者手帳を受けた場合は，日常生活に必要なストーマ装具やストーマ用品について，市町村から日常生活用具給付を受けることができる。総排泄腔外反症や膀胱外反症などの場合が該当すると考えられる。市町村からの給付には，月額の基準額が定められていて，この基準額の一定割合(個人負担比率)の個人負担が必要で，基準額から個人負担を差引いた残りの金額が市町村から給付される。

一時的なストーマは身体障害者の認定の対象とはならない。一時的ストーマについては，以前は日常生活用具の給付を受けることができなかった。しかし，2008(平成20)年から小児慢性特定疾病医療受給者証をもっている場合には，小児慢性特定疾病に含まれる日常生活用具給付事業の一環として，ストーマ装具(蓄便袋，蓄尿袋)の給付を受けられるようになった。小児慢性特定疾病に含まれる骨盤原発悪性腫瘍，尿路奇形，ヒルシュスプルング(Hirschsprung)病および類縁疾患，総排泄腔遺残，炎症性腸疾患などにおける一時的ストーマ造設が該当する。

一時的ストーマで小児慢性特定疾病に含まれていない疾患は，原則として日常生活用具の給付を受けることができない。直腸肛門奇形，神経因性膀胱，壊死性腸炎，限局性腸穿孔などにおける一時的ストーマ造設が該当すると考えられる。ほとんどの症例で両親が若く，経済的余裕がないため，日常生活用具給付事業の適応拡大が望まれる。また，医療者の立場からは，管理しやすく合併症を起こしにくいストーマの造設，経済性も考慮したストーマ装具の選択などの点に配慮する必要がある。

(大野 康治)

文　献
1) 厚生労働省(障害者総合支援法)：https://www.mhlw.go.jp/stf/seisakunitsuite/bunya/hukushi_kaigo/shougaishahukushi/sougoushien/index.html　2019.3.25アクセス
2) 厚生労働省(障害者総合支援法の対象疾病)：https://www.mhlw.go.jp/stf/seisakunitsuite/bunya/hukushi_kaigo/shougaishahukushi/hani/　2019.3.25アクセス
3) 厚生労働省(小児慢性特定疾病対策の概要)：https://www.mhlw.go.jp/stf/seisakunitsuite/bunya/0000078973.html　2019.3.25アクセス
4) 小児慢性特定疾病情報センター：https://www.shouman.jp　2019.3.25アクセス
5) 難病情報センター：http://www.nanbyou.or.jp　2019.3.25アクセス
6) 厚生労働省(自立支援医療(育成医療)の概要)：https://www.mhlw.go.jp/bunya/shougaihoken/jiritsu/ikusei.html　2019.3.25アクセス
7) 厚生労働省(障害者福祉)：https://www.mhlw.go.jp/stf/seisakunitsuite/bunya/hukushi_kaigo/shougaishahukushi/index.html　2019.3.25アクセス
8) 厚生労働省(補装具と日常生活用具)：https://www.mhlw.go.jp/bunya/shougaihoken/yogu/dl/kanousei_02.pdf　2019.3.25アクセス

おわりに

小児創傷・オストミー・失禁管理の向上のために

日本小児ストーマ・排泄・創傷管理研究会とその成り立ち

1. 研究会の設立

現在の日本小児ストーマ・排泄・創傷管理研究会は，1986年に「日本小児ストーマ研究会」という名称で発足した。設立の目的は，小児のストーマケア，排泄管理および創傷管理の向上と普及，これらの管理や治療に用いる用品の開発と普及，ならびにこれらの病態に関する研究である（**表1**）[1]。

本研究会は当時としては珍しく，医師と看護師協同のもとに学術集会が開催された。小児は人としての成長を続けながら治療を受けるため，養育的な視点も重要であり，研究会が医師と看護師の連携で組織されたことは自然の流れであった。

2. 研究会の変革

日本小児ストーマ研究会が設立されてから20年以上経過し，現在は少子化の影響で症例数が減っており，そのうえ，治療が変遷したことにより，ストーマ造設数は減少傾向にある。しかし，ストーマ以外の排泄障害への対応や身体的問題以外の社会的精神的問題がクローズアップされるようになってきた。

それまで当研究会はストーマ造設の少ない施設の医療者にとっては関心の薄い研究会であっ

表1 日本小児ストーマ・排泄・創傷管理研究会について

【研究会のおもな事業】
1. 年1回の学術集会を開催する。
2. 小児のストーマケア，排泄管理および創傷管理の向上と普及，これらの管理や治療に用いる用品の開発と普及を達成するための事業を行う。
【会員資格】
会員は医師，看護師，その他の医療従事者を正会員とする。ストーマ用品などのメーカーに属する上記以外の職種のものは準会員とする。
【事務局】
東京大学医学部小児外科内
【会員数】
492名（医師158名，看護師327名，その他7名） 2017年12月現在

（溝上，2010より引用，一部改変）[1]

たが，排泄障害に領域を拡大することによって，関心をもつ医療者が次第に増え，新たな入会者も出てきた。これを受けて，2002年，当研究会は「日本小児ストーマ・排泄管理研究会」と改称された。また，排泄管理に加え，創傷管理のニーズも高まり，2015年には「日本小児ストーマ・排泄・創傷管理研究会」と改称された。

この研究会は，わが国の小児医療施設から選出された医師や看護師が世話人として柱となり，代表世話人が統括し，年に一度研究会学術集会が開催されている。現在の研究会で討議される内容はストーマ造設術や合併症防止に関するも

の，失禁防止に焦点を当てた治療やケア，高度な皮膚障害に対するスキンケア，創傷管理に加え，社会的精神的問題を提起するQOLに関する研究なども含み，多岐にわたっている。

　小児の排泄障害に対して，養育的視点も入れたトータルケアが提供されるには，医師と看護師，臨床心理士などの多職種のコラボレーションが不可欠である。本研究会ではその趣旨に則り，チーム医療を促進するための研究や教育を医師と看護師が協力しながら継続，発展させている。

3. 研究会の使命

　研究会に参加する医療者の臨床における成果は，めまぐるしい発展を遂げている。しかし，研究の成果や治療技術がわが国に広く浸透しているとはいえず，現状では小児医療施設の中でも医療やケアの質に格差があることは否めない。看護師は自施設で行われている治療が一般的なものだと捉えている。同時に，潜在している社会的・心理的問題に気付くことが多く，治療優先である現状にジレンマを感じている場面も少なくないと想像される。

研究会は治療やケアの向上を目指す一方で，わが国における小児排泄ケアの質を全体的に底上げしていくという使命も担っている。その事業として1996年から学術委員会が中心となり，学術集会に合わせて教育セミナーを企画運営してきた。

　教育セミナーでは，「小児排泄障害のケアに必要な知識，技術とは」をもとに企画を練ってきた。セミナーの講師は小児の排泄ケアにかかわる一線の小児外科医，泌尿器科医および皮膚・排泄ケア認定看護師らである。現在，セミナー受講者のほとんどは看護師であるが，医師の参加も増えている。

　これまでに研究会に参加し，教育セミナーを受けた受講生は1,500名を超えており，排泄障害児に専門的にかかわる人材の育成とわが国における排泄障害に対する適切なケアの提供に寄与している。研究会に参加することで他施設の治療成果を耳にし，「自分の施設との違い」に気付き，「自分の施設の向上」を目指している。そして，医療のあり方を再度考えることができる。この研究会は医療者の気付きや発見の機会を与える場ともなり，その役割は重要である。

WOC（創傷・オストミー・失禁）看護の歴史

1. WOCNの歴史

　WOC（Wound, Ostomy, and Continence, 創傷・オストミー・失禁）看護の基盤は，ストーマケアの専門教育であるストーマ療法士（enterostomal therapist：ET）教育がアメリカで開始されたことにある。

　1958年にターンバール医師（Rupert Turnbull）が回腸瘻を有する患者ノーマ・ギル（Norma Gill）とともにストーマケアの教育をはじめ，その2年後にはクリーブランドクリニックにおい

て正式にETスクール（Training ETs Education Program）が開講した。教育は順調に継続され，1968年にはETで組織されたアメリカET協会（American Association of Enterostomal Therapists：AAET）が設立された。この組織は1971年に国際ET協会（International Association for Enterostomal Therapy：IAET）に名称を変更した。この組織になってからは創傷ケアにもとり組み，褥瘡深度別分類なども発表している。

　その後，専門領域をストーマケアだけではなく，創傷ケア，失禁ケアへと拡大してきた。そ

小児創傷・オストミー・失禁管理の向上のために

の状況に合わせて，現在のWOCN（Wound, Ostomy, and Continence Nurses Society）に名称が変更されている。

2. 日本ET/WOC協会の歴史（表2）[2]

WOC看護教育のはじまりとなったクリーブランドクリニックのETスクールは世界各地の看護師を受け入れ，ET教育を継続している。修了したETナースは各国でETスクールを立ち上げ，それぞれの国でWOC看護を発展させたが，わが国も同様である。

わが国におけるWOC看護は，1976年，外科医 田村泰三氏がクリーブランドクリニックのETスクールでストーマケアの専門教育を受けて日本に帰国したことにはじまる。その3年後には看護師である高橋美枝子氏がはじめて渡米してET教育を受け，道をつないでいった。1981年，医師1名とET教育を受けた看護師6名で日本ET協会（Japanese Association of Enterostomal Therapy Nurses：JAET）が設立された。

その後も海外でET教育を受けるものが続いたが，飛躍的にその数が増えたのはわが国でET教育が開始されたためである。1986年，聖路加国際病院にクリーブランドクリニックの分校として，ETスクールが開校した。教育は聖路加国際病院のETナース佐藤エキ子氏が中心となり，クリーブランドクリニックからもインストラクターが招かれ，1994年までの8年間で66名の修了生を輩出した。この教育はその後の日本看護協会の認定看護師教育へとつながり，大きな功績を残したといえる。

1996年，日本看護協会は資格認定制度として，認定看護師教育を開始した。はじめて分野特定された領域はWOC看護と救急看護である。WOC看護は，それまでのETナースの専門性が認められたため，これをモデルとし教育カリキュラムが編成された。1997年にはWOC看護認定看護師が誕生し，JAETの組織に迎えられるようになった。

それから約10年が経過し，会員の多くを認定看護師が占めるようになってきたのを受けて，2005年，JAETはその名称を日本ET/WOC協会へと変更した。また，2007年，WOC看護認定看護師の名称は，厚生労働省より「国民にわかりやすい名称に」という指導を受け，皮膚・排泄ケア認定看護師と変更された[3]。

3. 日本創傷・オストミー・失禁管理学会への移行

医療の複雑化，急速な高齢化により，さまざまな疾病を抱えたまま暮らす人々が増加したために，創傷や排泄障害を抱えながら生活を営む人の数も増加してきている。それは創傷（とくに褥瘡，糖尿病性足潰瘍などのほか，生活に起因するもの），オストミー，失禁ケアに対して，学術的進歩と社会貢献へのニーズが高まってきたことを意味している。

そこで日本創傷・オストミー・失禁ケア研究会が担ってきた役割を発展させ，学際的とり組みを強化することを目的に，学会として活動することが2008年度の日本ET/WOC協会総会で承認された。これにより，2009年5月10日，日本創傷・オストミー・失禁管理学会に正式移行した。

従来の研究会はET看護師，WOCN，皮膚・排泄ケア認定看護師のみで構成されていた。それが学会へ移行することにより，医師，看護師，医学・看護学研究者，工学研究者など，さまざまな領域にわたる学会員を迎えることになった。それにより，学際的ネットワークの構築が可能となり，その普及活動は国民のQOL向上にいっそう貢献するものと考えられる。

（溝上 祐子）

おわりに

表2 日本ET/WOC協会の歴史

年	日本ET/WOC協会（JAET/WOC）の歴史	関連事項
1976	● 日本初ET誕生（外科医・田村泰三）	● 世界ET協会（WCET：World Council of Enterostomal Therapists）発足
1979	● 日本初ETナース誕生（高橋美枝子）	
1981	● 日本ET協会結成（会員7名） 初代会長 田村泰三	
1982	第2代会長 前川厚子	
1986		● 聖路加国際病院ETスクール・クリーブランドクリニック分校開校（1990年独立）
1989	● 専門看護婦制度検討委員会発足（〜2001年）	
1991	● 第1回「日本ET協会学習会」開催	
1994	第3代会長 南 由起子	● 聖路加国際病院ETスクール休校（1996年閉校） ● 第10回「WCET学術大会」を横浜で開催
1996		● 日本看護協会WOC看護認定看護師教育課程開講
1997	● WOC看護認定看護師が日本ET協会に入会 ● 第6回「日本ET協会学術集会（改名）」開催	第1期WOC看護認定看護師誕生
1998	● WOC看護認定看護師特別試験実施（ETナースの移行措置）	● 日本看護協会WOC看護認定看護師教育課程がWCETの認定校となる
1999	● 第8回「日本創傷・オストミー・失禁ケア研究会（改名）」開催	
2002		● WOC看護認定看護師登録者・施設公表
2005		● 北海道医療大学認定看護師研修センター，埼玉県立大学教育研修センター，全国社会保険協会連合会看護研修センターにおいて，WOC看護認定看護師育成を開始
2006	● ホームページ開設 ● 日本ET/WOC協会に改称 第4代会長 溝上祐子 ● 25周年記念祝賀会開催 ● 25周年記念誌「かけはし」発行 ● 『ストーマケア エキスパートの実践と技術』発行	● 日本赤十字看護大学看護実践・教育・研究フロンティアセンターにおいて，WOC看護認定看護師育成を開始
2007	● 倫理委員会発足	● 京都橘大学看護研修センター，白鳳女子短期大学認定看護師教育センター，兵庫県看護協会認定看護師教育課程，国立看護大学校研修部において，WOC看護認定看護師育成を開始 ● 創傷・オストミー・失禁（WOC）看護認定看護師から皮膚・排泄ケア認定看護師へ名称変更
2008	第5代会長 真田弘美	● 宮城認定看護師スクール，福岡看護協会看護教育センター，新潟青陵大学認定看護師研修センターにおいて，皮膚・排泄ケア認定看護師育成を開始
2009	● 日本創傷・オストミー・失禁管理学会への移行 初代理事長 真田弘美	● 静岡県立静岡がんセンターにおいて，皮膚・排泄ケア認定看護師育成を開始

（旧日本ET/WOC協会 ウェブサイトより引用，一部改変）[2]

文　献
1) 溝上祐子：小児創傷・オストミー・失禁管理の向上のために．日本小児ストーマ・排泄管理研究会学術委員会，他 編，小児創傷・オストミー・失禁（WOC）管理の実際，照林社，2010：218–221.
2) 旧日本ET/WOC協会 フェブサイト　http://www.jwocm.org/20090509etwoc/kyokai/index.html　2019.3.19アクセス
3) 真田弘美：日本創傷・オストミー・失禁管理学会の設立とこれからの展望．ナーシング・トゥデイ 2009；24：18–19.

資　料

WOC 関連用品の主な取り扱い先

販売元（50音順，電話番号・Webサイト）	写真掲載商品
アイリスオーヤマ株式会社 TEL 022-221-3400 https://www.irisohyama.co.jp	**失禁ケア** トイレスムーズ
アバノス・メディカル・ジャパン・インク TEL 045-682-5150 https://avanos.jp/	**医療機器** MIC-KEYバルーンボタン
アビリティーズ・ケアネット株式会社 TEL 03-5388-7200 https://www.abilities.jp	**創傷ケア** ロホ クアドトロセレクト
アルケア株式会社 TEL 0120-770-863（コールセンター） http://www.alcare.co.jp	**創傷ケア** エスアイ・メッシュ エスアイエイド® ソーブサン プロケアー®パウダー プロケアー®MFパテ リモイス®コート リモイス®バリア **ストーマケア** 小児用プロケアー1・ポストオペ 小児用プロケアー1・D 小児用プロケアー1・U **失禁ケア** （特注）肛門ストッパー 洗浄液バッグ **医療機器** アルフェンス
イーキンジャパン株式会社 TEL 03-6229-3830 https://eakin.co.jp	**ストーマケア** イーキンパウチ小児用 コンベックス ウロ イーキンパウチ小児用 コンベックス ドレナブル イーキンパウチ小児用 フラット ウロ イーキンパウチ小児用 フラット ドレナブル イーキンパウチ新生児用 ドレナブル

販売元（50音順，電話番号・Webサイト）	写真掲載商品
オオサキメディカル株式会社 TEL 0120-15-0039 http://www.osakimedical.co.jp	**創傷ケア** プチシーネ プチシーネカバー
花王株式会社 TEL 03-5630-5010 https://www.kao.com/jp	**創傷ケア** 薬用サニーナ®
花王プロフェッショナル・サービス株式会社 TEL 03-5630-9283 https://www.kao.co.jp/pro/	**創傷ケア** ソフティ®保護オイル
クリエートメディック株式会社 TEL 045-943-2611 http://www.createmedic.co.jp	**失禁ケア** セフティカテ（ピュールキャス） RUSCH フローキャスクイック
株式会社ケープ TEL 046-821-5511 https://www.cape.co.jp	**創傷ケア** Nケア®マットレス ペディケア®マットレス ロンボポジショニングピロー＆クッション
コヴィディエンジャパン株式会社 TEL 0120-998-971（カスタマーサポートセンター） http://www.covidien.co.jp/medical/products-category/cate2-1-3-3	**医療機器** Shiley™ 気管切開チューブ
株式会社高研 TEL 03-3816-3500（東京営業所） http://www.kokenmpc.co.jp	**医療機器** コーケンシリコーンカニューレP型

販売元（50音順，電話番号・Webサイト）	写真掲載商品
コロプラスト株式会社 TEL 0120-664-469（お客様センター） https://www.coloplast.co.jp	**創傷ケア** コムフィール® **ストーマケア** アシュラキッズ1 ウロバッグ アシュラキッズ1 クローズ アシュラキッズ1 スタンダード アシュラキッズ2 セルフプレートER アシュラキッズ2 ロックパウチC アシュラキッズ2 ロックパウチD アシュラキッズ2 ロックパウチU イージーフレックス キッズバッグEC イージーフレックス キッズバッグEC・C イージーフレックス キッズプレート センシュラ ミオ ベビー センシュラ ミオ1 キッズ センシュラ ミオ1 キッズ ウロ センシュラ ミオ2 キッズ フレックスウロ センシュラ ミオ2 キッズ フレックスバッグ センシュラ ミオ2 キッズ フレックスプレート センシュラ ミオ2 ベビー **失禁ケア** スピーディカテ スピーディカテコンパクトF スピーディカテコンパクトM ペリスティーン アナルプラグ ペリスティーン®アナルイリゲーションシステム
コンバテック ジャパン株式会社 TEL 0120-532-384（お客様相談窓口） https://www.convatec.co.jp	**創傷ケア** アクアセル®強化型 アクアセル®Ag アクアセル®Ag Extra グラニュゲル® デュオアクティブ®CGF バリケア®ウェハー バリケア®パウダー **ストーマケア** バリケアワンピースドレインパウチ小児用 バリケアワンピースユリナパウチ小児用 リトルワン ツーピース インビジクローズ ドレインパウチ リトルワン ツーピース インビジクローズ ドレインパウチ　ESサイズ リトルワン ツーピース ウェハー ESサイズ リトルワン ツーピース クローズパウチ リトルワン ツーピース ハイドロウェハー リトルワン ワンピース インビジクローズ ドレインパウチ　ESサイズ

販売元（50音順，電話番号・Web サイト）	写真掲載商品
サンライズメディカルジャパン株式会社 TEL 0480-31-6480 http://sunrisemedical-japar.jp	**創傷ケア** JAY® J2 クッション
ジョンソン・エンド・ジョンソン株式会社 コンシューマーカンパニー TEL 0120-101110（お客様相談室） https://www.jnj.co.jp/consumer	**創傷ケア** ジョンソン®ベビーオイル
スミス・アンド・ネフュー株式会社 TEL 03-5403-8830 http://www.smith-nephew.com/japan/	**創傷ケア** アルジサイト銀 セキューラ®PO ハイドロサイト®
スミスメディカル・ジャパン株式会社 TEL 0120-582-855（受注センター） https://www.smiths-medical.com/ja-JP	**医療機器** ビボナ気管切開チューブ（新生児・小児用） PORTEX®カフなし気管内チューブ（シリコナイズド 　PVC）
スリーエム ジャパン株式会社 TEL 03-6409-3800（代表） https://go.3M.com/medical-jp/	**創傷ケア** 3M™ キャビロン™ 非アルコール性皮膜 3M™ キャビロン™ ポリマーコーティングクリーム 3M™ テガダーム™ コンフォート フィルム ドレッシン グ
株式会社タイカ TEL 0120-152047 https://taica.co.jp/pla/	**創傷ケア** 介助補助手袋
株式会社ディヴインターナショナル TEL 03-5684-5684 http://www.dib-cs.co.jp	**失禁ケア** DIB マイセルフカテーテルスタンダード
テルモ株式会社 TEL 0120-12-8195 https://www.terumo.co.jp	**失禁ケア** サフィード®ネラトンカテーテル サフィード®ネラトンカテーテル　自己導尿タイプ
株式会社ニトムズ TEL 0570-007-006 https://www.nitoms.com/	**創傷ケア** 優肌パーミロール® 優肌パーミロール®Lite 優肌絆®

販売元（50音順，電話番号・Web サイト）	写真掲載商品
ニプロ株式会社 TEL 0120-226-410（医療機器情報室） https://www.nipro.co.jp	**創傷ケア** ベスキチン® W-A
日本メディカルプロダクツ株式会社 TEL 0166-32-5320 http://www.hopes.co.jp	**創傷ケア** ベビーズマットレス
パラマウントベッド株式会社 TEL 0120-03-3648（お客様相談室） https://www.paramount.co.jp	**創傷ケア** すこやかフィット
富士システムズ株式会社 TEL 03-5689-1901 http://www.fujisys.co.jp	**失禁ケア** セルフカテ® かんたんキャップ型 **医療機器** アジャストフィットNEO シルバーラセン入気管切開チューブカフなし型 GB胃瘻バルーンボタン　スモールタイプ GB胃瘻バルーンボタン　ラージボアタイプ GBジェジュナルボタン
株式会社ホリスター TEL 0120-032-950（カスタマー・サービス） http://www.hollisterjp.com	**創傷ケア** アダプトストーマパウダー **ストーマケア** こども用カラヤ5ドレイン パウチキンこども用ワンピース ロックンロール パウチキン小児用ツーピース ロックンロール パウチキン小児用ツーピース SFF パウチキン小児用ワンピース ロックンロール パウチキン新生児用パウチ パウチキン未熟児用パウチ
株式会社ホリスター ダンサック事業部 TEL 0120-977-138 http://www.dansac.jp/ja-jp/	**ストーマケア** ノバ1インファントドレイン
株式会社三国東洋 TEL 025-792-7950 http://www.mikunitoyo.com	**創傷ケア** メディエアワン

販売元（50音順，電話番号・Webサイト）	写真掲載商品
株式会社名優 TEL 047-480-6161 http://www.meilleur.co.jp	医療機器 デイル・カニューレホルダー
株式会社メディカルプロジェクト TEL 054-252-1141 http://www.medicpro.co.jp	創傷ケア シーネ
メンリッケヘルスケア株式会社 TEL 03-6279-0991（ウンドケア事業部） https://www.molnlycke.jp/	創傷ケア メピレックス®トランスファー メピレックス®ボーダー メピレックス®ライト
ユニ・チャーム株式会社 TEL 03-3451-5111 http://www.unicharm.co.jp	失禁ケア ライフリーさわやか軽い便モレパッド
ユニ・チャームメンリッケ株式会社 TEL 03-5772-0190 https://www.ucm-kk.com	失禁ケア TENA コンフォート TENA コンフォートミニ TENA フィックス TENA フィックスコットンスペシャル
株式会社リブドゥコーポレーション TEL 06-6227-1361 https://www.refre.livedo.jp	失禁ケア はくパンツジュニア

※上記情報は2019年4月末時点

索　引

あ

亜鉛欠乏 …………………………… 112
圧再分配 …………………………… 219
圧センサー ………………………… 158
アナルプラグ法 …………………… 158
アルギン酸塩 ……………………… 91
アルギン酸塩ドレッシング材 …… 254

い

いきむ ……………………………… 170
育成医療 …………………………… 277
一時的肛門閉鎖法 ………………… 158
一時的ストーマ ………………… 18, 26
溢流性尿失禁 ……………………… 39
遺糞症 ……………………………… 157
イミダフェナシン ………………… 57
医療関連機器圧迫創傷
　…………………… 207, 208, 212
医療機器類 ……………………… 112, 114
胃利用膀胱拡大術 ………………… 62
胃瘻 …………………………… 14, 182
胃瘻チューブの種類と特徴 ……… 192
胃瘻ボタン ………………………… 190
陰圧閉鎖療法 ……………………… 254

う

ウロダイナミクス検査 ……… 43, 59
ウンドインフェクション ………… 242
ウンドコロナイゼーション ……… 241
ウンドコンタミネーション ……… 241

え

エアマットレス …………………… 221

永久(的)ストーマ ………… 18, 26
壊死性腸炎 ………………………… 22
壊死組織 ………………… 244, 264
炎症期 ……………………………… 244
エンドストーマ …………………… 13

お

横紋筋肉腫 ………………………… 49
オキシブチニン …………………… 57
おむつ ……………………………… 83
オリーブオイル …………………… 157

か

外肛門括約筋 …………… 153, 158
回腸ストーマ ………………… 9, 10
回腸導管造設術 …………………… 66
回腸利用膀胱拡大術 ……………… 60
開腹による胃瘻造設術 …………… 183
角質層 …………………… 98, 111
カサーレ法 ………………… 65, 68
括約筋 ……………………………… 38
括約筋筋電図 ……………………… 44
括約筋群 …………………………… 153
括約筋性尿失禁 …………………… 39
カデックス® ……………………… 253
カニューレ固定具 ………………… 226
下部尿路 …………………………… 37
看護 ………………………………… 283
管状瘻 ……………………………… 255
浣腸 ………………………………… 273

き

気管孔 ……………………………… 14

気管切開カニューレ …………… 226
気管切開(術) ……………………… 198
キチン質 …………………………… 92
基底細胞 …………………………… 240
逆流防止機構 ……………………… 37
逆行性洗腸(療法) …… 56, 163, 273
強制排便法 ………………… 158, 162
巨大尿管 ………………… 40, 59
緊急手術 …………………………… 129
禁制ストーマ型代用膀胱造設術 … 66
禁制導尿路 ………………………… 67
禁制導尿路造設術 ………………… 65

く

クリーブランドクリニックのストーマ
　位置決定の基準 ……………… 130
グリセリン浣腸 ………… 159, 162
クリティカルコロナイゼーション
　………………………………… 242
クロップ法 ………………… 64, 65

け

経皮吸収 …………………………… 142
経鼻挿管チューブ ………………… 226
経皮内視鏡的胃瘻造設術 ……… 183
下剤 …………………… 155, 161
結腸ストーマ ………………… 9, 26
結腸導管 …………………………… 49
結腸利用膀胱拡大術 ……………… 60
結腸ループ式ストーマ …………… 27
ゲルマットレス …………………… 221
限局性腸穿孔 ……………………… 24

こ

高圧膀胱 ･･････････････････････････ 39，40
高温多湿環境 ･･････････････････････ 113
抗コリン薬 ･･････････ 45，47，56，59
喉頭気管分離術 ･･････････････････ 199
後部尿道弁 ･･････････････････････････ 47
肛門括約筋再建手術 ･････････････ 158
肛門管 ･････････････････････････････ 153
肛門挙筋 ･･････････････････ 153，158
肛門周囲皮膚炎 ･･････････ 117，119
肛門側腸管への便や栄養剤の注入
････････････････････････････････････ 143
肛門内圧検査 ･･････････････････････ 155
肛門ブジー ･･････････････････････ 156
極低出生体重児 ･･････････････････ 139
固形皮膚保護剤 ･･････････････････ 74
骨盤内腫瘍 ･････････････････････････ 55
子どもの医療費助成制度 ･･･････ 278
粉状皮膚保護剤 ･･････････････････ 74
コンプライアンス ･･････････････ 38

さ

再使用型カテーテル ･･･････････ 81
再生治癒 ････････････････････････ 240
在宅経肛門的自己洗腸指導管理料
････････････････････････････････････ 164
在宅自己導尿指導管理料 ･･･････ 174
細胞外基質 ････････････････････････ 240
細胞成長因子 ････････････････････ 246
鎖肛 ･･･････････････････････････････ 18
坐骨尾骨筋 ･･････････････････････ 153
坐剤 ･････････････････････････ 155，160
酸化マグネシウム ･･････････ 157，160
残尿 ･･･････････････････････････････ 39

し

自己導尿用カテーテル ･･･････････ 81
自己膀胱拡大術 ･････････････････ 63
自重関連褥瘡 ･･･････････････････ 212
持続注入用カテーテル留置 ･･････ 144
失禁用パッド ･･････････････････････ 83
失禁用品 ･････････････････････････ 81
湿潤環境 ･････････････････････････ 248
指定難病 ･････････････････････････ 277
自排尿型代用膀胱造設術 ･･･････ 67
術前オリエンテーション ･･･ 128，145
術直後ケア ･･････････････････････ 135
順行性洗腸療法 ･･････････ 165，273
障害者総合支援法 ･･････････････ 275
消化管ストーマ ･･････････････････ 13
消化管ストーマ造設術 ･･････････ 26
小腸ストーマ ･････････････････････ 26
小児慢性特定疾病対策 ･････････ 276
食事 ･･････････････････････････ 161，171
褥瘡 ･････････････････････････ 212，241
褥瘡好発部位 ･･････････････････ 216
褥瘡推定発生率 ･･････････ 212，213
褥瘡の疫学 ･･････････････････････ 212
褥瘡有病率 ･･･････････････････････ 212
褥瘡予防・管理のアルゴリズム ･･･ 214
止痢薬 ･･･････････････････････････ 161
腎盂腎炎 ･････････････････････････ 40
腎機能 ･･･････････････････････････ 36
真菌感染 ･････････････････････････ 117
神経因性膀胱 ･･････････ 46，54，59
人工括約筋埋め込み術 ･････････ 64
人工肛門 ･････････････････････････ 9
人工肛門・人工膀胱造設術前処置加算
　施設基準 ･･･････････････････････ 130

し（続き）

人工肛門のケアにかかる適切な研修
････････････････････････････････････ 130
唇状瘻 ･･･････････････････････････ 255
親水性ファイバー ･･････････････ 91
親水性フォーム ･････････････････ 92
親水性ポリマー ･････････････････ 74
親水性メンブラン ･･･････････････ 92
身体障害者 ･･････････････････････ 278
身体障害者手帳 ･･････････････････ 278
伸展受容体 ･･････････････････････ 154
浸軟 ･･････ 101，119，120，207，224
真皮 ･･･････････････････ 99，112，240
深部組織損傷 ･･･････････････････ 241
診療報酬 ････････････････････････ 87

す

水腎症 ･･･････････････････････ 40，59
スキンケア ･･････ 103，111，114，221
ストーマ ･･････････････････････････ 8
ストーマ壊死 ･･･････････････････ 33
ストーマ陥没 ･･･････････････････ 34
ストーマ狭窄 ･･･････････････････ 34
ストーマサイトマーキング
････････ 27，129，133，139，145
ストーマサイトマーキング記録 ･･･ 133
ストーマサイトマーキングに関する診
　療報酬 ･･････････････････････････ 130
ストーマ周囲スキントラブルの要因
････････････････････････････････････ 103
ストーマ周囲膿瘍 ･･･････････････ 30
ストーマ周囲皮膚障害 ･････････ 105
ストーマ装具 ･･･････････････････ 72
ストーマ装具交換 ･･････････････ 136
ストーマ脱出 ･･･････････････････ 32
ストーマと排泄管理の歴史 ･･････ 8

ストーマ袋‥‥‥‥‥‥‥‥‥73
ストーマ用品‥‥‥‥‥‥‥‥72
ストーマ用付属品‥‥‥‥‥‥78
ストーマ瘻孔‥‥‥‥‥‥‥‥30
ずれの排除‥‥‥‥‥‥‥‥‥218

せ

清潔間欠的(自己)導尿
‥‥‥‥‥‥46, 52, 59, 173
成熟期‥‥‥‥‥‥‥‥‥‥‥244
正常排便‥‥‥‥‥‥‥‥‥‥152
整腸薬‥‥‥‥‥‥‥‥‥160, 161
脊髄係留症候群‥‥‥‥‥47, 54
脊髄腫瘍‥‥‥‥‥‥‥‥‥‥55
切迫性尿失禁‥‥‥‥‥‥‥‥39
セラミド‥‥‥‥‥‥‥‥‥‥100
線維芽細胞‥‥‥‥‥‥‥‥‥240
線維芽細胞成長因子‥‥‥‥‥248
仙骨前奇形腫‥‥‥‥‥‥‥‥55
洗浄‥‥‥‥‥‥‥‥‥‥‥‥222
洗腸‥‥‥‥‥‥‥‥‥‥‥‥155
洗腸液注入アダプター‥‥‥85, 164
洗腸液袋‥‥‥‥‥‥‥‥85, 164
洗腸療法‥‥‥‥‥‥‥‥‥‥160
蠕動運動‥‥‥‥‥‥‥‥‥‥154
蠕動調整剤‥‥‥‥‥‥‥‥‥160
専門外来‥‥‥‥‥‥‥‥‥‥5

そ

双孔式(ストーマ)‥‥‥‥13, 26
創傷・オストミー・失禁(WOC)看護
認定看護師‥‥‥‥‥‥‥‥10
増殖期‥‥‥‥‥‥‥‥‥‥‥244
総排泄腔外反(症)‥‥‥‥25, 48

総排泄腔奇形‥‥‥‥‥‥‥‥55
疎水性ポリマー‥‥‥‥‥‥‥74

た

ターンオーバー‥‥‥‥‥‥‥98
体圧分散寝具‥‥‥‥‥216, 218
体位変換‥‥‥‥‥‥‥‥‥‥216
退院に向けてのストーマケア‥‥136
代謝性アシドーシス‥‥‥‥‥60
大蠕動‥‥‥‥‥‥‥‥‥‥‥154
胎便関連性腸閉塞‥‥‥‥‥‥24
代用膀胱‥‥‥‥‥‥‥‥‥‥49
代用膀胱造設術‥‥‥‥‥55, 66
単孔式(ストーマ)‥‥‥‥13, 26
炭酸ガス‥‥‥‥‥‥‥‥‥‥160
蛋白分解酵素‥‥‥‥‥‥‥‥242
ダンピング症候群‥‥‥‥‥‥189
単品系装具‥‥‥‥‥‥‥‥‥72

ち

チーム医療‥‥‥‥‥‥‥‥‥5
蓄尿‥‥‥‥‥‥‥‥‥‥‥‥38
恥骨直腸筋‥‥‥‥‥‥‥‥‥153
恥骨尾骨筋‥‥‥‥‥‥‥‥‥153
虫垂ストーマ‥‥‥‥‥‥‥‥9
虫垂利用禁制導尿路‥‥‥‥‥67
注腸造影‥‥‥‥‥‥‥‥‥‥155
注入用ホール‥‥‥‥‥‥‥‥144
注入用ホールカバー‥‥‥‥‥144
注入用ホールのある装具‥‥‥144
超音波検査‥‥‥‥‥‥‥‥‥41
腸管利用膀胱拡大術‥‥‥‥‥55
腸骨尾骨筋‥‥‥‥‥‥‥‥‥153
超早産児‥‥‥‥‥‥‥‥‥‥139

超低出生体重児‥‥‥‥‥‥‥139
直腸‥‥‥‥‥‥‥‥‥‥‥‥153
直腸会陰曲‥‥‥‥‥‥‥‥‥153
直腸空虚法‥‥‥‥‥‥‥‥‥158
直腸肛門奇形‥‥‥‥‥18, 155

つ

使い捨てカテーテル‥‥‥‥‥83

て

低コンプライアンス膀胱‥‥‥‥59
低出生体重児の皮膚‥‥‥‥‥111
摘便‥‥‥‥‥‥‥155, 157, 170
デブリードマン‥‥‥‥‥‥‥253
デブリードマン効果‥‥‥‥‥264
点滴固定用シーネ‥‥‥‥‥‥236
天然保湿因子‥‥‥‥‥‥‥‥100

と

トイレット・トレーニング‥‥‥5
トータルケア‥‥‥‥‥‥‥‥4
ドーナツガーゼ‥‥‥‥‥‥‥141
ドライスキン‥‥‥‥‥‥‥‥100
トルテロジン‥‥‥‥‥‥‥‥57
ドレナージ‥‥‥‥‥‥‥‥‥251

な

内肛門括約筋‥‥‥‥‥‥‥‥153
難病医療費助成‥‥‥‥‥‥‥277
軟便‥‥‥‥‥‥‥‥‥‥‥‥155

に

肉芽組織 ・・・・・・・・・・・・・・・・・・・・・・・ 244
肉柱形成 ・・・・・・・・・・・・・・・・・・・・・・・・ 41
日常生活自立度 ・・・・・・・・・・・・・・・・・ 216
日常生活用具 ・・・・・・・・・・・・・・・・・・・ 279
二品系装具 ・・・・・・・・・・・・・・・・・・・・・ 72
二分脊椎 ・・・・・ 47, 54, 59, 156, 171
日本小児ストーマ・排泄・創傷管理研
　究会 ・・・・・・・・・・・・・・・・・・・・・・・・・ 282
日本創傷・オストミー・失禁管理学会
　・・・・・・・・・・・・・・・・・・・・・・・・・・・・・・ 284
乳幼児医療費助成制度 ・・・・・・・・・・ 277
尿意切迫感 ・・・・・・・・・・・・・・・・・・・・・ 41
尿管性尿失禁 ・・・・・・・・・・・・・・・・・・・ 40
尿管利用禁制導尿路 ・・・・・・・・・・・・・ 67
尿管利用膀胱拡大術 ・・・・・・・・・・・・・ 62
尿禁制 ・・・・・・・・・・・・・・・・・・・・・・・・・ 37
尿失禁 ・・・・・・・・・・・・・・・・・・・・ 35, 40
尿失禁防止術 ・・・・・・・・・・・・・・・・ 47, 55
尿道延長術 ・・・・・・・・・・・・・・・・・・・・・ 64
尿道外傷 ・・・・・・・・・・・・・・・・・・・・・・・ 49
尿道上裂 ・・・・・・・・・・・・・・・・・・・・・・・ 48
尿道スリング手術 ・・・・・・・・・・・・・・・ 64
尿保持姿勢 ・・・・・・・・・・・・・・・・・・・・・ 41
尿路感染症 ・・・・・・・・・・・・・・・・・ 36, 37
尿路ストーマ ・・・・・・・・・・・・・・・ 13, 145
二連銃式（ストーマ） ・・・・・・・・・ 13, 26

ね

練状皮膚保護剤 ・・・・・・・・・・・・・・・・・ 74
粘着剥離剤 ・・・・・・・・・・・・・・・・・・・・・ 79

は

バイオフィードバック療法 ・・・・・・・ 158
バイオフィルム ・・・・・・・・・・・・・・・・ 243
排泄管理支援用具 ・・・・・・・・・・・・・・・ 280
排泄障害 ・・・・・・・・・・・・・・・・・・・・・・・ 2
ハイドロコロイド ・・・・・・・・・・・・・・・ 88
ハイドロコロイドドレッシング材
　・・・・・・・・・・・・・・・・・・・・・・・・・・・・・・ 254
ハイドロジェル ・・・・・・・・・・・・・・・・ 93
ハイドロファイバー ・・・・・・・・・・・・・ 91
ハイドロファイバー®ドレッシング
　材 ・・・・・・・・・・・・・・・・・・・・・・・・・・・ 254
排尿 ・・・・・・・・・・・・・・・・・・・・・・・・・・・ 38
排尿筋 ・・・・・・・・・・・・・・・・・・・・・・・・・ 38
排尿筋圧 ・・・・・・・・・・・・・・・・・・・・・・・ 44
排尿筋過活動 ・・・・・・・・・・・・・・・・・・・ 38
排尿時膀胱尿道造影検査 ・・・・・・・・・ 41
排便 ・・・・・・・・・・・・・・・・・・・・・ 153, 154
排便管理 ・・・・・・・・・・・・・・・・・・・・・・・ 156
排便機能の評価方法 ・・・・・・・・・・・・・ 154
排便コントロール ・・・・・・・・・・・・・・・ 152
排便姿勢 ・・・・・・・・・・・・・・・・・・・・・・・ 170
排便障害 ・・・・・・・・・・・・・・・・・・・・・・・ 152
排便痛 ・・・・・・・・・・・・・・・・・・・・・・・・・ 157
パウチング ・・・・・・・・・・・・・・・・・・・・ 257
剥離剤・皮膚被膜剤 ・・・・・・・・・・・・・ 269
パッド ・・・・・・・・・・・・・・・・・・・・・・・・・ 83
バリア機能 ・・・・・・・・・・・・・・・・・・・・・ 98
瘢痕治癒 ・・・・・・・・・・・・・・・・・・・・・・・ 240
ハンモック現象 ・・・・・・・・・・・・・・・・ 221

ひ

皮下脂肪組織 ・・・・・・・・・・・・・・・・・・・ 99
非固着剤成分コートガーゼ ・・・・・・・ 94

必須脂肪酸の減少 ・・・・・・・・・・・・・・・ 112

ピッピ・サレ法 ・・・・・・・・・・・・・ 64, 66
皮膚カンジダ症 ・・・・・・・・・・・・・・・・ 122
皮膚・排泄ケア認定看護師 ・・・・・・・ 10
被覆 ・・・・・・・・・・・・・・・・・・・・・・・・・・・ 223
皮膚の保護 ・・・・・・・・・・・・・・・ 194, 207
皮膚のpH ・・・・・・・・・・・・・・・・・・・・・ 112
皮膚被膜剤 ・・・・・・・・・・・・・・・・・・・・・ 79
皮膚付属器 ・・・・・・・・・・・・・・・・・・・・・ 99
皮膚保護剤 ・・・・・・・・・・・・・・・・・・・・・ 73
表皮 ・・・・・・・・・・・・・・・ 98, 112, 240
ヒルシュスプルング（病）・・・・・ 20, 156
ヒルシュスプルング病類縁疾患 ・・・・ 22

ふ

フィクセーション ・・・・・・・・・・・・・・・ 84
フェソテロジン ・・・・・・・・・・・・・・・・ 57
フォームマットレス ・・・・・・・・・・・・・ 221
腹圧 ・・・・・・・・・・・・・・・・・・・・・・・・・・・ 44
腹直筋の確認 ・・・・・・・・・・・・・・・・・・・ 132
腹部マッサージ ・・・・・・・・・・・・・・・・ 170
フラップバルブ機構 ・・・・・・・・・・・・・ 64
プルーンベリー症候群 ・・・・・・・・・・・ 49
ブレーデンQスケール ・・・・・・・・・・・ 215
ブロックソム法 ・・・・・・・・・・・・・・・・ 63
プロピベリン ・・・・・・・・・・・・・・・・・・・ 57
分離式（ストーマ） ・・・・・・・・・・・・ 13, 27

へ

便意 ・・・・・・・・・・・・・・・・・・・・・・・・・・・ 154
便汚染 ・・・・・・・・・・・・・・・・・・・・・・・・・ 155
便塊 ・・・・・・・・・・・・・・・・・・・・・・・・・・・ 155
便失禁 ・・・・・・・・・・・・・・・・・・・・・・・・・ 155
便失禁用プラグ ・・・・・・・・・・・・・・・・ 83

295

便汁 ································ 155
便秘 ································ 41

ほ

膀胱外反症 ·························· 48
膀胱拡大術 ············· 46, 47, 60
膀胱過伸展 ·························· 58
膀胱頸部形成術 ···················· 64
膀胱結石 ···························· 60
膀胱コンプライアンス ············ 57
膀胱洗浄 ·························· 148
膀胱造影 ······················ 60, 62
膀胱内圧 ······················ 44, 60
膀胱尿管逆流 ·················· 37, 59
膀胱皮膚瘻 ························ 63
膀胱皮膚瘻造設術 ················ 63
膀胱瘻 ···························· 50
傍ストーマヘルニア ·············· 33
ボールバルブ症候群 ·············· 189
保険償還価格 ···················· 87
ポジショニング ·················· 218
保湿 ···························· 223
補装具 ·························· 279
保存的尿路管理 ·············· 52, 56
ボツリヌス膀胱壁内注入療法 ······ 63
ボディイメージ ···················· 4
ポリウレタンフィルム ············ 88
ポリウレタンフォーム ············ 91

ま

マーキング位置 ·················· 131
マーキングディスク ·············· 132
マクロファージ ·················· 244
窓付きドレナージ用装具 ········ 144

慢性創傷 ·························· 243

み

未熟児養育医療給付制度 ········· 278
ミトロファノフ(導尿路造設術)
 ···························· 48, 65

め

面板 ······················ 72, 272
免疫グロブリン ·················· 244
綿棒刺激 ························ 159

も

盲腸ストーマ ······················ 9
モビコール® ···················· 156

や

夜間経尿道的留置カテーテル ······ 56
ヤン-モンティ法 ·············· 65, 67
ヤング・ディース・レッドベター ···· 64

よ

用手成形皮膚保護剤 ················ 74

り

離開創 ························· 251
離断式ストーマ ·················· 26
リフィーディング ················ 74
流量監視器 ······················ 164
流量調節器 ······················ 164

る

ループ(式)ストーマ ········· 13, 26

ろ

瘻 ································· 8
瘻孔 ···························· 255

A

appendicostomy ···················· 9
Auto-augmentation ·············· 63

B

bladder bowel dysfunction(BBD)
 ································ 56
Blocksom法 ························ 63

C

Casale法 ························ 65, 68
cecostomy ························ 9
clean intermittent(self)catheteriza-
 tion(CI(S)C)
 ············ 46, 47, 52, 59, 273
CMCナトリウム ···················· 92
colostomy ························ 9
composite reservoir ·············· 68

D

deep tissue injury(DTI) ·· 241, 261
DESIGN ·························· 243
DESIGN-R® ········· 243, 260, 269

E

ET（enterostomal therapist）…… 10

F

fistula ……………………… 8

H

Hirschsprung（病）………… 20, 156
Hirschsprung病類縁疾患 ……… 22

I

ileostomy ………………… 9, 10

K

Kropp法 …………………… 64, 65

M

matrix metalloproteinase（MMP）
……………………………… 242
MDRPU …………………… 212
MDRPU予防・管理フローチャート
……………………………… 224
Mitrofanoff（導尿路造設術）‥48, 65

N

natural moisturizing factor（NMF）
……………………………… 100
NPUAP分類 ……………… 241

P

PICO創傷治療システム ……… 255
Pippi Salle法 …………… 64, 66

R

RENASYS創傷治療システム …… 255

S

S状結腸直腸膀胱造設術 ……… 68
S状結腸導管造設術 …………… 66
sling手術 …………………… 64
SNOB（syndrome of nocturnal dis-
tention of bladder）………… 58
stoma ……………………… 8, 9
sutureless enterostomy ……… 30

V

valve bladder症候群 ………… 48

W

wet to dryドレッシング法 …… 253
WOC ……………………… 283
WOC看護 ………………… 284

Y

Yガーゼ …………………… 231
Yang-Monti法 …………… 65, 67
Young-Dees-Leadbetter法 ……… 64

商品索引

創傷ケア関連商品

亜鉛華単軟膏················195，209
アクアセル® 強化型················93
アクアセル® Ag················264
アクアセル® Ag Extra··············93
アダプトストーマパウダー········124
アルジサイト銀··················92
アルプロスタジルアルファデクス軟膏
··························196，210
エスアイエイド®············94，262
エスアイ・メッシュ················94
介助補助手袋··················219
カルトスタット®··················116
グラニュゲル®········93，114，265
コムフィール®··············90，264
シーネ······················236
ジメチルイソプロピルアズレン軟膏
··························195，209
ジョンソン® ベビーオイル········120
シルティ水のいらないもち泡洗浄
··························194，207
すこやかフィット················222
3M™ キャビロン™ 非アルコール性
　皮膜··········114，121，194，208
3M™ キャビロン™ ポリマーコーティ
　ングクリーム·······121，194，208
3M™ テガダーム™ コンフォート フィ
　ルム ドレッシング········90，253
セキューラ®PO············121，194
ソーブサン············92，259，263
ソフティ®保護オイル············121
デュオアクティブ®CGF·····90，264
トラフェルミン噴霧剤······196，210
トレックス®··················114
バイアテン®··················264

ハイドロサイト®
··············91，115，256，264
白色ワセリン··············194，208
バリケア® ウェハー··············124
バリケア® パウダー··············124
ビジダーム®··················116
ビューゲル®··················264
プチシーネ··················237
プチシーネカバー··············237
プロケアー ® パウダー··········124
プロケアー ®MF パテ··········123
ベーテル™F清拭・洗浄料
··························194，207
ベスキチン® W-A··················93
ペディケア® マットレス··········222
ベビーズマットレス········115，222
メディエアワン··················223
メピレックス® トランスファー···262
メピレックス® ボーダー··········264
メピレックス® ライト··········262
薬用サニーナ®··················120
優肌パーミロール®··············90
優肌パーミロール®Lite··········261
優肌絆®··················262
リモイス® クレンズ·········194，207
リモイス® コート·····121，194，208
リモイス® バリア·····121，194，208
ロホ クアドロセレクト··········223
ロンボポジショニングピロー＆クッショ
　ン························218
ワンタッチロール··············114
JAY®J2 クッション··············223
Nケア® マットレス········115，222

ストーマケア関連商品

アシュラキッズ1 ウロバッグ·······77
アシュラキッズ1 クローズ·········76
アシュラキッズ1 スタンダード····77
アシュラキッズ2 セルフプレートER
··························76
アシュラキッズ2 ロックパウチC··76
アシュラキッズ2 ロックパウチD··76
アシュラキッズ2 ロックパウチU··76
イーキンパウチ小児用 コンベックス
　ウロ························77
イーキンパウチ小児用 コンベックス
　ドレナブル··················77
イーキンパウチ小児用 フラット ウロ
··························76
イーキンパウチ小児用 フラット
　ドレナブル··················76
イーキンパウチ新生児用 ドレナブル
··························76
イージーフレックス キッズバッグ EC
··························77
イージーフレックス キッズバッグ
　EC・C··················77
イージーフレックス キッズプレート
··························77
こども用カラヤ5ドレイン·········75
小児用プロケアー 1・ポストオペ
··························75，136
小児用プロケアー 1・D·········75
小児用プロケアー 1・U·········75
センシュラミオベビー··········144
センシュラ ミオ1 キッズ·········76
センシュラ ミオ1 キッズ ウロ·····76
センシュラ ミオ2 キッズ フレックス
　ウロ························76

センシュラ ミオ 2 キッズ フレックス
　バッグ ･･････････････････････76
センシュラ ミオ 2 キッズ フレックス
　プレート ･･････････････････････76
センシュラ ミオ 2 ベビー ･･･････ ･･74
ノバ 1 インファントドレイン ･･････77
パウチキンこども用ワンピース
　ロックンロール ････････････････77
パウチキン小児用ツーピース
　ロックンロール ････････････････77
パウチキン小児用ツーピース SF ･･77
パウチキン小児用ワンピース
　ロックンロール ････････････････77
パウチキン新生児用パウチ ･･77, 136
パウチキン未熟児用パウチ ･･77, 140
バリケアワンピースドレインパウチ
　小児用 ･･････････････････････76
バリケアワンピースユリナパウチ
　小児用 ･･････････････････････76
リトルワン ツーピース インビジクロー
　ズ ドレインパウチ ･･･････････77
リトルワン ツーピース インビジクロー
　ズ ドレインパウチ ES サイズ ･････77
リトルワン ツーピース ウェハー ES
　サイズ ･･････････････ ･･･77
リトルワン ツーピース クローズパウチ
　･･････････････････････････77
リトルワン ツーピース
　ハイドロウェハー ･･････････････77
リトルワン ワンピース インビジクロー
　ズ ドレインパウチ ES サイス ････76

失禁ケア関連商品

キシロカイン®ゼリー ･････････168
(特注)肛門ストッパー　85, 157, 162
サフィード®ネラトンカテーテル ･･82
サフィード®ネラトンカテーテル
　自己導尿タイプ ････････････････82
新レシカルボン®坐剤 ････････160
スピーディカテ ･･････････････････82
スピーディカテコンパクト F ･･････82
スピーディカテコンパクト M ･･････82
セフティカテ(ピュールキャス) ････81
セルフカテ®かんたんキャップ型 ･･81
洗浄液バッグ ･･････････････････86
デフラックス® ･･････････････････63
テレミンソフト®坐薬 ･････････160
トイレスムーズ ･･････････････171
はくパンツジュニア ･････････････83
ペリスティーン アナルプラグ
　････････････････････････83, 158
ペリスティーン®アナルイリゲーション
　システム ･･･････････････86, 165
ライフリーさわやか軽い便モレパッド
　････････････････････････････84
DIB マイセルフカテーテルスタンダード
　････････････････････････････81
TENA コンフォート ･･･････････84
TENA コンフォートミニ ･･･････84
TENA フィックス ･････････････85
TENA フィックスコットンスペシャル
　････････････････････････････85
RUSCH フローキャスクイック ････82

その他

アジャストフィット NEO ･･････204
アルフェンス ･･･････････････232
コーケンシリコーンカニューレ P 型
　････････････････････204, 234
シルバーラセン入気管切開チューブ
　カフなし型 ･･････････････････204
デイル・カニューレホルダー
　････････････････････209, 234
ビボナ気管切開チューブ(新生児・
　小児用) ････････････････････204
GB 胃瘻バルーンボタン　スモール
　タイプ ･･････････････････････188
GB 胃瘻バルーンボタン　ラージボア
　タイプ ･･････････････････････188
GB ジェジュナルボタン ･･････････188
MIC-KEY バルーンボタン ･･････188
PICO 創傷治療システム ･･･････255
PORTEX®カフなし気管内チューブ
　(シリコナイズド PVC) ･･･････233
RENASYS 創傷治療システム ･････255
Shiley™ 気管切開チューブ ･････204

小児創傷・オストミー・失禁（WOC）管理の実際　改訂版

定　価	本体 5,000 円＋税
発　行	2019 年 6 月 20 日　第 1 刷発行
編　集	日本小児ストーマ・排泄・創傷管理研究会学術委員会
	鎌田直子　浅沼　宏　金森　豊
発行者	株式会社 東京医学社
	代表取締役 蒲原 一夫
	〒 101-0051　東京都千代田区神田神保町 2-40-5
	編集部　TEL 03-3237-9114　販売部　TEL 03-3265-3551
	URL：https://www.tokyo-igakusha.co.jp　E-mail：info@tokyo-igakusha.co.jp

印刷・製本　三報社印刷株式会社

本書に掲載する著作物の複製権・翻訳権・上映権・譲渡権・公衆送信権（送信可能化権を含む）は（株）東京医学社が保有します。
ISBN 978-4-88563-709-4
乱丁，落丁などがございましたら，お取り替えいたします。
正誤表を作成した場合はホームページに掲載します。

JCOPY 〈出版者著作権管理機構 委託出版物〉
本書の無断複製は著作権法上での例外を除き禁じられています。複製される場合は，そのつど事前に出版者著作権管理機構
（TEL 03-5244-5088，FAX 03-5244-5089，e-mail：info@jcopy.or.jp）の許諾を得てください。
© 2019 Printed in Japan